全国卫生职业教育康复治疗类应用技能型
人才培养"十三五"规划教材

供康复治疗类专业使用

中国传统康复技术

主　编　肖文冲　蒋宗伦　郭新荣

副主编　辛增辉　刘勇华　唐鼎丰　陈春华

编　者　（按姓氏笔画排序）

U0278672

叶泾翔　皖西卫生职业学院

刘勇华　黄河科技学院

许明高　皖西卫生职业学院

孙伟霞　郑州工业应用技术学院

杨雨果　南阳医学高等专科学校

肖文冲　铜仁职业技术学院

何华香　广州卫生职业技术学院

辛增辉　广东岭南职业技术学院

沈桂林　皖西卫生职业学院

张丹丹　菏泽家政职业学院

陈春华　南阳医学高等专科学校

林楚华　肇庆医学高等专科学校

郭新荣　陕西中医药大学

唐鼎丰　鄂州职业大学

蒋宗伦　重庆城市管理职业学院

廉春雨　周口职业技术学院

华中科技大学出版社
http://www.hustp.com
中国·武汉

内 容 简 介

　　本书是全国卫生职业教育康复治疗类应用技能型人才培养"十三五"规划教材。

　　本书由绪论、中国传统康复理论(中医基本理论、经络与腧穴总论、经络与腧穴各论)、常用传统康复技术(针灸、推拿、拔罐、刮痧)、方药概述、常见病传统康复治疗、中医养生保健等内容组成。本书既保持教材的完整性、系统性、实用性、指导性,又注重内容的精准性、简洁性、可读性、创新性。书中穿插大量与教学内容有关的数字资源,各章节配以多媒体课件和视频演示,以方便师生使用,可以更为有效地激发学生的学习热情和兴趣。

　　本书适合于康复治疗类专业使用。

图书在版编目(CIP)数据

中国传统康复技术/肖文冲,蒋宗伦,郭新荣主编. —武汉:华中科技大学出版社,2018.8(2022.7 重印)
全国卫生职业教育康复治疗类应用技能型人才培养"十三五"规划教材
ISBN 978-7-5680-4103-4

Ⅰ. ①中⋯　Ⅱ. ①肖⋯　②蒋⋯　③郭⋯　Ⅲ. ①中医学-康复医学-高等职业教育-教材　Ⅳ. ①R247.9

中国版本图书馆 CIP 数据核字(2018)第 187594 号

中国传统康复技术　　　　　　　　　　　　　　　肖文冲　蒋宗伦　郭新荣　主编
Zhongguo Chuantong Kangfu Jishu

策划编辑:史燕丽
责任编辑:孙基寿
封面设计:原色设计
责任校对:曾　婷
责任监印:周治超
出版发行:华中科技大学出版社(中国·武汉)　　　电话:(027)81321913
　　　　　武汉市东湖新技术开发区华工科技园　　　邮编:430223
录　　排:华中科技大学惠友文印中心
印　　刷:武汉科源印刷设计有限公司
开　　本:880mm×1230mm　1/16
印　　张:16.25
字　　数:466 千字
版　　次:2022 年 7 月第 1 版第 2 次印刷
定　　价:58.00 元

全国卫生职业教育康复治疗类
应用技能型人才培养"十三五"规划教材

编委会

网络增值服务使用说明

欢迎使用华中科技大学出版社医学资源服务网yixue.hustp.com

1.教师使用流程

（1）登录网址：<u>http://yixue.hustp.com</u>（注册时请选择教师用户）

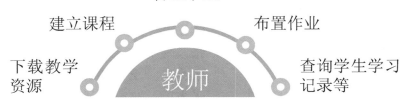

（2）审核通过后，您可以在网站使用以下功能：

管理学生

建立课程　　　　　　　　布置作业

下载教学　　　　教师　　　查询学生学习
资源　　　　　　　　　　记录等

2.学员使用流程

建议学员在PC端完成注册、登录、完善个人信息的操作。

（1）　PC端学员操作步骤

①登录网址：<u>http://yixue.hustp.com</u>（注册时请选择普通用户）

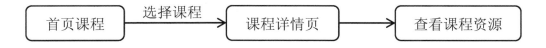

②查看课程资源

如有学习码，请在个人中心-学习码验证中先验证，再进行操作。

首页课程　—选择课程→　课程详情页　——→　查看课程资源

（2）　手机端扫码操作步骤

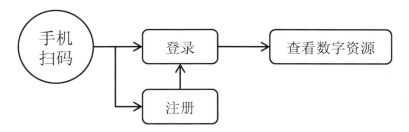

中国传统康复技术数字教材编委名单

编委会

主　编　肖文冲

编　委（按姓氏笔画为序）

刘勇华　黄河科技学院

杨雨果　南阳医学高等专科学校

肖文冲　铜仁职业技术学院

何华香　广州卫生职业技术学院

辛增辉　广东岭南职业技术学院

陈春华　南阳医学高等专科学校

郭新荣　陕西中医药大学

唐鼎丰　鄂州职业大学

廉春雨　周口职业技术学院

总　序

随着我国经济的持续发展和教育体系、结构的重大调整，职业教育办学思想、培养目标随之发生了重大变化，人们对职业教育的认识也发生了本质性的转变。我国已将发展职业教育作为重要的国家战略之一，高等职业教育成为高等教育的重要组成部分。作为高等职业教育重要组成部分的高等卫生职业教育也取得了长足的发展，为国家输送了大批高素质技能型、应用型医疗卫生人才。

康复医学现已与保健医学、预防医学、临床医学并列成为现代医学的四大分支之一。现代康复医学在我国发展有 30 多年历史，是一个年轻但涉及众多专业的医学学科，在我国虽然起步较晚，但发展很快，势头良好，在维护人民群众身体健康、提高生存质量等方面起到了不可替代的作用。

2017 年国务院办公厅发布的《关于深化医教协同进一步推进医学教育改革与发展的意见》中明确指出，高等医学教育必须坚持质量为上，紧紧围绕人才培养质量要素，深化教育教学改革，注重临床实践能力培养，"以基层为重点，以岗位胜任能力为核心，围绕各类人才职业发展需求，分层分类制定医学教育指南，遴选开发优质教材"。高等卫生职业教育发展的新形势使得目前使用的教材与新形势下的教学要求不相适应的矛盾日益突出，加强高职高专医学教材建设成为各院校的迫切要求，新一轮教材建设迫在眉睫。

为了更好地顺应我国高等卫生职业教育教学与医疗卫生事业的新形势和新要求，贯彻落实《国家中长期教育改革和发展规划纲要（2010—2020 年）》中"以服务为宗旨，以就业为导向"的思想精神，以及国家《职业教育与继续教育 2017 年工作要点》的要求，充分发挥教材建设在提高人才培养质量中的基础性作用，同时，也为了配合教育部"十三五"规划教材建设，进一步提高教材质量，在认真、细致调研的基础上，在全国卫生职业教育教学指导委员会专家和部分高职高专示范院校领导的指导下，我们组织了全国近 40 所高职高专医药院校的近 200 位老师编写了这套以医教协同为特点的全国卫生职业教育康复治疗类应用技能型人才培养"十三五"规划教材，并得到了参编院校的大力支持。

本套教材充分体现新一轮教学计划的特色，强调以就业为导向、以能力为本位、以岗位需求为标准的原则,按照技能型、服务型高素质劳动者的培养目标,坚持"五性"(思想性、科学性、先进性、启发性、适用性)和"三基"(基本理论、基本知识、基本技能)要求,着重突出以下编写特点:

(1)紧扣最新专业目录、教学计划和教学大纲,科学、规范,具有鲜明的高等卫生职业教育特色。

(2)密切结合最新高等职业教育康复治疗技术专业教育基本标准,紧密围绕执业资格标准和工作岗位需要,与康复治疗师资格考试相衔接。

(3)突出体现"医教协同"的人才培养模式,以及课程建设与教学改革的最新成果。

(4)基础课教材以"必需、够用"为原则,专业课程重点强调"针对性"和"适用性"。

(5)内容体系整体优化,注重相关教材内容的联系和衔接,避免遗漏和不必要的重复。

(6)探索案例式教学方法,倡导主动学习,科学设置章节(学习情境),努力提高教材的趣味性、可读性和简约性。

(7)采用"互联网+"思维的教材编写理念,增加大量数字资源,构建信息量丰富、学习手段灵活、学习方式多元的立体化教材,实现纸媒教材与富媒体资源的融合。

这套新一轮规划教材得到了各院校的大力支持和高度关注,它将为新时期高等卫生职业教育的发展作出贡献。我们衷心希望这套教材能在相关课程的教学中发挥积极作用,并得到读者的青睐。我们也相信这套教材在使用过程中,通过教学实践的检验和实际问题的解决,能不断得到改进、完善和提高。

全国卫生职业教育康复治疗类应用技能型人才培养
"十三五"规划教材编写委员会

前　言

健康是涵盖了生理、心理、社会适应、行为规范以及生态环境协调性等多方位、多维度的立体式整体状态。"没有全民健康，就没有全面小康。"中医药是中华民族繁衍发展的重要健康保障，中医药学是中国古代科学的瑰宝，也是打开中华文明宝库的钥匙。习近平总书记指出：要着力推动中医药振兴发展，坚持中西医并重，推动中医药和西医药相互补充、协调发展，努力实现中医药健康养生文化的创造性转化、创新性发展。

"中国传统康复技术"是康复治疗技术专业的核心课程之一，是传承中医药文化的重要载体，是培养康复治疗技术专业学生文化自信的重要载体。《中医药发展战略规划纲要（2016—2030年）》提出：到2020年，实现人人基本享有中医药服务；到2030年，中医药服务领域实现全覆盖，中医药健康服务能力显著增强。《中华人民共和国中医药法》的颁布与实施，为继承和弘扬中医药、促进中医药事业健康发展提供了法律支撑。因此，传承、发展、推广应用中医药技术已成为维护、促进人民健康与实现中华民族伟大复兴的重要内容。

本书由绪论、中国传统康复理论（中医基本理论、经络与腧穴总论、经络与腧穴各论）、常用传统康复技术（针灸、推拿、拔罐、刮痧）、方药概述、常见病传统康复治疗、中医养生保健等内容组成，凸显了理论是指导、技术是支撑、运用是目的这条主线。本书始终坚持立德树人这个根本任务，坚持传承和弘扬中医药文化、发展和运用中医药技术为导向，注重产教融合、工学结合、知行合一，突出医养结合、医教协同和防治结合理念。既保持教材的完整性、系统性、实用性、指导性，又注重内容的精准性、简洁性、可读性、创新性。书中穿插大量与教学内容有关的数字资源，各章节配以多媒体课件和视频演示，以方便师生使用，可以更为有效地激发学生的学习热情和兴趣。

本书编写过程中，经历了编者撰稿、稿件互审、副主编再审和主编分别统稿后，由第一主编最后统稿等多个环节，保证了教材质量。

在编写过程中，得到了各兄弟院校和华中科技大学出版社的大力支持，特别是在数字资源编撰过程中得到了国家骨干高职院校、中华人民共和国国家民族事务委员会与贵州省人民政府"省部共建"高校铜仁职业技术学院的大力支持,他们提供了康复治疗技术视频录制的支持,同时也得到了华中科技大学出版社的雄厚技术支持,在此一并致谢!

由于时间紧、任务重、形式新,加上编者水平有限,尽管多环节把关,但文中也难免有错误和不足之处,敬请读者批评指正,并将宝贵意见和建议反馈给我们,以便再版时修正提高。

肖文冲

目 录

MULU

第六章 刮痧技术

第七章 方药概述

第八章 常见病传统康复治疗

第九章 中医养生保健

第十章 中国传统康复技术实训指导

第一章 绪 论

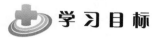

学习目标

1. 知识目标:掌握中国传统康复技术核心思想及基本原则;熟悉中国传统康复技术概念;了解中国传统康复技术的发展简史。
2. 能力目标:培养具有整体的全面康复思维。
3. 素质目标:培养学生热爱中医康复技术,树立综合运用传统康复技术与现代康复技术有效康复患者的整体思维。

本章PPT

第一节 基本概念

一、康复

康,健康也;复,即恢复或复原,康复即是恢复健康或用健康(科学)的手段让患者的身心状态及社会功能得以恢复。龚廷贤《万病回春·后序》载"……旬日康复如初"。中国传统康复的思想和技术方法,可追溯至先秦时期。

在现代康复医学里,康复是指综合运用各种有效手段,消除或减轻病伤残者的各种功能障碍,努力促进其生理、心理功能和社会适应能力达到最佳状态,从而提高其生存与生活质量并重返社会、回归家庭的过程。

二、康复技术

康复技术是指康复治疗师在为患者进行康复治疗的过程中,所采用的促进病伤残者功能康复的具体方法及技术。在临床实践中,有传统康复技术和现代康复技术之分,或单独使用,或结合运用。

三、中国传统康复技术

中国传统康复技术是指在中国传统康复医学理论的指导下,按照整体思维,在维持机体健康或促进机体恢复健康过程中,所运用的中药治疗、推拿技术、针灸技术、拔罐技术等中医药内外治法,以及太极拳、五禽戏等传统保健技术的统称。中国传统康复技术历史悠久、内容丰富、疗效确切,有的简便易于操作,有的则深奥需潜心研究。

Note

第二节 中国传统康复发展简史

中国传统康复医学的理论与方法是随着中国传统医学的发展而发展起来的,其理论与方法蕴藏在历代临床各科医籍和养生康复典籍之中。其康复理论和治疗技术的发展过程,大体可分为以下几个发展阶段。

一、先秦与秦汉时期

人类为了生存与繁衍,在生产劳动和与疾病抗争过程中逐渐产生了传统的康复技术。早期人类在采集植物与狩猎以获取食物的生产与生活实践过程中,逐渐认识了传统药物。远古时期,人类发明了火,逐渐衍生了熨烫法和灸法等传统康复方法。新石器时代人类开始制造各种生产工具,与此同时,也开始出现砭石、石针、骨针、竹针、陶针等可用于治疗与康复的针刺工具。伴随着各种祭祀、庆祝活动的出现,如音乐、舞蹈、导引、按跷等古代运动康复方法也逐渐产生并得到发展。

我国早期文字记载了早期人们的医疗康复活动,如甲骨文记载有"疾首"、"疾目"、"疾腹"等按部位命名的疾病20余种。《左传》中有折肱、伤瘘、佝偻等疾病名称,《山海经》已有瘕、痹等38种病名。《山海经·东山经》记载"高氏之山,其上多玉,其下箴石。"《庄子·盗跖》提到孔子劝说柳下跖:"丘所谓无病而自灸也。"这是"灸"字的最早记载。同时,有除虫、洗脸、洗澡等卫生保健活动知识。

1972年山东省微山县出土的东汉画像石上的扁鹊针灸行医图,其题材来源于氏族公社时期的图腾崇拜。我国约公元前2000年进入了青铜器时代,约在公元前500年进入了铁器时代。随着冶金术的产生和发展,开始出现铜针、铁针、金针、银针等金属针具。《帝王世纪》中有关于"伏羲创九针"的记载。金属针的创制,极大地扩大了针刺范围和提高了针刺疗效。

春秋战国时期,中国古代哲学思想的繁荣与发展促进了中国传统医学理论的丰富与发展,推动了医学实践的发展进步。据《左传》记载,公元前581年,晋景公病,秦国太医令医缓诊病,医缓说:疾不可为也,在肓之上,膏之下,攻之不可,达之不及,药不至焉,不可为也。晋朝杜预注解:"攻"指艾灸;"达"指针刺。《周礼·天官》记载了周朝的医事制度和食养、药物、酒剂、针刺、火灸等康复治疗手段,疾病与治疗的概念和手段进一步丰富。《庄子·刻意》载:吹呴呼吸,吐故纳新,熊经鸟伸,为寿而已矣。此导引之士,养形之人,彭祖寿考者之所好也。说明当时人们就开始运用吐纳、导引等气功和运动疗法进行养生和康复。据史载,扁鹊是中国传统医学诊断基础方法的创立人,同时也是擅长使用针刺和艾灸的名医。《管子·入国》载:入国四旬,五行九惠之教。一曰老老,二曰慈幼,三曰恤孤,四曰养疾……所谓养疾者,凡国都皆有掌养疾、聋、盲、喑、哑、跛躄、偏枯、握地不耐自生者,上收而养之疾官,而衣食之。初生而后止。说明当时诸侯各国中,已有将对病伤残者的康复纳入国家管理的思想和做法。

秦汉时期,中国传统医学理论逐渐形成。据帛书《五十二病方》记载:内外妇儿,药砭灸等。无五行之印痕,少阴阳之踪迹。《黄帝内经》以阴阳学说、五行学说作为中国传统医学的哲学基础,在此基础上建构和发展了中国传统医学的理论体系,从而奠定了中国传统医学的理论基础。《黄帝内经》不仅提出了中国传统康复的理论依据与治疗原则,而且记载了许多慢性疾病的具体康复方法。《灵枢·九针十二原》载:余欲勿使被药毒,无用砭石,欲以微针通其经脉,调其血气,营其逆顺出入之会……令各有形,先立针经。这是我国古代医家创立针灸的经典阐述。在论述痹证、痿证、口眼歪斜、胃痛等疾病的治疗时,提出运用按摩、针灸、导引、热熨等物理方法进行功能康复。《素问·五常政大论》载:无代化,无违时,必养必和,待其来复。这反映了中国传统康复重视扶护人体正气,调养机体自我康复能力的思想。《神农本草经》是我国现存最早的药学著作,总结了当时的用药经验,共载药物 365 种,对药性功能等也有概述。由此而见,早在 2000 多年前,我国古代就已经出现了有关康复医学的思想、功能康复的概念和康复治疗方法。东汉时期,医圣张仲景所著的《伤寒杂病论》是我国现存最早的中医临床专著,奠定了中医学辨证论治体系;《金匮要略》有关于"膏摩"的记载。《黄帝岐伯按摩十卷》是我国第一部推拿专著,融"气功、推拿、点穴、按摩疗法"于一体。《神农黄帝十禁》《神农黄帝食经》等中国传统康复治疗著作,也出现于这一时期。马王堆出土的帛书《医经方》中关于关节运动功能障碍中的关节强直采用针灸治疗的方法,《导引图》中绘有多种医疗体操,并注明了各种体操的名称及其主要治疗的疾病。三国时期的名医华佗,不仅开创了中药麻醉法,而且创立了五禽戏,并认为是中国传统运动疗法的奠基人。这些都表明,当时中国传统康复技术已经相当丰富,并得到了广泛应用。

二、晋隋唐时期

晋、隋、唐时期,中国传统医学在倡导药物康复治疗的同时,发展了许多非药物的康复技术,在针灸、饮食、气功、熨疗、导引、按摩、按跷等方面的著作相继出现。皇甫谧著《针灸甲乙经》是现存最早的针灸学专著,该书全面论述了脏腑经络学说,载录了 349 个腧穴名称、定位、归经、主治和刺灸操作要求,总结了晋以前有关针灸、按跷、导引的经验,是继《灵枢》之后对针灸学术的再次系统总结。葛洪撰《肘后备急方》是我国第一部临床急救手册,收录针灸医方 109 条,其中 99 条为灸方,广泛应用于内、外、妇、儿、五官科 30 多种疾病,也记载了饮食康复与药物康复的内容。陶弘景著《养性延命录》对气功和按摩康复方法都有所发展。巢元方著《诸病源候论》是我国现存最早的病因证候学专著,每卷末都附有导引按摩。全书记载 200 余种导引运动疗法,治疗偏枯、麻木、风湿痹痛、眩晕、消渴等病症。隋代设有按摩博士职务,到唐代又设按摩科。唐初,针灸已成为专门学科,唐太医署掌管医药教育,内设针灸医学专业,设立针博士、针助教、针师等专门岗位。这一时期还出现了由政府专门为残疾人设立的"养疾坊"。唐代孙思邈所著的《千金要方》中绘制了"明堂三人图",把人体正面、侧面及背面的十二经脉用五种颜色标记,是历史上最早的彩色经络腧穴图。隋唐时期,膏摩运用流行,一是膏的种类丰富,如丹参膏、乌头膏、野葛膏、木防己膏等;二是膏摩运用广泛,《千金要方》记载用膏摩防治小儿疾病"小儿虽无病,早起常以膏摩囟上及手足心,其辟寒风"。王焘的《外台秘要》详细描述了多种老年病的康复治疗方法,包括灸法、精神疗法、磁疗、光疗、冷疗、热疗、药熏法、贴敷法、导引法、泥疗法、水疗法等,对唐朝及以前的康复治疗方法进行了总结。崔知悌的《骨蒸病灸方》也是这一时期灸疗法的重要代表作。

三、宋金元时期

这一时期,中国传统康复医学及其治疗技术发展快,官方设立"安济坊""养济院"等收治老弱病残者的康复疗养机构。《太平圣惠方》《圣济总录》不仅收录了大量方剂,而且重视对推拿疗法的分析和总结。王惟一于公元 1026 年撰成《铜人腧穴针灸图经》,并于次年主持铸造了两具铜人孔穴针灸模型,规范了经穴定位,对中国传统康复医学的教学和临床实践有重要的指导意义。王执中所著的《针灸资生经》倡导针灸兼药,创因证配穴来指导临床针灸治疗,同时重视灸术和压痛点在诊疗中的作用。陈直撰《寿亲养老新书》收录了四时摄养方药和食疗方 160 余首,论述了老年人的生理、病理特点,是有关老年人养生和疾病康复的专书。忽思慧的《饮膳正要》,是我国古代最完备的饮食康复专著。赵自化的《四时养颐录》,张锐的《鸡峰普济方》,以及《四段锦》《八段锦》《易筋经》《洗髓经》等,都是养生、气功、导引专著,对传统康复技术的推广应用与发展起到了重要作用。

危亦林的《世医得效方》设有骨折脱位的整复、固定专论,对骨伤科康复有重要的贡献。该书卷二记载有"沙证",载"古方不载……所感如伤寒。头痛呕恶,浑身壮热,手足指末微厥,或腹痛闷乱、须臾能杀人"。刘完素撰写的《素问玄机原病式》,注重药物康复。张子和的《儒门事亲》,将许多具体的康复方法融入临床实践之中,尤其对调摄情志的康复方法有独创之处。李东垣的《脾胃论》,指明了脾胃功能对疾病康复有重要作用,"人以胃土为本"的理念成了后世医家慢性病的康复治疗原则。朱丹溪的《格致余论》,认为人体"阳常有余,阴常不足",主张在临床上以滋阴潜阳为主,强调药食并重。滑伯仁著《十四经发挥》,将十二经脉与任督二脉合称为十四经脉,循经列穴,突出十四经在经络系统中的主体地位,为后世研究经络提供了宝贵资料。

四、明清时期

这时期中国传统医学理论和实践进一步发展与深化,名医辈出,流派纷呈,医学诸科开始分化,康复治疗范围已扩展至临床内外妇儿各科。中国传统康复理论和治疗方法逐渐成熟,出现了众多集大成类的医学与康复著作。著名针灸学家杨继洲于公元 1601 年撰《针灸大成》,载 359 个经穴,汇百家之长,是继《灵枢》《针灸甲乙经》以后对针灸学术的第三次系统总结。徐春甫著《古今医统大全》,辑录 230 余部医籍,其中包括了传统康复理论和方法。高武著《针灸聚英》,汇集了16 世纪以前,10 余种针灸文献的理论和治疗经验。张景岳著《景岳全书》论述传统医学理论与临床各科诊治,也记载了大量的康复技术与方法。李时珍著《本草纲目》是世界公认的医药学巨著,为药物康复、食疗康复注入活力。《明会要》记载了天下郡县设立养济院,以收养鳏寡孤独废残者。明成祖朱棣还在北京兴建安乐堂,是官办比较完整的康复疗养机构。

龚元林著《小儿推拿秘旨》总结了前人有关小儿按摩疗法的成就,并加入了作者的实践经验。冷谦的《修龄要旨》是一部内容丰富的气功与养生保健专书。薛己的《正体类要》记载正骨手法19 种,集外科、方剂等,技术与方法简明实用。吴谦的《医宗金鉴》把摸、接、端、提、按、摩、推、拿列为伤科八法。夏鼎的《幼科铁镜》中重视对儿科推拿疗法的应用。沈子复的《养病庸言》则是清代出版的有关传统康复技术的专著,内容丰富。李学川撰《针灸逢源》强调辨证取穴,针药并重,并将中枢、急脉两穴确定为经穴,使经穴总数达 361 个。清代,对刮痧的描述更为详细,如郭志邃《痧胀玉衡》载:刮痧法,背脊颈骨上下,又胸前胁肋两背肩臂痧,用铜钱蘸香油刮之或用刮舌刨子脚蘸香油刮之;头额、腿上痧用棉纱线或麻线蘸香油刮之。吴尚先《理瀹骈文》载:阳痧腹痛,莫妙以瓷调羹蘸香油刮背,盖五脏之系,咸在于背,刮之则邪气随降,病自松解。

五、近现代

鸦片战争爆发,外国列强入侵,在我国各地设立教会医院和医学院校,西医学开始传入中国并得到较快发展,加之当朝统治者对中医学的错误认识,在客观上对传统医学的冲击较大。但是,中国传统康复医学彰显了顽强的生命力和感召力,其理论和临床实践都有进一步发展。如周松龄著《小儿推拿辑要》,发展了传统按摩法在儿科杂病方面的应用。张振鋆的《厘正按摩要术》介绍了各种按摩手法,并附有儿科推拿的取穴及手法图说。唐宗海著《中西汇通医书五种》、张锡纯著《医学衷中参西录》,均主张在研习中医学基础上,学习西医内容,尝试汇通中医学与西医学。

新中国成立后,党中央、国务院高度重视中国传统医药、民族医药的发展,制定相关政策法规,采取有力措施,促进中国传统康复医学的普及和发展。20 世纪 50 年代,原卫生部发布《中医师暂行条例》,在全国各地建立中医院及中医药研究机构,开展中国传统康复医学理论及临床研究。1956 年,党中央在成都、北京、上海、广州成立中医学院,开启了我国高等中医药人才培养的新征程。之后,各地陆续成立中医药高等院校或开办中医、康复等相关专业,培养了一批又一批从事中国传统康复医学事业的各级人才。改革开放以来,党的卫生工作方针是"中西医并重"。1982 年全国人大通过的《中华人民共和国宪法》中写入了"发展现代医药和我国传统医药",在法律上确立了中国传统医学的合法地位。中国传统医学的宝贵遗产得到不断挖掘和整理。传统医学在康复治疗方面的独特理论、技术与方法,以及临床经验也越来越受到重视。

21世纪以来,中国传统医学与康复技术发展迎来了大好时机。2003年,国家实施《中华人民共和国中医药条例》。2006年,新修订的国家标准(GB/T12346—2006)《腧穴名称与定位》,将印堂穴归入督脉,使经穴总数达到362个。《中医药创新发展规划纲要(2006—2020年)》"战略目标"中提出:中医药预防、治疗、康复和养生保健的作用得到充分发挥。《中医药健康服务发展规划(2015—2020年)》明确提出:促进中医特色康复服务机构发展……促进中医技术与康复医学融合,完善康复服务标准及规范。推动各级各类医疗机构开展中医特色康复医疗、训练指导、知识普及、康复护理、辅具服务。《国务院关于印发〈中医药发展战略规划纲要(2016—2030年)〉通知》(国发〔2016〕15号)提出:加强中医医院康复科室建设,支持康复医院设置中医药科室,加强中医康复专业技术人员的配备。2016年8月,习近平总书记在全国卫生与健康大会上强调:要着力推动中医药振兴发展,坚持中西医并重,推动中医药和西医药相互补充、协调发展,努力实现中医药健康养生文化的创造性转化、创新性发展。《中华人民共和国中医药法》的颁布与实施,为弘扬中医药、促进中医药事业健康发展提供了法律支撑。

同时,我国康复医学教育也得到了快速发展,已形成了专科、本科、研究生等不同层次的高等康复医学和康复治疗教育体系。中国传统康复治疗的理论和方法,已成为康复医学和康复治疗专业的必修课程内容。我国高职高专康复治疗技术专业教育也得到了快速发展。2009年成立了教育部高职高专相关医学类专业教学指导委员会康复治疗技术专业分委会,着手开展全国专业教学基本标准和教学规范的研究制定工作。2012年,教育部发布了我国第一部《高等职业教育康复治疗技术专业教学基本标准》,将"中国传统康复技术"列为康复治疗技术专业的核心课程。2016年,教育部启动了高职高专康复治疗技术专业教学标准修订工作。

目前,太极拳、针灸、推拿、气功等,在康复领域的显著作用和特色,已为世界康复医学界所瞩目。现代康复医学在中国的普及发展,并与传统医学的交流融合,促进了中国传统康复医学与康复技术的发展进步,我国的传统康复医学与康复技术进入了一个新的发展时期,在临床、教育、学术研究等领域都得到了快速发展。作为一门古老又年轻的课程,中国传统康复技术在教学、临床与研究的交叉渗透中不断得到丰富与发展,在康复医学教育与康复治疗师的培养中正在发挥重要作用。

第三节　中国传统康复核心思想及基本原则

一、核心思想

中国传统康复医学是中医学理论体系的重要组成部分,是古人经过长期的临床康复实践,在唯物论和辩证法思想指导下逐步形成的,它来源于实践,又指导实践不断向前发展。

(一)整体观念

整体是指事物的统一性和完整性,即从人体内部联系,人体与外界环境的联系去认识人体的生理活动、病理变化及诊治过程。中医学的整体观念,主要体现在以下三个方面。

1. 人体自身是一个有机的整体,必须协调统一　首先,人体在形体结构上是由若干脏腑器官构成的,这些脏腑器官在结构上是不可分割、相互联系的。人体各个脏器、组织或器官,都有各自不同的生理功能,这些不同的生理功能又都是整体机能活动的组成部分,从而决定了机体的整体统一性。其次,精、气、血、津液是组成人体并维持人体生命活动的基本物质,它们在气化过程中，相互转化，分布、运行于全身各脏腑器官，使各种不同的机能活动互根互用，协调和谐，密切联系。通过经络系统"内属于脏腑，外络于肢节"，将人体脏腑、官窍、皮毛、筋肉、骨骼等紧密地连成一个统一的整体。中医学不仅从整体探索生命活动的规律，而且着眼于局部病变所引起的整体病理反应，并把二者统一起来。正如《素问·阴阳应象大论》所说：善用针者，从阴引阳，从阳引阴，以右治左，以左治右，以我知彼，以表知里，以观过与不及之理，见微得过，用之不殆。

2. 人与自然环境密切相关，必须友好同息 人类生活在自然界之中，自然界阴阳五行的运动变化，与人体五脏六腑之气的运动是相互通应的。自然界的运动变化可以直接或间接地影响着人体，使机体发生相应的生理和病理改变。人类能主动地适应自然、改造自然，从而保持健康，这就是人体内部与自然环境的统一性。人禀天地之气而生，天地阴阳二气的对立统一运动为生命的产生提供了最适宜的环境。自然界中，四时气候、地土方宜等均给予人的生命活动与疾病以深刻的影响。一年四时气候呈现出春温、夏热、秋燥、冬寒的节律性变化，人体也相应地发生了适应性的变化，"春弦夏洪，秋毛冬石，四季和缓，是谓平脉"。人体气血阴阳运动随着昼夜的变化而发生节律性的变化，如人体的阳气，随着昼夜阳气的朝生、午盛、夕弱、夜衰的波动而出现规律性的波动。在病理上，也呈现"百病者，多以旦慧昼安，夕加夜甚"的变化趋势。当然，个体对环境的适应能力是有差异的。中医学的天人合一观强调：人与自然的友好相处、呼吸相联，才能保持机体内外平衡。

3. 人与社会环境密不可分，必须和谐共处 人的本质，是一切社会关系的总和。人生活在社会环境之中，社会生态变迁与人的身心健康和疾病的发生有着密切关系。社会角色、地位的不同和社会环境的变动，都会影响人们的身心健康。《医宗必读》言：大抵富贵之人多劳心，贫贱之人多劳力；富贵者膏粱自奉，贫贱者藜藿苟充……劳心则中虚而筋柔骨脆，劳力则中实而骨劲筋强；膏粱自奉者脏腑恒娇，藜藿苟充者脏腑恒固。良好的社会环境，使人们心情愉快、精神振奋、生活规律、有利于身心健康，不易生病。人要适应社会，必须进行自我调节，与社会环境相适应，才能维持生命活动的协调。

总之，中医学在诊治疾病过程中，始终把人的身体、心理看成一个有机整体，并结合自然环境和社会环境特殊性，从而收到良好的效果。因此，中国传统康复也必须牢固树立整体观念，促进患者生理、心理与社会的整体康复和全面康复。

（二）辨证论治

辨证论治是中医学诊治疾病的基本原则，自然也是中国传统康复认识和处理疾病的核心思想。要把握辨证论治，先要辨别几个概念。"症"即症状，如鼻塞、咽喉疼痛等；"证"是证候，包括了病变的病位、病因、病性及病势，是机体在疾病发展过程中的某一阶段的病理概括。所谓"辨证"就是将望、闻、问、切"四诊"所搜集的资料，症状体征，进行综合分析，概括为某一证型。"论治"又称"施治"，是根据辨证的结果，确定相应的治则、治法和方药。

辨证是决定治疗的前提和依据，论治是治疗疾病的手段和方法，论治的效果可以检验辨证是否正确。中国传统康复技术在临床应用时，要牢牢树立辨证论治思想，科学制定技术方案，使治疗更加有的放矢。

辨证论治既不同于一般的对症治疗，也不同于"辨病治疗"。中医治病主要着眼于"证的异同"，而不是"病的异同"。因此，临床上"证同治亦同"或"证异治亦异"，不同的人患了不同的疾病，只要辨证为同一证候，就可以采用同一方法进行治疗，称为"异病同治"；相同的疾病，在不同的阶段辨证为不同的证候，就必须使用不同的方法进行治疗，称"同病异治"。

（三）形神合一

形，即形体，包括构成人体的脏腑、经络、精、气、血、津液、五官九窍、肢体以及筋、脉、肉、皮、骨等。神,即神情、意识、思维为特点的心理活动现象,以及生命活动的外在表现。其中,形是基础,神是统帅,二者相互作用、相互影响、密不可分。

形神合一,是中国传统康复医学追求健康的最高标准。即,不仅要注重形体功能的康复,而且还要注意精神心理的调摄,二者相得益彰,从而使身体和精神处于和谐统一的稳态。形神合一在具体运用上包括两个方面:一是从保护心理健康的基础上使心理和形体都能达到健康;二是通过形体锻炼、饮食调解、起居调摄等方面,使形体与精神协调发展。

二、基本原则

(一)调整阴阳

阴阳之间的动态平衡是维持正常生命活动的基本条件。调整阴阳,就是针对机体阴阳偏盛偏衰,采取损其有余、补其不足的原则,使阴阳恢复相对平衡的状态。从根本上讲,人体患病是阴阳间协调平衡遭到破坏,出现了偏盛偏衰的结果,故调整阴阳,"以平为期"是中国传统康复医学治疗疾病的根本法则。

1. 损其有余　用"实则泻之"的方法治疗阴或阳的一方偏盛的病证。对"阳盛则热"所致的实热证,应用"热者寒之"的法则清泻阳热。对"阴盛则寒"所致的实寒证,应用"寒者热之"的法则温散阴寒。由于阴阳是互根的,"阴盛则阳病""阳盛则阴病"。在阴阳偏盛的病变中,如其相对一方有偏衰时,当兼顾其不足,配以滋阴或扶阳之法。

2. 补其不足　用"虚则补之"的方法治疗阴或阳一方偏衰的病证。一是阳病治阴,阴病治阳:阳病治阴适于阴虚证,滋阴以制阳亢;阴病治阳适用于阳虚证,补阳以消阴翳。二是阳中求阴,阴中求阳:根据阴阳互根的理论,临床上治疗阴虚证时,在滋阴剂中适当佐以补阳药,即所谓"阳中求阴";治疗阳虚证时,在助阳剂中,适当佐以滋阴药,即谓"阴中求阳",使阳得阴助而生化无穷,阴得阳升而泉源不竭。三是阴阳并补:由于阴阳是互根的,所以阴损可累及阳,阳损可累及阴,从而出现阴阳两虚的病证,治疗时当阴阳并补。

(二)调理脏腑

人体是一个有机的整体,脏与脏、脏与腑、腑与腑之间,生理上相互协调,病理上相互影响。调整脏腑就是在治疗脏腑病变时,既要考虑一脏一腑之阴阳气血失调,更要注意调整各脏腑之间的关系,使之恢复平衡状态。

1. 顺应脏腑的生理特性　五脏藏精气而不泻,六腑传化物而不藏。脏腑的阴阳五行属性、气机升降出入规律、四时通应,以及喜恶等生理特性不同,故调整脏腑必须顺应脏腑的生理特性。

2. 协调脏腑之间的关系　一是根据五行生克制化规律调节:根据五行相生规律主要有"补母"与"泻子"两方面;根据五行相克规律主要有抑强和扶弱两个方面。二是根据五脏互藏理论调节:五行互藏,五行配五脏,故五脏互藏。人体任何生理功能既受五脏共同调节,又有主从之分。就呼吸功能而言,五脏均参与呼吸的调节,尤以肺脾肾为要。三是根据脏腑相合关系调节:人体脏与腑的配合,体现了阴阳、里表对立统一的关系。脏腑在生理上彼此协调,病理上又相互影响,互相传变。

3. 调整脏腑的阴阳气血　脏腑是人体生命活动的中心,脏腑阴阳气血是人体生命活动的根本,脏腑的阴阳气血失调是脏腑病理改变的基础。因此,调整脏腑阴阳气血是调整脏腑的基本原则。

(三)调和气血

调和气血,是根据气血不足及其各自功能的异常病理变化,采取"有余泻之,不足补之"的原则,使气顺血和,气血协调。《医林改错》说:治病之要诀,在明气血。气血的生成与运行,又依赖于脏腑经络的正常生理活动,所以调和气血又须与调整阴阳、调理脏腑密切结合起来。

1. 气病治则 概言之,气虚则补,气滞则疏,气陷则升,气逆则降,气脱则固,气闭则开。①气虚则补:补气主要是补脾肺之气,气虚之极,还要补肾。②气滞则疏:治疗气滞,定当理气行气。疏气药大多辛香而燥,对血虚、阴虚及火旺者,当慎用。③气陷则升:气陷当用升气之法。④气逆则降:降气法适于实证,且不可久用。若因虚而逆者,宜补其虚而气自降。⑤气脱则固:气脱者每于补气固本之中加入收涩之品,以补而涩之。若属暴脱者,应当补阳助阴,使阴固阳潜。⑥气闭则开:实则邪未减而正末衰,治当开其闭;虚则为内闭外脱之候,当予以补气养血,回阳固脱之品。

2. 血病治则 血之为病,证有血虚、血瘀、出血、血寒、血热之分。①血虚则补:血虚者宜养血,血虚重证,于补血方内加入补气药。对血虚而兼有阴虚者常配伍补阴之品。但补血药多滋腻,易妨碍消化,故对湿滞中焦、脘腹胀满、食少便溏者慎用。②血脱则固:下血不止,崩中漏下,诸大出血,皆属血脱,用涩以固脱。凡治血脱者,于止血药中加入补气药以益气摄血。③血瘀则行:"血实者宜决之",瘀者行之,总以祛瘀为要。④血寒则温:以温经散寒药通经活络,与和血行血之品相配伍。⑤血热则凉:血热多用清热凉血和凉血止血之品。中病即止,不可过剂。出血而有明显瘀滞者,配合活血行血药,避免留瘀之患。热盛伤阴,可加养阴之药。

3. 气血同病治则 气非血不和,血非气不运,气属阳,血属阴,一阴一阳,相互维系。由于气血关系非常密切,相互依存,又相互影响,终致气血同病。气虚无以生化必致血虚,推动、温煦之功减弱必致血瘀,统摄无权必致出血,气滞则血瘀,气机逆乱则血随之上逆或下陷。此为气病及血。同样,血病亦可及气,如血虚无以载气,则血亦随之而少,血瘀则气亦随之而滞,血脱则气无所附,必随之脱,出现亡阴、亡阳。

(四)扶正祛邪

扶正是指使用扶助正气的药物,或其他疗法,并配合适当的营养和功能锻炼等辅助方法,以增强体质,提高机体的抗病力,从而驱逐邪气,恢复健康,即"虚则补之"。祛邪是指利用驱除邪气的药物,或其他疗法,以祛除病邪,邪去正复,恢复健康,即"实者泻之"。

扶正和祛邪是相互联系的两个方面,临床运用时有扶正、祛邪、先攻后补、先补后攻、攻补兼施等具体用法。

(五)三因制宜

在治疗疾病时除了遵守上述原则外,还要根据季节、气候、地理环境,以及病人的年龄大小、体质强弱等不同情况,灵活制定适宜的治疗方法。

1. 因时制宜 根据不同季节的气候特点来进行治疗的原则。例如:同为外感风寒,冬季严寒人体肌腠致密,应重用辛温解表药,使风寒之邪从汗出而解;夏季炎热人体肌腠疏松,就不宜过用辛温发散药,以防开泄太过而耗伤气阴。

2. 因地制宜 根据不同地区的地理环境特点考虑治疗用药的原则。例如:中国西北地区,气候燥寒,人体腠理多致密,病多风寒或凉燥,治宜散寒润燥;东南地区气候温热潮湿,病多温热或湿热,治宜清热化湿。

3. 因人制宜 根据病人的年龄、性别、体质等方面的特点来考虑治疗用药。年龄不同,生理状况和病理反应也有差异,治疗用药要充分考虑。如老年人气血衰少,脏腑功能多已减退,因此患病多见虚证或正虚邪实证,治疗时务必注意保护正气,用攻法时,药量应较青壮年为轻,以防损伤正气。小儿脏腑娇嫩,形气未充,患病易寒易热,易虚易实,但又生机蓬勃,修复机能较快,病后容易康复。因此在治疗小儿疾病时要及时,药量宜轻。男女性别不同,各有其生理病理特点,治疗用药亦当有别,特别是妇女有经、带、胎、产等特点,治疗时也应考虑。由于不同的人先天禀赋不同,后天调养有别,身体素质也有强弱之分和阴阳之偏。形体壮实者用药量宜重;形体瘦小者用药量宜轻。素体阳虚阴盛者用药宜偏温;素体阴虚阳盛者用药宜偏凉。

第四节　中国传统康复学习方法

一、把握重点,学思践悟

本门课程内容丰富,涉及中国传统康复医学基本理论、常用传统康复技术及常见疾病的传统康复治疗等,反映了传统康复工作岗位的知识与能力需求,以经络与腧穴、推拿、针灸、拔罐、刮痧及其技术应用为重点。在学习过程中,由于不同院校的课时多少不同、地区常见病差异等因素,同学们要在授课教师的指导下把握学习重点。由于中国传统医学理论比较抽象和深奥,学习过程中,应注意多思考、多领悟、多请教,还要注意预习和复习巩固。

二、学训结合,勤于练习

本课程技术性较强,教师可按项目任务型组织教学,开展理实一体化教学。在学习具体技术内容时,教师通过演示、讲解技术要领,同学们认真听、仔细看,然后用更多时间分组训练,教师巡回指导,达到对每个技术的操作要领都娴熟、规范的目的。

三、理实结合,注重运用

实践是检验真理的唯一标准,实践出真知。比如,在学习腧穴定位时,既可以在自己身体上找穴位,也可以同学之间互相定穴。学习推拿、刮痧等技术时,除了实训室,也可以在寝室相互练习,但须注意操作安全。同时,可以在专业教师指导下,开展社会实践服务活动,提高中国传统康复技术的运用能力。

思 考 题

1. 何谓康复?
2. 如何理解中国传统康复技术的核心思想和基本原则?
3. 请你谈谈中国传统康复技术的优势何在。
4. 结合个人实际,谈谈你对学习本门课程的打算。

（肖文冲）

第二章　中国传统康复理论

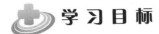

1. 知识目标：掌握脏腑生理功能及其病症特点，掌握经络的组成、十二经脉的分布规律、十二经经气的流注次序与十四经脉的循行走向；熟悉阴阳五行的基本概念、阴阳基本内容及五行生克制化规律，熟悉腧穴分类及主治作用、十四经常用腧穴的主治病症、特定穴及临床应用；了解六腑生理功能、经络与腧穴的作用。

2. 能力目标：能够确定十四经脉的循行路径；能够准确定位常用腧穴；能够运用阴阳五行理论分析问题，能够运用常用腧穴解决临床常见疾病。

3. 素质目标：培养热爱中国传统康复医学事业的文化自信，正确认识中国传统康复理论与现代康复医学的关系。

中国传统康复医学理论，是以中国传统文化为背景，以传统的医学理论和实践为主体，指导认识人体生命活动中健康与疾病转化规律及其预防、诊断、治疗、康复和保健的理论，是中华民族的瑰宝，具有数千年发展历史。受古代唯物论和辩证法思想，特别是阴阳五行学说的深刻影响，中国传统康复医学是以整体观念为指导思想，以脏腑经络的生理和病理为基础，以辨证论治为诊疗特点的传统医学理论体系。其主要内容包括：阴阳五行学说，藏象学说，精气学说，经络学说，病因病机及四诊等。

第一节　中医基本理论

本节PPT

一、阴阳学说

阴阳学说是我国古代的哲学理论，是以朴素的唯物主义自然观对事物进行分类和说理的工具，是运用阴阳对立统一关系来研究、解释物质世界一切事物和现象相互对立、相互依存及其消长变化规律的学说。阴阳学说认为，世界是物质性的整体，在阴阳二气的作用下资生、发展、变化。《素问·阴阳应象大论》说：阴阳者，天地之道也，万物之纲纪，变化之父母，生杀之本始，神明之府也。这阐明了阴阳的运动规律是自然界一切事物发生、发展、变化及消亡的根本原因。

（一）阴阳的基本含义

阴阳是古代哲学的一对范畴，宇宙间的任何事物都可以概括为阴和阳两类，任何一种事物内部又可以分为阴和阳两个方面，而每一种事物中的阴或阳的任何一方，还可以再分阴阳，这种事物之间既相互对立又相互联系的现象，在自然界是普遍存在的。

1. 基本概念　阴阳最初的含义是指日光的向背，即向日者为阳，背日者为阴。《说文解字》

Note

中说:阴,暗也。水之南,山之北。又说"阳,高明也。"随着认识的深入,人们将阴阳引申为诸如天地、日月、昼夜、寒热、明暗、上下、动静等事物或现象的两极变化,将阴阳的含义扩展为一个对立的概念。《类经》说:阴阳者,一分为二也。所谓阴阳,是对自然界相互关联的某些事物和现象对立双方属性的概括,它既可以代表相互对立的两个事物,也可以代表同一事物内部所存在的相互对立的两个方面。

2. 基本特征　阴阳的基本特征,是确定事物或现象阴阳属性的依据。《素问·阴阳应象大论》指出:水火者,阴阳之征兆也。水性寒凉、下行、湿润和阴暗,代表了属于阴的事物和现象;火性温热、升腾、燥烈和光亮,代表了属于阳的事物和现象。就气温而言,温热为阳,寒冷为阴;就昼夜而言,白昼为阳,黑夜为阴;就方位而言,上部为阳,下部为阴;就动静而言,运动为阳,静止为阴;就生命状态而言,具有推动、温煦、亢奋等作用及相应特性的为阳,具有凝聚、滋润、抑制等作用及相应特性的为阴。

古人依据阴阳各自所代表的特征,来认识、把握自然界的诸多事物和现象,并将其归类为阴和阳两大类(表 2-1)。

表 2-1　阴阳属性归类表

属性	事物			现象				运动状态				
阳	天	日	火	春夏	昼	温热	明亮	功能	活动	向外	兴奋	亢奋
阴	地	月	水	秋冬	夜	寒凉	晦暗	物质	静止	向内	抑制	衰退

3. 阴阳的特性

（1）阴阳的普遍性　阴阳是对物质世界中两种相关事物或现象以及同一事物内部对立双方属性的概括,不是指某一特定的事物和现象。宇宙间一切事物的发生、发展和变化,都是阴和阳的对立统一的结果。因此,一切事物和现象的分类归纳据其各自属性均可用阴阳加以统一,这体现了阴阳的普遍性。正如《素问·阴阳离合论》所说:阴阳者,数之可十,推之可百,数之可千,推之可万,万之大,不可胜数,然其要一也。

（2）阴阳的相关性　任何事物都可以用阴阳的属性来区别,但用阴阳来概括或区分事物的属性,必须是相互关联的一对事物,或是一个事物的两个方面。如天为阳,地为阴,是以天地而言的;上为阳,下为阴,是以方位而言的。《素问·金匮真言论》指出:言人之阴阳,则外为阳,内为阴。言人身之阴阳,则背为阳,腹为阴。言人身之脏腑中阴阳,则脏者为阴,腑者为阳,肝、心、脾、肺、肾五脏皆为阴,胆、胃、大肠、小肠、膀胱、三焦六腑皆为阳。

（3）阴阳的相对性　事物的阴阳属性不是绝对的,而是相对的。即原被认为属阴的,它可转化为阳;原本属阳的,又可转化为阴。阴阳的这种相对性主要表现在三个方面:一是比较的对象改变,其阴阳属性可发生变化。季节中的秋季与夏季相比,其气偏凉而属阴;如与冬季相比较,则其气偏温又属阳。二是阴阳之中可再分阴阳。事物是无限可分的,事物的阴阳属性也是无限可分的。如:白昼为阳,黑夜为阴;而上午为阳中之阳,下午为阳中之阴;前半夜为阴中之阴,后半夜为阴中之阳。再如:五脏藏精气属阴,六腑传化物属阳;五脏之中,心肺在膈上属阳,肝、脾、肾在膈下属阴;每脏之中又可再分阴阳,如心阴、心阳,肾阴、肾阳等。三是阴阳在一定的条件下,可以向着相反的方向转化。如春夏属阳,秋冬属阴。寒冷之气发展到一定的程度会向温热的夏季转化;反之,炎热之气达到一定的程度也会向寒冷的冬季转化。

（二）阴阳学说的主要内容

阴阳学说的核心是阐述阴阳之间的相互关系,并通过这些关系来认识自然界各种事物发生、发展、变化的规律。阴阳之间的关系主要有以下五个方面。

1. 交感互藏　阴阳交感是指阴阳二气在运动中相互感应而交合(相互发生作用),是宇宙万物赖以生成和变化的根源。阳气升腾而为天，阴气凝聚而为地。天气下降，地气上升，天地阴阳二气相互作用，交感和合，产生宇宙万物，并使其发展变化。阴阳二气的运动是阴阳交感得以实现的基础，阴阳交感则是阴阳二气在运动中相互感应的一个阶段，是阴阳二气在运动过程中的一种最佳状态，即古代哲学家所说的"和"。故《道德经》说：道生一，一生二，二生三，三生万物，万物负阴而抱阳，冲气以为和。《管子》载"和乃生，不和不生"，特别强调了"和"与"生"的关系。

阴阳互藏，是指相互对立的阴阳双方中任何一方都包含着另一方，即阴中有阳，阳中有阴。《素问·天元纪大论》说：天有阴阳，地亦有阴阳。木火土金水，地之阴阳也，生长化收藏。故阳中有阴，阴中有阳。阴阳互藏是阴阳双方交感和合的动力源泉，阴阳二气升降运动而引起的交感相错、相互作用，是宇宙万物发生发展变化的根源。《素问·六微旨大论》说：天气下降，气流于地；地气上升，气腾于天。故高下相召，升降相因，而变作矣。可见，阴升阳降而致天地二气交感相错的内在动力机制在于阴阳互藏。阴阳互藏又是构筑阴阳双方相互依存、相互为用关系的基础和纽带。同时，阴阳互藏还是阴阳消长与转化的内在依据，阴中寓阳，"阴"才有可能向"阳"转化；阳中寓阴，"阳"才有可能向"阴"转化。

2. 对立制约 阴阳对立制约是指自然界的一切相关事物和现象，都存在着相互对立和制约的两个方面，它包括两层含义：其一，阴阳属性是对立的、相互排斥的。如上与下、动与静、升与降、出与入等。其二，对立的阴阳双方存在相互抑制、相互约束的关系。如生理机能的兴奋（阳）与抑制（阴），二者相互制约，方能维持人体机能的动态平衡。一旦阴阳之间这种对立制约的关系失调，事物的平衡状态就会遭到破坏，在人体就会发生疾病。中国传统医学也常利用阴阳的这种对立制约规律来指导疾病的治疗，如用寒凉的药物治疗热证，用温热的药物治疗寒证，使阴阳趋于动态平衡，疾病得以痊愈。

阴阳之间的这种既对立又制约的复杂关系，构成了阴阳对立统一的矛盾运动，推动着事物的不断发展和变化。

3. 互根互用 阴阳的互根互用是指相互对立的事物或现象之间，始终存在着相互依存和相互为用的关系，它有三层含义：一是指相互依存，即阴或阳任何一方不能脱离对方而独立存在。阴不可无阳，阳不可无阴。阴阳双方都是以对方的存在为自己存在的前提，二者相互依赖。上属阳，下属阴，没有上，也就无所谓下，没有下，也无所谓上。二是指相互蕴藏，任何一方都包含着相对立的另一方。天属阳，地属阴。清轻之地气升腾形成天，即阳中蕴含着阴；重浊之气下降形成地，即阴中蕴含着阳。三是相互资生，即阴阳在相互依存的基础上，彼此相互资生、相互资助、相互为用。如人体内气与血同为构成人体的基本物质，气属阳，血属阴。气能生血、行血，使血不断得到化生和正常运行；血能载气、养气，气得血的濡养而能充分发挥正常的生理功能。故《医贯砭·阴阳论》说：阴阳又各互为其根，阳根于阴，阴根于阳；无阳则阴无以生，无阴则阳无以化。一旦由于某些原因，阴阳之间的这种依存关系遭到破坏，就会导致"孤阴不生，独阳不长"，甚至"阴阳离决，精气乃绝"而死亡。

4. 消长平衡 阴阳学说认为，相互对立、相互依存的阴阳双方不是处于不变的、静止的状态，而是处在一定的限度内的"阳消阴长"或"阴消阳长"的运动变化之中。阴阳消与长均为量的变化。由于阴阳之间一方面不断地消长，一方面又不断达到新的平衡，使事物在总体上处于相对稳定状态。

阴阳消长的基本形式有两类：一类是阳消阴长或阴消阳长，另一类是阴阳俱消或阴阳俱长。就人体的生理功能而言，各种功能活动（阳）的产生，必然要消耗一定的营养物质（阴），这是"阳长阴消"的过程；各种营养物质（阴）的化生，必然要消耗一定的能量（阳），这是"阴长阳消"的过程。阴阳的俱长或俱消，其形式有阳随阴长或阴随阳长，阳随阴消或阴随阳消。临床上常见的气虚导致血虚，血虚引起气虚，阳损及阴，阴损及阳等，都属于阴阳俱消的理论在病理上的反映。常用的益气生血、补血养气，及阴中求阳、阳中求阴等治法，则是阴阳俱长理论在治疗上的具体应用。

5. 相互转化 阴阳的相互转化是指事物或现象对立的双方,在一定条件下向其各自相反方向转化,即阴可以转化为阳,阳也可以转化为阴。这主要是指事物或现象的阴阳属性的改变,是一个质变的过程。

阴阳之所以能够转化,一方面是由于阴阳存在着互根互用的内在联系,双方包含着向对立面转化的因素。另一方面,阴阳消长是阴阳转化的基础。在阴阳的消长过程中,事物由"化"至"极",即发展到一定的程度,超越了阴阳正常消长变化的限度,事物朝着相反的方面转化。故《素问·阴阳应象大论》说:重阳必阴,重阴必阳……寒极生热,热极生寒。如昼夜的变化中,子夜(23时至1时)为阴极,阴极则阳生;午时(11时至13时)为阳极,阳极则阴生。总之,阴阳的消长和转化是事物发展变化过程中密不可分的两个阶段,阴阳消长是阴阳转化的前提,阴阳转化是阴阳消长的结果。

阴阳的相互转化,既可以表现为渐变形式,又可以表现为突变形式。如四季中的寒暑交替,昼夜中的阴阳转化均属于逐渐演变的形式;如急性热病过程中,高热至极可以突然出现虚脱,四肢冰凉,由阳证急剧转化为阴证则为突变的形式。但不管哪种转化形式,都是一个由量变到质变的发展过程。

(三)阴阳学说在中国传统医学中的应用

1. 说明人体的组织结构 《素问·宝命全形论》说"人生有形,不离阴阳",指出人体的一切组织结构,可按阴阳属性特征来划分。就人体躯干来说,膈上为阳,膈下为阴;体表为阳,体内为阴;背部为阳,腹部为阴。人体各部位、各组织结构、各脏腑阴阳的属性不是绝对的,而是相对的,常常会因条件的改变而变化。如心肺在膈上属阳,心为阳中之阳脏,肺为阳中之阴脏。见表2-2。

表2-2 人体组织结构的阴阳属性

属性	人体部位				组织结构			
阳	表	上	背	四肢外侧	皮毛	六腑	手足三阳经	气
阴	里	下	腹	四肢内侧	筋骨	五脏	手足三阴经	血

2. 说明人体的生理功能 人体的正常生命活动是阴阳双方保持着对立统一的协调关系的结果。就功能与物质而言,物质是功能的基础,没有物质的摄入就没有生理功能;而另一方面,生理活动既消耗物质和能量,又有助于物质的摄入、化生和能量的储藏。就脏腑功能活动而言,如脾为脏属阴,主运化,胃为腑属阳,主受纳;脾主升清,胃主降浊;脾喜燥恶湿,胃喜润恶燥。脾胃运纳协调,升降相因,燥湿相济,阴阳相合,共同完成食物的消化吸收和水谷精微的布散功能。就人体整体而言,阴阳相互调节,使机体具有内环境的稳定性和对外环境的适应性,从而维持着人体正常的生理功能和健康。一旦阴阳不能相互为用而分离,人体就要发生疾病,甚至死亡。故《素问·生气通天论》说:阴平阳秘,精神乃治;阴阳离决,精气乃绝。

3. 说明人体的病理变化 阴平阳秘是健康的根本,阴阳失调就是疾病产生的基础。常见的阴阳失调有四种形式。

(1)阴阳偏胜 阴或阳的一方超过了正常水平,表现过于亢盛的病理状态。根据阴阳动态平衡的原理,一方太盛必然导致另一方损耗。《素问·阴阳应象大论》指出:阴盛则阳病,阳盛则阴病。阳胜则热,阴胜则寒。

(2)阴阳偏衰 阴或阳的某一方低于正常水平的病理状态。根据阴阳动态平衡的原理,一方不足必然导致另一方的相对亢盛。《素问·调经论》指出:阳虚则外寒,阴虚则内热。

(3)阴阳互损 阴阳互损是阴阳互根互用关系的失调。阴阳任何一方虚损到一定的程度,都会导致另一方的不足,包括"阳损及阴""阴损及阳"两方面。阳损及阴,是指当阳虚到了一定程度时,不能化生阴液,进一步出现阴液亏虚的现象;阴损及阳,是指当阴虚到了一定程度时,不能滋养阳气,进一步导致阳气亦虚的现象。不论是"阴损及阳",还是"阳损及阴",最终都可导致"阴阳俱损""阴阳两虚",这也是临床上慢性病常见的病理发展过程。

(4)阴阳转化 临床上,某些急性热病,由于热毒极重,大量耗伤机体元气,在持续高热的情况下,可以突然出现体温下降,面色苍白,四肢厥冷,脉微欲绝等阳气暴脱的危象。对于这种病理变化,根据阴阳相互转化的理论来认识,被认为是疾病在"热毒极重,大量耗伤机体元气"这一特定的条件下,由阳证转为了阴证。类似的病理情况,《黄帝内经》有"热极生寒、寒极生热""重阴必阳,重阳必阴"的论述。

4. 用于指导疾病的诊断和治疗 在临床上,只有分清阴阳,抓住疾病的本质,才能有效地指导临床辨证。《素问·阴阳应象大论》说:善诊者,察色按脉,先别阴阳。阴阳是八纲辨证中的总纲,即表证、热证、实证属于阳证;里证、寒证、虚证都属阴证。在分析证候时,语声高亢洪亮、言多而躁动等为阳,大多属于实证、热证;语声低微无力,少言而沉静等为阴,大多属于虚证、寒证。

由于疾病发生的根本原因是阴阳失调,因此调理阴阳,补其不足,泻其有余,恢复阴阳的相对平衡,是中医治疗疾病的基本原则。《素问》说:谨察阴阳所在而调之,以平为期。阴阳学说在疾病治疗中的应用,主要包括如下几点。

1)确定治疗原则

(1)"实则泻之" 阴或阳的一方偏胜、亢奋,尚未损及对方时,病理变化的关键是邪气盛,此为实证,治疗时要损其有余。如阳邪亢盛所致的实热证,宜用寒凉药物清泻其热,此即"热者寒之"之意;阴盛所致的实寒证,宜用辛热的药物温散其寒,此即"寒者热之"之法。

(2)"虚则补之" 阴或阳的一方偏衰或阴阳俱损时,病理关键是正气虚,此即虚证,治疗时当补其不足。针对阴或阳的虚损,分别采用滋阴或温阳方法。阴阳两虚则用阴阳并补法治疗。如补气、养血,气血双补等即属此类治法。

对于阴虚或阳虚两种不同的病变,唐代医家王冰提出了"壮水之主,以制阳光""益火之源,以消阴翳"的治疗原则,即:当阴虚不能制阳而导致阳亢盛,表现为虚热证时,采用滋阴壮水之法,以抑制阳亢热盛;当阳虚不能制阴而导致阴盛,表现为虚寒证时,宜用扶阳益火之法,来消退阴盛。对于阴阳偏衰,明代医家张景岳根据阴阳互根的原理,提出了阴中求阳、阳中求阴的治疗方法,他说:善补阳者,必于阴中求阳,则阳得阴助而生化无穷;善补阴者,必于阳中求阴,则阴得阳升而泉源不竭。

2)归纳药物性味 药物的四性、五味,以及升降浮沉等一般性能,都具有阴阳的不同属性。"四性"是指药物的寒、热、温、凉四种性质,一般来说,寒、凉属阴,温、热属阳。寒凉的药物,多能减轻或消除阳热的亢盛,可以治疗阳热证,如知母、石膏等。而温热的药物,多能减轻或消除阴寒的偏盛,可用来治疗阴寒证,如附子、干姜等。五味是指药物有酸、苦、甘、辛、咸五种不同的味道,酸味收敛,苦味泻下,咸味润下,属阴;辛味发散,甘味补益,属阳。根据药物在人体内作用的趋向性的不同,药物又有升、降、浮、沉之性。升、浮药多有上行向外升散作用,故属阳;沉、降药多有下行重镇敛降的作用,故属阴。

总之,治疗疾病,需根据其阴阳偏盛偏衰情况,确定治疗原则,并结合药物性能的阴阳属性选择药物,以纠正阴阳失调,从而达到治愈疾病的目的。

二、五行学说

(一)基本含义

五,是指木、火、土、金、水五种基本物质。行,一是指行列、次序;二是指运动变化。"五行"是指木、火、土、金、水五种物质及其运动和变化。

"五行学说"是指自然界一切事物都是由木、火、土、金、水五种物质构成的,根据五行间的关系,以五种物质为基础,对自然界的事物、现象加以抽象、归纳、推演,用以说明物质之间的相互资生、相互制约,不断运动变化,从而促进事物发生、发展、变化规律的学说。五行学说是中医学理论体系中的重要组成部分。

（二）主要内容

1. 五行的特性　五行是古人在长期的生活和生产实践中,对木、火、土、金、水五种物质直接观察和朴素认识的基础上进行抽象归纳而逐步形成的理性概念,是分析归类各种事物和现象五行属性的基本依据。《尚书·洪范》中最早记述了五行的特性,指出"水曰润下,火曰炎上,木曰曲直,金曰从革,土爰稼穑",这是对五行特性总的概括。见表2-3。

表2-3　五行特性概述表

五行	特点	朴素认识	引申特性
木	曲直	树干曲直向上、向外伸长舒展的生发姿态	生长、生发、条达、舒畅
火	炎上	火具有温热、升腾、向上的特征	温热、升腾、向上
土	稼穑	土地可供人们播种和收获农作物	生化、承载、受纳
金	从革	金有刚柔相济之性,可随意改变	肃杀、潜降、收敛
水	润下	水具有滋润和向下的特性	寒凉、滋润、向下、闭藏

五行的特性,虽源自于木、火、土、金、水五种物质,但实际上已超越了其本身的性质,而具有更广泛、更抽象的意义。

2. 事物属性的五行归类

（1）取象比类法　从事物的形象（包括事物的形态、性质、作用等）中取其能够反映本质的特征,然后与五行各自的抽象特性相比较,以确定其五行属性而进行归类。以季节为例,春季万物萌发,类似于木升发的特性,故归属于木;夏季炎热,类似于火炎上的特性,故归属于火;长夏植物繁茂,类似于长养的特性,故归属于土;秋季草木凋零,类似于金肃杀的特性,故归属于金;冬季严寒,类似于水寒凉的特性,故归属于水。

（2）推演络绎　自然界中有许多事物和现象无法用直接归类的方法纳入五行之中。鉴于此,古人运用间接推断演绎的方法进行推演,即根据已知的某些事物的五行属性,再推演与此相关的其他事物。例如:人体脏腑,肝属木,而肝与胆相表里、主筋、其华在爪、开窍于目,于是推演络绎至胆、筋、爪、目亦属于木。心属火行,心与小肠相表里、主脉、其华在面、开窍于舌,于是推演络绎至小肠、脉、面、舌等也亦属于火。根据上述归类方法,得出事物的五行属性归类表,见表2-4。

表2-4　自然界与人体五行归类简表

自然界							五行	人体						
五音	五味	五色	五化	五气	五方	五季		五脏	五腑	五官	五体	五志	五液	五声
角	酸	青	生	风	东	春	木	肝	胆	目	筋	怒	泪	呼
徵	苦	赤	长	热	南	夏	火	心	小肠	舌	脉	喜	汗	笑
宫	甘	黄	化	湿	中	长夏	土	脾	胃	口	肉	思	涎	歌
商	辛	白	收	燥	西	秋	金	肺	大肠	鼻	皮	悲	涕	哭
羽	咸	黑	藏	寒	北	冬	水	肾	膀胱	耳	骨	恐	唾	呻

从表中看,每一行所属各种事物或现象之间的关联,反映出其互相推移、变化发展以及人与

自然相互感应等综合关系。依据五行属性进行归类,其着眼点不仅仅在于物质的本身,更重要的是事物的性质与功能。中国传统医学运用五行学说,根据人体组织器官、生理功能、病理现象的不同特点,将机体归类为以五脏为中心的五大系统。又根据天人相应的指导思想,将人体的生命活动与自然界的事物或现象相联系,形成人体内外环境相统一的结构系统,以此说明人体与外在环境之间的密切关系。

3. 相互关系

(1) 相生　是指五行中某一行事物对于另一行事物具有促进、助长和资生作用。五行相生的规律和次序是:木生火、火生土、土生金、金生水、水生木。五行之间依次资生,循环不息(图 2-1)。正是由于这种相生或促进作用,自然界才有繁茂的景象,生命过程才会生机旺盛。

在五行相生关系中,任何一行都具有"生我"和"我生"两方面的关系,生"我"者为"母","我生"者为"子"。因此,相生关系又叫母子关系。以木为例,水生木,即生"我"者为水,故水为木之"母";木生火,即"我"生者为火,故火为木之"子",以此类推。

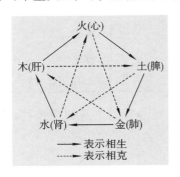

图 2-1　五行相生相克示意图

(2) 相克　是指五行中某一行事物对于另一行事物具有克制、抑制、约束等作用,又称"相胜"。五行相克的规律和次序是:木克土、土克水、水克火、火克金、金克木。五行的相克关系也是循环无端,周而复始的(图 2-1)。正是由于这类机制的存在,自然界才得以生机蓬勃,又不至于亢而为害。

在相克关系中,任何一行都具有"克我"和"我克"两方面的关系,《黄帝内经》称之为"所胜"和"所不胜"关系,即克"我"者为我"所不胜","我克"者为我"所胜"。仍以木为例,木克土,即"我"克者为土,故土为木之"所胜";金克木,即克"我"者为金,故金为木之"所不胜",以此类推。

五行的相生相克是密切关联又不可分割的两个方面。没有生,就没有事物的发生和成长;没有克,事物就会过度亢盛而失去协调和平衡。因此,克中寓生,制中有化,两者相反相成,才能保持事物间平衡协调和稳定有序的变化发展。这种调节机制,称为"五行制化"。生中有制:以木为例,水生木,木生火,而水又能克火。制中有生:又以木为例,金克木,木克土,而土反过来又能生金,从而维持三者间的协调平衡关系(图 2-2)。一旦这种调控机制被破坏,在自然界就会表现为异常现象,在人体则会出现病理变化。

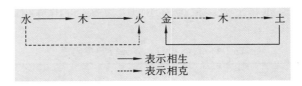

图 2-2　五行生克制化示意图

(3) 相乘　乘,即乘虚侵袭。相乘是指五行中的某一行对其所胜一行的过度克制。其次序同于相克,即木乘土、土乘水、水乘火、火乘金、金乘木。但两者本质上有区别,相克是正常情况下的制约关系,相乘则是相克的病理现象。引起相乘的原因有两个方面:其一,是五行相克中被克一方本身不足(不及),如土虚木乘;其二,是五行相克中克者一方过度亢盛(太过),如木旺乘土。五行相乘关系见图 2-3。

(4) 反克　昔称相侮。反克是指五行中的某一行对其所不胜一行的克制。其次序与相克相反,即木反克金、金反克火、火反克水、水反克土、土反克木。引起反克的原因:一是五行中的某一行本身过强(太过),使克它的一行相对为弱,反而被强者所克制。二是五行中的某一行本身(克

Note

方)过度虚弱(不及),被克方相对过强,弱者不仅不能克制强者,反而被强者所克制。五行反克关系见图2-3。

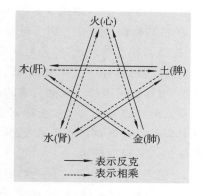

图 2-3　五行相乘反克关系

(三)五行学说在中国传统医学中的应用

1. 说明五脏的生理特性和功能　五行学说把脏腑分别归属于五行,并以此说明各脏的生理特性。如:木有向上、向外、生长、舒展的特性;肝禀性喜条达,恶抑郁,具有疏泄功能,类似木之枝叶条达,故肝属于木。火性温热,具有蒸腾、炎上的气势;心"禀阳气",有温煦作用,故心属于火。土性敦厚,有生化万物的特性;脾能运化水谷,营养机体,化生气血,故脾属土。金有清肃、沉降之性;肺有清肃下降的特性,故肺属金。水性润下,有寒润、下行、闭藏的特性;肾有藏精、主水的功能,故肾属水。

2. 说明五脏的相互关系　五脏的五行归属,不仅阐明了五脏的功能特性,而且还应用五行生克制化的理论说明脏腑生理功能之间相互资生,又相互制约的内在联系。五脏相互资生的关系表现为:心阳温煦可以助脾运化,脾运化精微上输于肺,肺气清肃下行有助于肾的纳气、主水,肾所藏之精能滋养肝之阴血,肝藏血可以济心之阴血。五脏相互制约关系表现为:心阳温煦可防止肺的清肃太过,肺的肃降可防止肝的升发太过,肝之疏泄可以疏达脾气以防壅塞,脾之健运可防止肾水的泛溢,肾水滋润上济可防心火之亢盛。

3. 说明脏腑间的病理传变　在病理情况下,脏腑之间会产生某些相互影响,中医学称之为"传变"。

(1)相生关系的传变　病变顺着或逆着五行相生次序的传变。主要有"母病及子"和"子病犯母"两种类型。

母病及子(顺传):母脏的病理传变或累及子脏。以肝与肾为例:肾属水为母,肝属木为子。若肾病及肝,即为母病及子。临床上常见机体肾水不足,不能滋养肝木,导致"肝肾精血不足"或"肝肾阴虚"的病证,这种病理传变就属母病及子的范围。

子病犯母(逆传):又称"子盗母气",即病变由子脏波及母脏。如肺属金为母,肾属水为子。肾病及肺,就是子病犯母。临床上常见到的肺肾阴虚,可由肾阴不足,再累及肺脏,而使肺阴亏虚,从而形成肺肾阴虚。

(2)相克关系的传变　病变顺着或逆着五行相克次序的传变,包括"相乘"与"相侮"(即反克)两个方面。

相乘:可因克的一方太过,也可因被克一方不及而出现。若肝的功能过强(太过),肝气横逆犯脾,就可出现"肝木乘脾土"的病证;也可以脾虚(不及)而被肝乘,导致脾运化不健而肝气疏泄失常,"土虚木乘",出现肝脾不和的病证。

反克:可因被克方太盛,反过来克制克己的一方;也可因克方太弱,无力克制对方,而反受被克方的克制。如脾虚(太虚)或肾水旺(太旺)反倒出现了肾水侮脾,表现为肾水犯脾(或称水多土流)的病证,这就属于反克的病理变化。

4. 指导疾病的诊断和治疗　当内在脏腑产生病变,其功能出现紊乱以及相互关系失调时,常会通过众多途径反映到体表的相应组织器官,表现出色泽、声音、形态、脉象诸方面的异常变化。通过望、闻、问、切等方法观察到这些异常的变化,并根据五行归属及生克乘侮的变化规律,对病情做出分析和判断。如病人面色青灰,两胁疼痛,脉见弦象,可能与肝病有关;面见赤色,口中味苦,口舌生疮,脉象洪数,多为心火亢盛所致。

五行学说用于指导治疗,主要是依据五行的生克制化及乘侮规律,采取相应的治疗措施,来调整脏腑间相互关系,达到控制疾病的传变,恢复正常的生克制化关系的目的。具体运用如下。

1)控制疾病的传变 病变过程中,一脏之病常可波及他脏而使疾病发生传变。因此,治疗时,根据五行传变的理论,除需对病变的脏治疗处理外,还必须调整各脏腑间的关系,以防疾病进一步传变。故《难经·七十七难》说:见肝之病,则知肝当传之于脾,故先实其脾气。

2)指导脏腑用药 根据药物的色、味,按照五行归属来指导用药。青色、酸味入肝,如白芍、山茱萸入肝经以补肝;赤色、苦味入心,如丹参色赤入心经以活血安神;黄色、甘味入脾,如白术色黄味甘以补益脾气;白色、辛味入肺,如石膏色白入肺经以清肺热;黑色、咸味入肾,如玄参、生地色黑味咸入肾经以滋肾。

3)确定治则与治法 包括如下两点。

(1)根据相生规律确定治疗原则及治法 包括"虚则补其母"和"实则泻其子"。前者主要用于母子两脏虚弱之证,后者主要用于母子两脏俱实之证。

"虚则补其母"治则在临床上常用的治法有"滋水涵木法",又称滋肾养肝法;"培土生金法"又称补脾养肺法;"金水相生法"又称补肺滋肾法。

"实则泻其子"治则在临床上常用的治法有"肝旺泻心法",是指用清心火以泻肝火的方法。

(2)根据相克规律确定治疗原则及治法 纠正相乘、反克所致病证的治疗原则是"抑强""扶弱"。临床上常用的治法有"抑木扶土法",又称疏肝健脾法或调理肝脾法;"佐金平木法",又称泻肝清肺法;"泻南补北法",又称泻火补水法或滋阴泻火法;"培土制水法",又称温肾健脾法。

总之,五行学说在治疗上的应用是比较广泛的,它不仅适用于药物治疗方面,也同样可以用来指导针灸的治疗以及精神情志病变的治疗。但需要注意的是,临床上要根据实际情况,分析和把握疾病传变的规律,针对病情进行辨证论治。

三、藏象

藏,指藏于体内的内脏;象,指表现于外的生理、病理现象。藏象学说是通过观察外在征象来研究内部脏腑的活动规律,认识脏腑的实质。

脏腑,是内脏的总称。按其形态结构和生理功能特点分为脏、腑、奇恒之腑三类。脏,即肝、心、脾、肺、肾,合称五脏;腑,即胆、胃、小肠、大肠、膀胱、三焦,合称六腑;奇恒之腑,即脑、髓、骨、脉、胆、女子胞(子宫)。五脏多为实质性脏器,其生理特点是化生和储藏精气;六腑多为空腔脏器,其生理特点是受盛和传化水谷。奇恒之腑,是指不同于六腑的腑,它们形态中空,与腑相似,但内藏精气,功能类似于脏,故称奇恒之腑。

人体是一个极其复杂的有机整体,藏象学说以五脏为中心的整体观,通过经络系统"内属于脏腑,外络于肢节",将六腑、五体(皮、肉、筋、骨、脉)、五官(鼻、口、目、耳、舌)、九窍(眼睛、耳孔、鼻孔、口和前后二阴)、四肢百骸等全身脏腑形体官窍联结成了一个有机整体,构成五大功能系统。五大功能系统之间,在形态结构上不可分割,在生理上相互协调,在病理上相互影响。

藏象学说中脏腑的名称,虽与现代解剖学的脏器名称相同,但其内涵和外延不尽相同。藏象学说中,一个脏腑的功能,可能包括现代解剖学中几个脏器的功能;现代解剖学中一个脏器的功能,可能分散于藏象学说的几个脏腑的功能之中。藏象学说中的脏腑,不单纯是一个解剖学概念,更重要的是综合概括了人体某些系统中相关的生理和病理学现象。

(一)脏腑

五脏,是心、肝、脾、肺、肾的合称,其中"心"的生理功能起着主宰作用。五脏共同的生理功能是化生和储藏精气;其生理特点是"藏而不泻""满而不能实"。六腑,是胆、胃、大肠、小肠、膀胱、三焦的总称。六腑共同的生理功能是受盛和传化水谷,即主持饮食物的消化、吸收和糟粕的传导排泄。六腑的生理特点是"泻而不藏""实而不能满"。

五脏和六腑存在阴阳表里关系。五脏属阴,六腑属阳;五脏为里,六腑为表,一脏一腑,一阴一阳,一表一里相互配合,并有经脉相互络属,从而构成了脏腑之间阴阳表里相互配合的密切联系。

【心与小肠】

1. 心　居于胸腔,膈膜之上,有心包卫护于外。心在五行属火,起着主宰生命活动的作用,故称之为"君主之官""生之本""五脏六腑之大主"。心主脉,其华在面,开窍于舌,在液为汗,在志为喜。

1)生理功能

(1)主血脉　心主血脉,是指心气推动血液在脉管中正常运行。心气充沛,才能维持正常的心力、心率和心律,血液才能在脉内正常地运行,周流不息,营养全身,而见面色红润光泽,脉象和缓有力等外在的表现。血液的正常运行,也有赖于血液本身的充盈。如果血液衰少,血脉空虚,同样也能直接影响心的正常搏动和血液的正常运行。脉,即脉管,为血之府。脉是血液运行的通道,脉道的通利与否,营气和血液的功能健全与否,直接影响着血液的正常运行。所以,血液的正常运行,必须满足于心气充沛、血液充盈和脉道通利三个基本条件。其中任何一方面出现问题,都将影响心主血脉功能的正常发挥。

(2)主神志　心主神志又称心主神明、心藏神。神有广义和狭义之分。广义的神,是指整个人体生命活动的外在表现。如面色、眼神、言语、应答、肢体活动姿态等,凡是机体表现于外的"形征",都是机体生命活动的外在反映,也就是通常所说的"神气"。狭义的神,是指人的精神、意识、思维活动等。由于人的精神、意识和思维活动不仅仅是人体生理功能的重要组成部分,而且在一定条件下,又能影响整个人体各方面生理功能的协调平衡,所以《素问·灵兰秘典论》说:心者,君主之官,神明出焉。心主神志的生理功能正常,则精神振奋、神志清晰、思维敏捷、反应灵敏。反之,心不藏神,可出现失眠、多梦、健忘、神志不宁,甚至谵狂;或可出现反应迟钝、精神萎顿,甚则昏迷、不省人事等临床表现。

心主神志与心主血脉密切相关。心主血脉功能正常,心神得到心血的濡养,则心主神志功能正常。相反,心血的运行亦依靠心神的调控,心主神志正常则心气推动血脉流畅。如果心血不足,心神失养,则见精神恍惚、心悸、失眠、多梦等心神失常之症;精神高度紧张或惊恐时,常见心跳加快,且兼有或面红或面色苍白等血行异常的临床表现。

2)生理联系

(1)在体合脉,其华在面　脉是指血脉,心合脉,是指全身的血脉都属于心,心脏推动血液在脉中循行。华,光彩之义。心其华在面,是指心的生理功能是否正常,可以显露于面部的色泽变化。心气旺盛,血脉充盈,则面部红润光泽;心气不足,则可见面色㿠白、晦滞;心血亏虚则面色无华,心血瘀阻则面色青紫等。故《素问·五脏生成篇》说:心之合脉也,其荣色也。

(2)开窍于舌,在液为汗　舌为心之外候,又称舌为"心之苗"。舌的功能是主司味觉和表达语言,这些均有赖于心主血脉和心藏神的生理功能。心的功能正常,则舌体红活荣润,柔软灵活,味觉灵敏,语言流利。若心火上炎则舌质鲜红,甚则生疮;若心血瘀阻,则舌质暗紫或有瘀斑;心藏神的功能异常,则舌强、语謇等。汗是津液由阳气的蒸腾气化,从汗孔排出的液体,血与津液又同出一源,而血又为心所主,故"汗为心之液"。

(3)在志为喜　心的生理功能和精神情志的"喜"有关。喜为心之志。喜是人对外界信息的良性反映,对心主血脉等生理功能有利。但喜乐过度则可使心神受伤,如《灵枢·本神》说:喜乐者,神惮散而不藏。精神亢奋可使人喜笑不休,精神萎靡可使人易于悲哀。不仅喜能伤心,而且五志过极均能损伤心神。

3）心与夏气相通应

从五行配属来看，心与夏季、南方、热、火、苦味、赤色等有着内在联系，共处于一个系统当中，故说心与夏季相通应。

2. 小肠 位于腹中，其上口在幽门处与胃之下口相接，其下口在阑门处与大肠之上口相连。

（1）主受盛化物 受，是接受；盛，以器盛物；化，变化、消化；物，在这里指饮食物。受盛化物，是指小肠接受经胃初步消化的饮食物，进一步消化后产生精微的过程。《素问·灵兰秘典论》曰：小肠者，受盛之官，化物出焉。

（2）泌别清浊 泌别，是指分泌、分别；清，指水谷精微；浊，指食物残渣。经过小肠消化后的饮食物，分为水谷精微和食物残渣两个部分；水谷精微被人体吸收，食物残渣向大肠输送；小肠在吸收水谷精微的同时，也吸收了大量的水液，故又称"小肠主液"。小肠的泌别清浊功能正常，则二便正常；如小肠的泌别清浊异常，则大便变稀薄，而小便短少。

3. 表里关系 心的经脉属心而络小肠，小肠的经脉属小肠而络心，二者通过经脉的相互络属构成了表里关系。病理上，如心有实火，可移热于小肠，引起尿少、尿热赤、尿痛等症。反之，如小肠有热，亦可循经上炎于心，引起心火上炎的表现，可见心烦，舌赤，口舌生疮等症。

【肺与大肠】

1. 肺 位于胸腔，左右各一。其位最高，主一身之表，为脏腑之外卫，具有保护诸脏、抵御外邪、统领一身之气的作用，故称"华盖"。肺为清虚之体，不耐寒热；肺以气道与外界相通，易受邪侵，且他之病变，亦常波及于肺，故又称"娇脏"。肺在五行属金，为气之主，魄之处。肺主皮，其华在毛，开窍于鼻，在液为涕，在志为忧。

1）生理功能

（1）主气、司呼吸 主呼吸之气和主一身之气。肺主呼吸之气，是指肺是体内外气体交换的场所，通过肺的呼吸运动，吸入自然界的清气，呼出体内的浊气，实现体内外气体的交换。通过肺不断地呼浊吸清，吐故纳新，促进气的生成，调节气的升降出入运动，从而保证人体新陈代谢的正常进行。《素问·五脏生成篇》说：诸气者，皆属于肺。肺主一身之气，体现在两个方面。一是参与人身之气的生成，尤其是宗气的生成。宗气是由肺吸入的自然界清气和脾胃运化的水谷之精气相结合而生成的。肺的呼吸功能健全与否直接影响着宗气的生成，也影响着全身之气的生成。二是调节全身气机。肺有节律的一呼一吸，对全身之气的升降出入运动起着重要的调节作用。

肺主呼吸之气和一身之气，实际上都隶属于肺的呼吸功能。肺的呼吸功能均匀和调，是气的生成和气机调畅的根本条件。

（2）主宣发肃降 宣发，即肺气向上向外布散的过程。其作用体现在三个方面：一是呼出体内浊气；二是将脾所转输的津液和水谷精微向上向外布散到全身，外达于皮毛，即《灵枢·决气》所说的"上焦开发，宣五谷味，熏肤、充身、泽毛，若雾露之溉，是为气"；三是宣发卫气，调节腠理开合，将代谢后的津液化为汗液，排出体外。因此，肺气失宣，则可出现呼气不利、胸闷、咳喘以及鼻塞、打喷嚏和无汗等病理现象。肃降，即肺气向下向内布散的过程，可使呼吸道保持洁净、通畅。其作用主要体现在如下三点：一是吸入自然界清气；二是将肺吸入的清气和由脾转输至肺的津液和水谷精微向下布散；三是肃清呼吸道内的异物，以保持呼吸道的洁净、通畅。因此，肺失于肃降，可出现呼吸短促或表浅、咳嗽咯痰、咯血等病理现象。

肺的宣发和肃降是相反相成的两个方面。生理情况下相互依存和相互制约，病理情况下则相互影响。没有正常的宣发，就不会有很好的肃降；反之亦然。若二者的功能失常，则出现"肺气失宣"或"肺失肃降"的病变，表现为咳、喘、胸闷气急等症状。《素问·至真要大论》说：诸气愤郁，皆属于肺。

（3）通调水道 通，即疏通；调，即调节；水道，是水液运行和排泄的道路。通调水道，是指肺的宣发和肃降对体内水液的输布、运行和排泄起着疏通和调节的作用。肺主宣发,不但将津液和水谷精微宣发至全身,而且主司腠理的开合,调节汗液的排泄;肺主肃降,不但将吸入之清气下纳于肾,而且也将体内的水液不断地向下输送,成为尿液生成之源,经肾和膀胱的气化作用,生成尿液而排出体外。如果肺的通调水道功能减退,则可发生水液停聚而生痰、成饮,甚则水泛为肿等病变。

（4）朝百脉、主治节　朝,即会聚;肺朝百脉,是指全身的血液,都通过经脉而会聚于肺,通过肺的呼吸,进行气体交换,然后再输布全身。血的运行,不仅依赖于心脏的搏动,还依赖于气的推动,肺主呼吸,调节着全身的气机,所以血液的运行,亦有赖于肺气的敷布和调节。

"治节",即治理和调节。肺主治节,主要体现在四个方面:一是肺主呼吸,调节着呼吸运动的节律;二是调节气机,随着肺的呼吸运动,治理和调节着全身之气的升降出入运动;三是助心行血,辅助心脏,推动和调节血液的运行;四是调节水液代谢,通过肺的宣发和肃降,治理和调节津液的输布、运行和排泄。因此,肺主治节,实际上是对肺的主要生理功能的高度概括。

2）生理联系

（1）在体合皮,其华在毛　皮毛,是一身之表,依赖于卫气和津液的温养和润泽,为抵御外邪侵袭的屏障。肺的生理功能正常,则皮肤致密,毫毛光泽,抵御外邪侵袭的能力亦较强;反之,肺气虚,宣发卫气和输精于皮毛的生理功能减弱,则卫表不固,抵御外邪侵袭的能力就低下,可出现多汗和易于感冒,或皮毛憔悴枯槁等现象。

（2）开窍于鼻,在液为涕　肺开窍于鼻,是指肺和鼻是相通的,通过鼻部的某些表现可以了解肺的功能情况。涕是由鼻黏膜分泌的黏液,有润泽鼻窍的功能。鼻为肺窍,喉是肺呼吸之门户,鼻的嗅觉与喉的发音,都是肺气的作用。肺气和、呼吸利,则嗅觉灵敏、声音能彰。外邪袭肺,多从鼻喉而入;肺的病变,也多见鼻、喉的证候,如鼻塞、流涕、打喷嚏、喉痒、音哑、失音等,肺寒,则鼻流清涕;肺热,则涕黄浊;肺燥,则鼻干失润。

（3）在志为忧　忧愁和悲伤,均可不断地消耗气,肺主气,悲忧易于伤肺;反之,在肺气虚时,机体易于产生悲忧的情绪变化。

3）肺与秋气相应

肺为清虚之体,性喜清润,与秋季气候清肃、空气明润相通应,故肺气在秋季最旺盛。肺气旺于秋,肺与秋季、西方、燥、金、白色、辛味等有内在的联系。秋季也多见肺的病变。秋金之时,燥气当令,肺为主气之脏,多气而少津,故燥邪极易伤肺之阴津,而出现干咳、皮肤和口鼻干燥等症状。

2. 大肠　居于腹中,其上口在阑门处紧接小肠,其下端紧接肛门。大肠的主要生理功能是传化糟粕。

大肠接受由小肠消化吸收后剩下的食物残渣,再吸收其中部分的水液（大肠主津）,形成粪便,经肛门排出体外。《素问·灵兰秘典论》说:大肠者,传导之官,变化出焉。大肠的传导变化作用,是胃的降浊功能的延伸。肺与大肠相表里,大肠的传导亦与肺的肃降有关。此外,大肠的传导作用,亦与肾的气化功能有关,故有"肾主二便"之说。由于大肠有吸收水分的功能,故能使糟粕燥化,形成粪便而排出体外。若大肠吸收水分过多,则大便干结而致便秘;反之,则可见腹泻、便溏。

3. 表里关系　肺与大肠通过经脉的络属而构成表里关系;肺气的肃降,有助于大肠传导功能的发挥;大肠传导功能正常,则有助于肺的肃降。若大肠实热,腑气不通,则可影响肺的肃降,而产生胸满、喘咳等症。如肺失清肃,津液不能下达,可见大便困难;肺气虚弱,气虚推动无力,则可见大便艰涩而不行,称之为"气虚便秘"。若气虚不能固摄,清浊混杂而下,可见大便溏泻。

【脾与胃】

1. 脾　位于中焦,在膈之下。脾在五行属土,得阳始运,故喜燥恶湿,与胃喜润恶燥相对而言。足太阴脾经与足阳明胃经相互络属,故脾与胃相表里。二者共同完成饮食物的消化吸收,同称为"后天之本"。脾主肌肉与四肢,其华在唇,开窍于口,在液为涎,在志为思。

1)生理功能

(1)主运化 运,即转运、输送。化,即消化、吸收。所谓"脾主运化",是指脾具有把水谷(饮食物)化为精微并输送至全身的生理功能。其包括运化水谷和运化水液两个方面。

运化水谷是指脾对水谷的消化吸收和转输精微物质的功能。饮食入胃,依赖脾的运化功能,将水谷化为精微,再经脾的转输,运送到全身以营养五脏六腑、四肢百骸。若脾的运化功能减退,则可出现食欲不振、腹胀便溏,乃至倦怠、消瘦等。

运化水液是指脾对水液的吸收、转输和布散作用。脾将饮食物中的水液,清者吸收,散精于肺而布散全身;经肺的通调、肃降及肾的气化功能,其清者继续上升布散,浊者下降而为尿液排出体外。若脾运化水液的功能减退,则可产生水湿、痰饮等病理产物,出现水肿、泄泻等病症。因此,有"脾为生痰之源"之说。《素问·至真要大论》说:诸湿肿满,皆属于脾。

人出生后,饮食水谷是维持人体生命活动所需营养物质的主要来源,也是气血化生的物质基础。而水谷的运化由脾所主,故称"脾为后天之本""气血生化之源"。

(2)主升清 清,指水谷精微等营养物质。脾主升清,是指脾气将消化吸收的水谷精微等营养物质上输于心肺及头面五官,通过心肺的作用化生气血以营养全身。故说"脾以升为健"。若脾气不升反而下降,称为"脾气下陷"或"中气下陷"。临床主要表现为泄泻、脏器下垂等。

(3)主统血 统,即统摄、控制。脾主统血,是指脾有统摄血液在经脉中运行,防止溢出脉外的作用。脾统血的主要机理,实际上是气的固摄作用在血液运行方面的体现。脾的运化功能健旺,则气生有源,气的固摄作用强健,血液就不会溢出脉外;脾的运化功能减退,气生无源,气的固摄功能减退,就容易导致出血。

2)生理联系

(1)在体合肉,主四肢 脾胃为气血生化之源,全身的肌肉、四肢都需要脾胃运化的水谷精微来营养。脾的运化功能正常则肌肉发达丰满、四肢活动有力;脾运化功能障碍则肌肉、四肢瘦削无力,甚至萎弱不用。

(2)开窍于口,其华在唇,在液为涎 开窍于口,系指饮食、口味等与脾运化功能密切相关。脾胃健运,则口味正常,食欲良好。脾失健运,则可出现口淡无味、口甜、口腻等,从而影响食欲。口唇的色泽,与气血是否充盈有关,脾为气血生化之源,故口唇的色泽是否红润,不但是全身气血状况的反映,还是脾胃运化水谷精微功能状态的反映。涎为口津,润泽口腔,帮助吞咽和消化。脾气健运,涎适量产生,润口而不溢于口外。若脾不生津,则见口干;脾不制水,则见涎多、流涎等。

(3)在志为思 思,即思考、思虑。思虑过度或所思不遂,可导致气滞、气结,影响脾的运化和升清,而表现为不思饮食,脘腹胀闷,头晕目眩等症。

3)脾与长夏相应

脾主长夏,脾气旺于长夏,脾脏的生理功能活动,与长夏的阴阳变化相互通应。此外,脾与中央方位、湿、土、黄色、甘味等有内在联系。脾为后天之本,气血生化之源,与土的化生万物相近,而土又应于长夏;另外,长夏湿气当令,与脾之湿相应,故脾与长夏相应。

2. 胃 又称胃脘,分上、中、下三部。胃的上部称上脘,包括贲门;胃的中部称中脘,即胃体部位;胃的下部称下脘,包括幽门。

(1)主受纳、腐熟水谷 受纳,是接受和容纳的意思。腐熟,是饮食物经过胃的初步消化,形成食糜的过程。饮食入口,经过食管,容纳于胃,经过胃的腐熟后,下传于小肠,其精微经脾之运化而营养全身,故称胃为"水谷气血之海"。人以水谷为本,胃气之盛衰有无,关系到人体的生命活动及其存亡。临床上诊治疾病,亦十分重视胃气,常把"保胃气"作为重要治则。

（2）主通降，以降为和　饮食物入胃，经胃的腐熟后，必须下行入小肠，进一步消化吸收，然后将食物残渣下输大肠，经大肠传化糟粕后排出体外。胃的通降是降浊，降浊是受纳的前提条件。胃失通降不仅影响食欲，且因浊气在上而发生口臭、脘腹胀闷或疼痛，及大便秘结等症状。

3. 表里关系　脾与胃通过经脉相互络属而构成表里关系。其关系表现为如下几点。

（1）纳运相合　二者共同完成饮食物的消化吸收及其精微的输布，从而滋养全身，故称脾胃为"后天之本"。胃所受纳的水谷，要经过脾的运化才能化生为精微以营养全身，故说"脾为胃行其津液"。

（2）升降相因　脾主升，胃主降，相反相成。脾气升，则水谷之精微得以输布；胃气降，则水谷及其糟粕得以下行。故说：脾宜升则健，胃宜降则和。因脾胃居于中焦，气机一升一降，故二者间的升降关系又是维持全身气机升降的枢纽。

（3）燥湿相济　胃属燥，脾属湿，胃喜润恶燥，脾喜燥恶湿，两脏燥湿相济，阴阳相合，方能完成饮食物的传化过程。

脾胃在生理上相互联系，在病理上也相互影响。如脾为湿困，运化失职，清气不升，影响胃的受纳与和降，可出现食少，呕吐，恶心，脘腹胀满等症。反之，若饮食失节，食滞胃脘，胃失和降，亦可影响脾的升清与运化，可出现腹胀泄泻等症。

【肝与胆】

1. 肝　位于腹部，横膈之下，右胁之内。在五行属木，喜条达而恶抑郁，主升、主动，其性刚强，体阴而用阳。肝主筋，其华在爪，开窍于目，在液为泪，在志为怒。足厥阴肝经与足少阳胆经相互络属，故肝与胆相表里。

1）生理功能

（1）主疏泄　疏，即疏通；泄，是畅达、发泄、升发。肝主疏泄，是指肝具有疏通、调节全身气机，使之保持通畅而不郁滞的功能。气机，即气的升降出入运动。机体的脏腑、经络、器官等的活动，全赖于气的升降出入运动。肝主升、主动，对气机的疏通、畅达、升发起着重要的调节作用。

肝调畅气机的作用，主要表现在以下几个方面。

a.促进血液和津液运行　血液的运行和津液的代谢，有赖于气机的调畅。肝主疏泄功能正常，则气机调畅，血运通达，经脉通利，脏腑和调。若肝气郁结，则血行不畅，血液停积瘀滞而为瘀血，出现胸胁刺痛、癥瘕、积聚，或出现女子经行不畅，经迟，痛经，闭经等。若肝气上逆，血随气逆，可见吐血、咯血，甚则卒然昏厥。气机郁结，还会导致津液运行障碍，形成水湿痰饮等病理产物，或出现水肿、痰核、臌胀等病症。

b.促进脾胃运化　脾胃健运有赖于脾的升清和胃的降浊功能之间的协调，肝主疏泄，调节脾升胃降。肝的疏泄功能正常，是保持脾胃升降协调的重要条件。肝气郁结时，可出现纳呆、腹胀、泄泻或呕逆、嗳气、脘腹胀痛等症。

c.调畅情志　情志活动属于心主神明的生理功能，但与肝的疏泄功能密切相关。正常的情志活动，依赖于气血的正常运行，气血和调则心情舒畅；气血的正常运行需要肝主疏泄功能的调节。肝气郁结，心情抑郁；肝升泄太过，则易于急躁、发怒。

d.调节男女生殖功能　男子的排精、女子的月经来潮与排卵，与肝的疏泄功能密切相关。肝失疏泄，气机郁结，男子则表现为排精不畅，女子可表现为排卵异常或月经紊乱、痛经、闭经等；肝气亢逆，男子可发生遗精、早泄等，女子则出现月经过多甚至崩漏等。

（2）主藏血　肝具有储藏血液、调节血量和防止出血的功能。肝内必须储存一定量的血液，以制约肝的阳气升腾，勿使过亢，维护肝的疏泄功能，使之冲和条达。肝藏血的功能具体表现在以下几个方面。一是涵养肝气。肝储藏充足的血液，化生和涵养肝气，使之冲和畅达，发挥其正常的疏泄功能，防止疏泄太过而亢逆。二是调节血量。肝储藏充足的血液，可根据生理需要调节人体各部分血量的分配。三是濡养肝及筋目。肝储藏充足的血液,可濡养肝脏及其形体官窍,使其发挥正常的生理功能。故《素问·五脏生成篇》说:肝受血而能视,足受血而能步,掌受血而能握,指受血而能摄。三是经血之源。肝储藏充足的血液,是女子月经来潮的重要保证。肝藏血,与冲脉相通。冲为血海,任主胞胎,二脉与妇人的月经生殖密切相关,故肝的藏血量是否充足,直接影响到妇人的月经与生育。四是防止出血。肝主藏血,有防止血液溢出脉外的作用。肝藏血功能失职,易致各种出血,称为肝不藏血。

藏血是疏泄的物质基础,疏泄是藏血的功能表现。藏血使血能养肝,保证肝疏泄功能的正常;疏泄使气机调畅,血运正常,保证血能正常的归藏和调节。

2)生理联系

(1)在体合筋,其华在爪　筋即筋膜,有赖于肝血的滋养。肝血充盈,才能养筋,筋得其所养,才能运动灵活有力。若肝血衰少,筋膜失养,则表现为筋力不健,运动不利,易于疲劳,故《素问·六节藏象论》称肝为"罢极之本"。此外,肝的阴血不足,筋失所养,还可出现手足震颤、肢体麻木、屈伸不利,甚则抽搐等症。

爪,即爪甲,为筋之延续。肝血的盛衰可影响爪甲的荣枯。肝血充足则爪甲坚韧明亮,红润光泽;肝血不足则爪甲薄软枯萎,粗糙脆裂。

(2)开窍于目,在液为泪　肝的经脉上联目系,目的视力有赖于肝血的濡养。泪为目液,由肝精肝血所化。当肝血不足、肝阴亏虚时,则视物不清、两目干涩、夜盲;肝经风热,则目赤痒痛;肝胆湿热,则两目发黄;肝风内动,则目斜上吊。

(3)在志为怒　在一定限度内的情绪发泄,使肝之气机得以疏泄,对维持机体的生理平衡有重要意义。但大怒暴怒,可导致肝气上逆,血随气升,发为头痛、头晕甚或中风昏厥。郁怒则使肝气郁结,同时也可引起血和津液运行障碍,导致痰饮瘀血内生。

3)肝与春气相通应

春季为一年之始,阳气始生,自然界生机勃发,一派欣欣向荣的景象。人体之肝主疏泄,恶抑郁而喜条达,为"阴中之少阳",故与春气相通应。春季天气转暖而风气偏胜,人体之肝气应之而旺,故素体肝气偏旺、肝阳偏亢或脾胃虚弱之人在春季易发病,可见眩晕、烦躁易怒、中风昏厥,或情志抑郁、焦虑,或两胁肋部疼痛、胃脘痞闷、嗳气泛恶、腹痛腹泻等症状。

2. 胆　六腑之一,但其本身并无传化饮食物的生理功能,且藏精汁,与胃、肠等腑有别,故又称奇恒之腑。胆与肝相连,有经脉相互络属,互为表里。

(1)储存和排泄胆汁　胆为"中精之府",内藏胆汁。胆汁味苦,色黄绿,由肝之精气所化生,汇集于胆,泄于小肠,以助饮食物消化,是脾胃运化功能得以正常进行的重要条件。胆汁的化生和排泄,由肝的疏泄功能控制。肝失疏泄,可导致胆汁排泄不利,影响脾胃的运化功能,而出现胁下胀满疼痛,食欲减退,腹胀,便溏等症;若胆汁上逆,可见口苦、呕吐黄绿苦水;胆汁外溢,可出现黄疸。

(2)主决断　胆主决断,是指胆在精神意识思维活动过程中,具有判断、决定的作用。《素问·灵兰秘典论》说:胆者,中正之官,决断出焉。若胆气虚则易惊怯,善太息,或数谋虑而不能决。

3. 表里关系　胆附于肝,有经脉互为络属,构成表里关系。胆汁来源于肝之余气,胆汁所以能正常排泄和发挥作用,亦依靠肝的疏泄功能。若肝的疏泄功能失常,就会影响胆汁的分泌与排泄;反之,若胆汁排泄不畅,亦会影响肝的疏泄。因此,肝与胆在生理和病理上密切相关,肝病常影响及胆,胆病也常波及于肝,最终肝胆同病,如肝胆火旺、肝胆湿热等。

【肾与膀胱】

1. 肾　位于腰部,脊柱两旁,左右各一,故称"腰为肾之府"。在五行属水,肾主封藏,为先天之本,生命之根,藏真阴而寓元阳,为水火之脏。肾主骨生髓,其华在发,开窍于耳和二阴,在液为唾,在志为恐和惊。

1) 生理功能

(1) 主藏精,主生长发育与生殖　肾藏精,是指肾对精气的闭藏和防止其无故流失的功能。肾对精气的闭藏,主要是为精气在体内能充分发挥其应有的生理效应创造良好的条件。《素问·六节脏象论》说:肾者主蛰,封藏之本,精之处也。

人体的精气包括"先天之精"和"后天之精"。"先天之精"是禀受于父母的生殖之精,它是与生俱来的,是构成胚胎发育的原始物质。故称"肾为先天之本"。"后天之精"来源于摄入的饮食物,通过脾胃运化功能而生成的水谷精气,以及脏腑生理活动中化生的精气通过代谢后的剩余部分,藏之于肾,即所谓"肾者主水,受五脏六腑之精而藏之"。"先天之精"和"后天之精"来源虽异,但均归于肾,二者相互依存,相互为用。"先天之精"有赖于"后天之精"的不断培育和充养,才能充分发挥其生理效应;"后天之精"的化生,又依赖于"先天之精"的活力资助。二者相辅相成,紧密结合而组成肾中精气。

肾中精气的主要生理效应是促进机体的生长、发育和生殖能力。《素问·上古天真论》曰:女子七岁,肾气盛,齿更发长;二七而天癸至,任脉通,太冲脉盛,月事以时下,故有子;三七,肾气平均,故真牙生而长极;四七,筋骨坚,发长极,身体盛壮;五七阳明脉衰,面始焦,发始堕;六七,三阳脉衰于上,面皆焦,发始白;七七,任脉虚,太冲脉衰少,天癸竭,地道不通,故形坏而无子也。丈夫八岁,肾气实,发长齿更;二八,肾气盛,天癸至,精气溢泻,阴阳合,故能有子;三八,肾气平均,筋骨劲强,故真牙生而长极;四八,筋骨隆盛,肌肉满壮;五八,肾气衰,发堕齿槁;六八,阳气衰竭于上,面焦,发鬓颁白;七八,肝气衰,筋不能动,天癸竭,精少,肾脏衰,形体皆极;八八,则齿发去。这一方面指出了机体生、长、壮、老、已的自然规律,与肾中精气的盛衰密切相关。随着肾中精气的不断充盛,发展到一定阶段,产生了一种促进性腺发育成熟的物质,称作"天癸"。另一方面也明确指出以齿、骨、发的生长状况,作为观察肾中精气盛衰的标志,即作为判断机体生长发育和衰老的标志,至今仍有极高的科学价值。

(2) 主水　主要是指通过肾中阳气的蒸腾气化,调节体内津液的输布和排泄(代谢)过程,故《素问·逆调论》称:肾者水脏,主津液。在正常情况下,津液的代谢,是通过胃肠的摄入、脾的运化和转输,肺的宣散和肃降、肾的蒸腾气化,以三焦为通道,输送全身。经过代谢后的津液则化为汗液、尿液排出体外。

(3) 主纳气　纳,即固摄、摄纳。肾主纳气是指肾具有摄纳肺吸入之气而防止呼吸表浅的功能。呼吸虽为肺所主,但必须依赖肾的纳气作用,才能使呼吸平稳。肾的纳气功能,实际上就是肾的封藏作用在呼吸运动中的具体体现。肾纳气功能正常,则呼吸均匀和调;肾纳气功能减退,摄纳无权,可出现呼吸表浅,动则气喘,呼多吸少等病理现象。

2) 生理联系

(1) 主骨生髓,其华在发　肾藏精,精生髓,肾中精气充盈,才能充养骨髓。小儿囟门迟闭,骨软无力,以及老年人的骨质脆弱,易于骨折等,都与肾中精气不足、骨髓空虚有关。髓,有骨髓、脊髓和脑髓之分,这三者由肾中精气所化生。因此,肾中精气的盛衰,不仅影响骨的生长和发育,而且也影响脊髓和脑髓的充盈和发育。脊髓上通于脑,髓聚而成脑,故称脑为"髓海"。肾中精气充盈,髓海得养,则脑的发育健全,就能发挥其"元神之府"的生理功能;反之,肾中精气不足,则髓海失养,出现髓海不足的病理变化。《素问·灵兰秘典论》所说的"肾者,作强之官,伎巧出焉",也是肾中精气主骨生髓生理功能的具体表现。

齿为骨之余。齿与骨同出一源,亦由肾中精气充养。肾中精气充沛,则牙齿坚固而不易脱落;肾中精气不足,则牙齿易于松动、脱落,或表现为小儿齿迟等。温热病中望齿的润燥和有无光泽,是判断肾精及津液盛衰的重要标志。

发为血之余。肾其华在发,是指发的生长与脱落、润泽与枯槁,常能反映肾精的盛衰。青壮年精血旺盛,发长润泽;老年人精血衰少,发白而脱落,皆属常理。但临床所见的未老先衰、年少而头发枯萎、早脱早白等,则多与肾精不足有关,可考虑从肾论治。

(2)开窍于耳及二阴,在液为唾　肾开窍于耳,耳的听觉功能与肾精密切相关。肾精充盈,髓海得养,则听觉灵敏。若肾精亏虚,髓海不充,听力减退,或见耳鸣,甚则耳聋。二阴,即前阴和后阴。前阴是指生殖和排尿的器官。肾藏精,主生殖,肾主水,与前阴关系密切。后阴,即肛门,又称魄门、谷道,主施粪便排泄。粪便的排泄不仅与脾主运化、胃主通降及大肠传导有关,而且要靠肾气的推动和固摄。若肾气不足,则推动无力而致气虚便秘;若肾阳虚衰,温煦无权,可见久泄滑脱或五更泄泻。肾精是唾液化生的物质基础。由于唾源于肾精,若咽而不吐,则能回滋肾精;若多唾久唾,则能耗伤肾精。

(3)在志为恐　恐惧的情志活动与肾的关系密切。肾精充足,人体在接受外界刺激时能产生相应的心理调节。过度的恐惧,易损伤脏腑精气,导致气机逆乱。故《素问·举痛论》说:恐则气下,这是指人在恐惧状态下,气不得升而反降,出现遗尿、大便失禁等病理状态。

3)肾与冬气相通应　肾与冬季、北方、寒、水、咸味等有着内在联系。冬季寒水当令,肾为主水之脏;冬季万物蛰伏,肾为藏精之脏而司封藏之职,故肾与冬气相应。

附:命门

命门,即生命之门。

就命门的部位,有右肾、两肾和两肾之间的不同。《难经·三十六难》说:肾两者,非皆肾也,其左者为肾,右者为命门。元代滑寿认为:命门,其气与肾通,是肾之两者,其实一耳。明代虞抟提出"两肾总号为命门"。张介宾也持此论。而明代赵献可在《医贯·内经十二官论》中指出:命门即在两肾各一寸五分之间,当一身之中,《内经》曰"七节之旁,中有小心"是也,名曰命门,是真君真主,乃一身之太极,无形可见,而两肾之中,是其安宅也。

就命门的形态,分有形与无形之论。《难经》视右肾为命门,为有形。张介宾认为命门为子宫,为精室,也为有形之脏器。孙一奎认为命门不是一个具体而有形质的脏器,只不过是肾间动气。

就命门的功能,有主火、水火共主、非水非火为肾间动气之区别。赵献可认为命门即是真火,主持一身阳气。张介宾在《景岳全书·传忠录》中提出:命门为元气之根,为水火之宅。五脏之阴气,非此不能滋;五脏之阳气,非此不能发。孙一奎在《医旨绪余·命门图说》中指出:命门乃两肾中间之动气,非水非火,乃造化之枢纽,阴阳之根蒂,即先天之太极。

历代医家虽对命门的部位、形态、功能有不同的认识,但对命门的功能与肾相关的认识是基本一致的。

2. 膀胱　位于小腹中央,为储尿的器官。

膀胱的主要生理功能是储尿和排尿。尿液为津液所化,在肾的气化作用下生成,下输于膀胱,储存至一定量后经前阴排出。《素问·灵兰秘典论》曰:"膀胱者,州都之官,津液藏焉,气化则能出矣。"所谓膀胱气化,实际上隶属于肾的蒸腾气化。膀胱的病变,主要表现为尿频、尿急、尿痛;或是小便不利,尿有余沥,甚至尿闭或是遗尿。

3. 表里关系　肾为水脏,膀胱为水腑,两者经络相连构成表里相合关系。膀胱的储尿排尿功能,取决于肾气的盛衰。病理上,若肾气虚弱,蒸化无力,或固摄无权,可影响膀胱的储尿排尿,而见尿少、癃闭或尿失禁。膀胱湿热,或膀胱失约,也可影响到肾气的蒸化和固摄,以致出现小便色质或排出的异常。

【心包与三焦】

1. 心包络　简称心包,是心脏外面的包膜,为心脏的外围组织,其上附有脉络,是通行气血的经络,合称心包络。

心包的主要生理功能是保护心脏,代心受邪。藏象学说认为,心为君主之官,邪不能犯。当外邪侵袭于心时,首先侵犯心包,临床表现为心藏神的功能异常。如在外感热病中,因温热之邪内陷,出现高热神昏、谵语妄言等心神受扰的病态,称之为"热入心包"。由痰浊引起的神志异常,表现为神昏模糊、意识障碍等心神昏乱的病态,称之为"痰浊蒙蔽心包"。

2. 三焦　包括上焦、中焦和下焦,为六腑之一。在人体脏腑中,唯它最大,故有"孤府"之称。

1)生理功能

(1)通行元气　元气,是人体最根本的气。元气根于肾,通过三焦而充沛于全身。三焦是气机升降出入的通道,元气通过三焦输布五脏六腑,充沛于全身。故三焦有主持诸气,总司全身气机和气化的功能。

(2)运行水液　全身的水液代谢,是由肺、脾、肾和膀胱等脏腑协同作用而完成的,但必须以三焦为通道,才能正常地升降出入。

三焦的上述两个功能,相互关联,实际上是一个功能的两个方面。因为水液的运行全赖于气的升降出入;人体的气是依附于血、津液而存在的。气的升降出入的通道,必然是血或津液的通道;津液升降出入的通道,亦必然是气的通道。

2)三焦的部位划分

(1)上焦　上焦为横膈以上的胸部,包括心、肺和头面部。上焦的生理功能是宣发卫气,敷布水谷精微和津液,故曰"上焦如雾"。

(2)中焦　中焦指膈以下、脐以上的上腹部,包括脾与胃。中焦的生理功能是受纳腐熟水谷,运化输布水谷精微和津液,化生气血,故曰"中焦如沤"。

(3)下焦　下焦指脐以下的部位,包括如小肠、大肠、肝、肾、膀胱、女子胞等脏器。其中的肝,按其部位应归中焦,但因其生理功能和肾关系密切,一同划归下焦。下焦的生理功能是排泄糟粕和尿液,调节水液运行,故称"下焦如渎"。

(二)奇恒之腑

奇恒之腑,包括脑、髓、骨、脉、胆、女子胞。它们在形态上多属中空与腑相似,在功能上又储藏精气,与脏的生理功能特点相类似。奇恒之腑中除胆为六腑之一外,其余的都没有表里配合,也没有五行的配属。脉、髓、骨、胆前已论述,本节仅论述脑与女子胞。

1. 脑　居于颅内,由髓汇集而成,"脑为髓之海"。人的忆、视、听、嗅、言等感官功能均与脑有关。脑的主要生理功能如下。

(1)主精神活动　人的精神活动与脑密切相关。脑的功能正常,则精神意识思维活动正常,表现为神志清楚,思维敏捷,语言清晰,情志正常。如脑的功能异常,则见神志异常,反应迟钝,精神情志异常。

(2)主感觉功能　脑的感觉功能正常,则视物清明,听力聪颖,嗅觉灵敏,感觉正常。反之,则可出现视物不清,嗅觉不灵,感觉迟钝。

2. 女子胞　又称胞宫、子宫,位于小腹部。主要功能是主月经和主孕育胎儿。

(三)脏腑之间的关系

人体是一个统一的有机整体,它由脏腑、经络等组织器官构成。各脏腑、组织、器官的功能活动不是孤立的,它们不仅在生理功能上存在着对立统一的关系,在经络上也存在着很多联系。

1. 脏与脏之间的关系

(1)心与肺　心与肺的关系主要表现为血液运行与呼吸方面。肺朝百脉,助心行血,是血液正常运行的必要条件。心血运布肺气,血液正常运行是呼吸吐纳的前提。在病理上,肺气虚或肺失宣肃,可导致血液的运行失常、迟涩,出现胸闷,心悸,甚则唇青、舌紫等血瘀表现。心气不足、心阳不振,瘀阻心脉时,则影响肺的宣发和肃降,出现咳嗽、气促等肺气上逆的表现。

（2）心与脾　心与脾的关系主要表现在血液生成和运行方面。脾的运化功能旺盛则心血充盈，血液充盈，则心有所主。血液能正常运行依赖心主行血与脾主统血的协调。心气充足则运血有力，血行而不瘀滞。脾气健旺则统血有力，血行脉中而不溢出于脉外。在病理上，如思虑过度，暗耗心血；若脾气虚弱导致运化失职，可致血虚而使心无所主。以上均可形成以眩晕、心悸、失眠、多梦、腹胀、食少、体倦、面色无华等为主症的"心脾两虚"证候。

（3）心与肝　心与肝的关系，主要表现在血液运行以及精神情志两个方面。心主血，肝藏血、调节血量，两者相互配合，共同维持血液的正常运行。心主神志，肝主疏泄、调畅情志，人的精神、意识和思维活动和心、肝两脏关系密切。

（4）心与肾　心在五行属火，位居于上而属阳；肾在五行属水，位居于下而属阴。从阴阳、水火的升降理论来说，位于下者，以上升为顺；位于上者，以下降为和。故心火必须下降于肾，肾水必须上济于心，才能维持心肾之间的正常生理功能，称为"心肾相交""水火既济"。若心火不能下降于肾而独亢，肾水不能上济于心而凝聚，会出现以失眠为主症的心悸、怔忡、心烦、腰膝酸软，或见男子梦遗、女子梦交等症，称为"心肾不交""水火失济"。

（5）肺与脾　肺与脾的关系，主要表现为气的生成和津液的输布代谢两个方面。肺所吸入的清气和脾胃所运化的水谷精气，是组成气的主要物质基础。在津液的输布代谢方面，肺的宣发肃降、通调水道，有助于脾运化水液的功能，防止湿从内生；而脾转输津液，上输于肺，是肺通调水道的前提，也为肺的生理活动提供了必要的营养。在病理上，如脾气虚损，常导致肺气不足；脾失健运，津液代谢障碍，水液停滞，则聚而生痰、成饮，影响肺的宣发和肃降，而出现喘咳痰多等症状。故有"脾为生痰之源，肺为储痰之器"之说。反之，肺病日久，气耗太过，也可累及到脾，影响脾的健运，出现纳食不化，腹胀，便溏，甚则水肿等病理表现。

（6）肺与肝　肺与肝的关系，主要表现于气机的调节方面。肺主降而肝主升，二者相互协调，是全身气机调畅的一个重要环节。若肝升太过或肺降不及，则多致气火上逆，出现咳逆上气，甚则咯血等病理表现，称之为"肝火犯肺"。相反，肺失清肃，燥热内盛，影响肝的疏泄条达，在咳嗽的同时，出现胸胁引痛胀满、头晕头痛、面红目赤等症。

（7）肺与肾　肺与肾的关系，主要表现在水液代谢和呼吸运动两个方面。水液代谢方面，肺为水之上源，肾为主水之脏，肺的宣发肃降和通调水道，有赖于肾的蒸腾气化；肾主水的功能，亦有赖于肺的宣发肃降和通调水道。肺失宣肃，通调水道失职，必累及于肾，而至尿少，甚则水肿；肾的气化失司，关门不利，则水泛为肿，甚则喘促、咳逆倚息而不得卧。呼吸运动方面，肺主呼气，肾主纳气，肺的呼吸功能需要肾的纳气作用来协助。肾气充盛，吸入之气方能经肺之肃降而下纳于肾，故有"肺为气之主，肾为气之根"之说。若肾的精气不足，摄纳无权，气浮于上；或肺气久虚，久病及肾，均可导致肾不纳气，出现呼多吸少、动则气喘等症。

（8）肝与脾　肝脾两脏的关系，主要表现为疏泄与运化、藏血与统血的统一。肝主疏泄，调畅气机，协调脾胃升降；肝疏利胆汁，输于肠道，促进脾胃运化；脾气健旺，运化正常，则气血生化有源，肝体得以濡养而使肝气冲和条达，有利于疏泄功能的发挥。肝主藏血，调节血量；脾主生血，统摄血液。脾气健旺，生血有源，统血有权，使肝有所藏；肝血充足，藏泻有度，血量得以正常调节，气血才能运行无阻。在病理上肝病可传脾，脾病也可累及肝，常常互为影响。

（9）肝与肾　肝肾之间的关系，主要表现为精血阴液相互资生和相互转化。有"肝肾同源"或"乙癸同源"之说。

血的化生有赖于肾中精气的气化；肾中精气的充盛，亦有赖于血液的滋养。故精能生血，血能化精，称之为"精血同源"。在病理上，如肾精亏损，可导致肝血不足；肝血不足，也可引起肾精亏损。肝主疏泄与肾主封藏之间亦存在着相互制约、相反相成的关系，主要表现在女子的月经来潮和男子泄精的生理功能。若二者失调，则可出现女子月经周期的失常，经量过多，或闭经；男子遗精滑泄，或阳强不泄等症。

（10）脾与肾 脾肾的关系，主要表现在先后天之间的相互资助和水液代谢方面。脾主运化，为后天之本；肾主藏精，为先天之本。脾主运化水液，肾为主水之脏。脾之健运，化生精微，须借助于肾阳的温煦。肾中精气亦有赖于水谷精微的培育和充养，才能不断充盛和成熟。因此，脾与肾在生理上是后天与先天的关系，相互资助，相互促进。在病理上亦常相互影响，互为因果。如肾阳不足，不能温煦脾阳，则可见腹部冷痛，下利清谷，或五更泄泻，水肿等症。若脾阳久虚，进而可损及肾阳，而成脾肾阳虚之病证。

2. 腑与腑之间的关系 六腑，是以"传化物"为其生理特点，六腑之间的相互关系，主要体现于饮食物的消化、吸收和排泄过程中的相互联系和密切配合。

饮食入胃，经胃的腐熟和初步消化，下传于小肠，通过小肠的进一步消化，泌别清浊，其清者为精微物质，经脾的转输，以营养全身；其浊者，多余的水液渗入膀胱经肾的气化作用，生成尿液经尿道（前阴）排出体外；而食物残渣下达于大肠，经传导与燥化，形成粪便而由肛门（魄门）排出体外。

饮食物的消化、吸收和排泄过程中，还有赖于胆汁的排泄以助消化；三焦既是水谷传化的道路，其气化作用，更是推动和支持着传化功能的正常进行。由于六腑传化水谷，需要不断地受纳、消化、传导和排泄，虚实更替，宜通而不宜滞，所以后世医家有"六腑以通为用"和"腑病以通为补"的说法。

四、精气血津液神

精、气、血、津液是人体脏腑经络、形体官窍进行生理活动的物质基础，是构成人体和维持人体生命活动的基本物质。神是人体生命活动的主宰及其外在总体表现的统称。

（一）精

1. 基本概念 精是构成人体和维持人体生命活动的最基本物质之一，是人体生长发育及各脏腑器官生理活动的物质基础。狭义之精指具有繁衍后代作用的生殖之精。广义之精是指人体内的一切精微物质，包括人体之内的血、津液、髓以及水谷精微等。

2. 精的生成、储藏和施泄

（1）生成 先天之精禀受于父母，是构成胚胎的原始物质。后天之精，是来源于饮食水谷由脾胃运化功能化生的水谷之精，是人出生后赖以维持生命活动的精微物质。人体之精以先天之精为本，并得到后天之精的不断充养而成。

（2）储藏 人体之精主要藏于肾中。先天之精在胎儿时期就储藏于肾，是肾精的主体成分。后天之精来源于水谷，由脾胃化生的精微物质，经脾气的转输源源不断地输送到各个脏腑组织，化为脏腑之精，在供给脏腑生理活动需要的同时，又将其剩余部分输送于肾中，以充养肾精。

（3）施泄 一是分藏于全身各个脏腑之中，濡养脏腑，并化气以推动和调控各脏腑的机能；二是化为生殖之精而有度的排泄以繁衍生命。

3. 精的功能 精主闭藏而静谧于内，其性属阴，具有繁衍生命、濡养、化血、化气、化神等功能。由先天之精与后天之精合化而生成的生殖之精，具有繁衍生命的作用。精能滋润濡养人体各脏腑形体官窍，先天之精与后天之精充盛，则脏腑之精充盈，肾精也充盛，因而全身脏腑组织官窍得到精的充养，各种生理机能得以正常发挥。精可以转化为血，是血液生成的来源之一。精可以化气，先天之精可以化生元气，水谷之精可以化生谷气，再加上肺吸入的自然界清气，综合而成一身之气。精能化神，神是人体生命活动的外在总体表现，它的产生离不开精这一基本物质。

（二）气

中医学的气学说，是研究人体之气的概念、生成、分布、功能及其与脏腑、精、血、津液之间关系的系统理论，与古代哲学的气学说有明显区别。

1．基本概念　气是指人体内不断运动、活力很强的精微物质，是构成人体和维持人体生命活动的最基本物质。气在人体有两种形式，一种是已聚成形的，它是人体赖以生存的具体物质；另一种是无形而弥漫全身的，如元气、卫气和吸入的清气等，它是人体脏腑某种功能活动的代表。

2．气的生成　人体之气来源于先天之精气、水谷所化生的水谷之精气和自然界的清气，三者结合而构成人体之气。肾藏先天之精，并受后天之精的充养。先天之精所化生的元气是人体之气的根本。脾主运化，胃主受纳，共同将饮食水谷的消化吸收，化生为后天水谷之气，故称脾胃为生气之源。肺主气，主司宗气的生成，在气的生成过程中占有重要地位，故为生气之主。

3．气的运动　气的运动称作"气机"，有升、降、出、入四种基本运动形式。气的升降出入运动，只有在脏腑、经络等组织器官的生理活动中，才能得到具体的体现。如肺的呼吸功能，体现着呼气为出，吸气为入；宣发为升，肃降为降。

从整个机体的生理活动来看，气的升降出入运动之间必须协调平衡，才能维持正常的生理活动。气的升降出入运动之间的协调平衡，称作"气机条畅"；升降出入的平衡失调，即是"气机失调"的病理状态。"气机失调"有多种表现形式：气的升降出入运动受到阻碍，称作"气机不畅"；在某些局部发生阻滞不通时，称作"气滞"；气的上升太过或下降不及时，称作"气逆"；气的上升不及或下降太过时，称作"气陷"；气不能内守而外逸时，称作"气脱"；气不能外达而结聚于内时，称作"气结"或"气郁"，甚则"气闭"。

4．气的功能

（1）推动作用　气是活力很强的精微物质，它对人体的生长发育，各脏腑、经络、组织器官的生理活动，血的生成和运行，津液的生成、输布和排泄等均起着推动作用。推动作用主要包括如下几点：①推动人体的生长发育；②推动脏腑经络的生理活动；③推动精血津液的生成及运行输布。

（2）温煦作用　主要包括：①温煦机体，维持正常体温；②温煦各脏腑、经络、形体、官窍，发挥正常生理活动；③温煦精血津液等液态物质，维持其正常循行和输布。如果气的温煦作用失常，则可见畏寒、四肢不温、体温低下、血和津液运行迟缓等寒象。

（3）防御作用　主要体现于：①护卫肌表，防御外邪；②保卫机体，驱邪外出。当气的防御作用减弱，全身的抗病能力必然下降，机体也易于患病。

（4）固摄作用　气对于体内血、津液、精等液态物质的固护、统摄和控制作用，防止这些物质无故流失，保证它们在体内发挥正常的生理功能。气的固摄作用表现为如下几点：①统摄血液，使血液循脉而行，防止其溢出脉外；②固摄汗液、尿液、唾液、胃液、肠液，防止其过多排出及无故流失；③固摄精液，防止其妄加排泄。若气的固摄作用减弱，则机体固摄液态物质的功能下降。如气不摄血，可导致各种出血；气不摄津，可导致自汗、多尿或小便失禁、流涎、泛吐清水、泄泻滑脱；气不固精，可出现遗精、滑精和早泄等。

（5）气化作用　气化，是指通过气的运动而产生的各种变化。即是指精、气、血、津液各自的新陈代谢及其相互转化过程。如气化作用促使饮食物转化成水谷之精气，然后再化生成气、血、津液等；津液经过代谢，转化成汗液和尿液；饮食物经过消化和吸收后，其残渣转化成糟粕。若气化功能失常，影响气、血、津液的新陈代谢和饮食物的消化吸收以及汗液、尿液和粪便等的排泄等，产生各种代谢异常的病变。

5．气的分类　充沛于脏腑的气又称为"脏腑之气"，充沛于经络的气则称为"经络之气"，气既是构成各脏腑、经络的最基本物质，又是推动和维持各脏腑、经络生理活动的物质基础。根据气的主要组成部分、分布部位和功能特点的不同，又有不同的名称。

（1）元气　又名"原气""真气"，是人体最基本、最重要的气，是人体生命活动的原动力。元气源于先天，禀受于父母，由肾中精气所化生，受后天水谷精气的充养，通过三焦而流行于全身。元气的主要功能是推动人体的生长和发育、生殖、温煦和激发各个脏腑、经络、形体、诸窍等组织

Note

器官的生理活动。

（2）宗气 由肺所吸入的自然界清气和脾胃所化生的水谷精气结合聚于胸中而成。宗气聚集于胸中，贯注于心肺之脉，上司呼吸、助心行血，下行丹田，会注足阳明之气而下行于足。宗气的功能有两个方面：一是走息道以司呼吸。凡语言、声音、呼吸的强弱，都与宗气的盛衰有关。二是贯心脉以行气血。凡气血的运行、肢体的寒温和活动能力、视听的感觉能力、心搏的强弱及其节律等，皆与宗气的盛衰有关。

（3）营气 与血共行于脉中，可营养全身。营气与卫气相对而言，属于阴，故又称为"营阴"。营气由水谷精气中的精华部分所化生行于脉中，化生为血，所以营与血关系密切，可分而不可离，故常称为"营血"。营气具有营养和化生血液两个方面的功能。

（4）卫气 运行于脉外之气。卫气与营气相对而言，属于阳，故又称为"卫阳"。卫气由水谷精气中具有温煦作用的精华部分所化生，其性"慓疾滑利"，活动力特别强，流动很迅速。它不受脉管的约束，行于皮肤、分肉之间，熏于肓膜，散于胸腹。卫气的生理功能主要有以下几点：护卫肌表，防御外邪入侵；温养脏腑、肌肉、皮毛等；调节控制腠理的开合、汗液的排泄，以维持体温的相对恒定等。

营气和卫气，都是水谷精气化生的，"营行脉中""卫行脉外"。营主内守而属于阴，卫主卫外而属于阳，二者之间的运行必须协调，才能维持正常的腠理开合、体温以及防御外邪的能力。反之，若营卫不和，则可见恶寒发热、无汗或汗多以及抗御外邪能力低下等。

（三）血

1. 基本概念 血是行于脉中而具有营养作用的红色的液体，是构成人体和维持人体生命活动的基本物质之一。血必须在脉中运行，才能发挥它的生理效应。如因某些原因而溢出于脉外，称为出血，即为"离经之血"。脉，具有阻遏血液溢出的功能，故有"血府"之称。

2. 血的生成 血，主要由营气和津液所组成，二者都来自脾胃所运化的水谷精微，故脾胃是气血生化之源。由于营气和津液都来源于水谷精气，所以饮食营养的优劣和脾胃运化功能的强弱，直接影响着血液的化生。饮食营养的长期摄入不足，或脾胃运化功能的长期失调，均可导致血液的生成不足，而形成血虚的病理变化。此外，精血同源，血有余则可转化为肾精，血不足时肾精又可转化为血。

3. 血的运行 血在脉管中运行不息，流布于全身，环周不休。血液的正常运行，取决于气的推动作用和固摄作用之间的协调平衡。

血液循环的正常运行，不仅依赖于心的生理功能是否正常，而且还在于肺、肝、脾等脏器的生理功能是否协调平衡。心主血脉，心脏搏动推动着血液的运行；肺主气，朝百脉，助心行血；肝藏血，主疏泄，调节血液流量；脾统血，脾气旺则气固摄有力，血行脉中而不外溢。此外，脉道是否通利，血寒或血热等均可影响血液运行。

4. 血的功能 血具有濡养全身的功能。血在脉管中运行，内至脏腑，外达皮肉筋骨，无处不到，运行不息，对全身各脏腑组织器官起着营养和滋润作用，以维持正常的生理活动。《难经·二十二难》说：血主濡之。血液充足则面色的红润、肌肉的丰满、皮肤毛发润泽、运动灵活等；血液不足则头昏目花、面色萎黄、毛发干枯、肌肤干燥、肢体或肢端麻木等一派血虚的表现。

此外，血液是神志活动的物质基础。人的精神充沛，神志清晰，感觉灵敏，活动自如，均有赖于血气的充盛及血脉的调畅。当血液生成不足或运行失常时，可出现精神不振、健忘、多梦、失眠、烦躁，甚则神志恍惚、惊悸不安、谵狂昏迷等神志失常的临床表现。

（四）津液

1. 基本概念 津液，是机体一切正常水液的总称，包括各脏腑组织器官的内在体液及其正常的分泌物，如胃液、肠液和涕、泪等。津液也是构成人体和维持人体生命活动的基本物质。

津和液,同属于水液,都来源于饮食,有赖于脾和胃的运化功能而生成。一般地说,性质较清稀,流动性较大,布散于体表皮肤、肌肉和孔窍,并能渗注于血脉,起滋润作用的,称为津;性质较稠厚,流动性较小,灌注于骨节、脏腑、脑、髓等组织,起濡养作用的,称为液。津和液可相互转化,故常同时并称,但在发生"伤津"和"脱液"的病理变化时,在辨证论治中,又须加以区分。

2. 津液的代谢 津液的生成、输布、排泄依赖于多个脏腑一系列生理功能的协调平衡,尤其是肺、脾、肾。《素问·经脉别论》说:饮入于胃,游溢精气,上输于脾,脾气散精,上归于肺,通调水道,下输膀胱,水精四布,五经并行。津液来源于饮食水谷,通过胃的腐熟、小肠泌别清浊、脾的运化而生成。此外,大肠也能吸收部分水液。津液的输布,依靠脾的"散精"和肺的"通调水道"功能。脾运化水湿和升清,将水液上输心肺,布散全身;肺主宣发将水液向上、向外布散供机体需要,肺主肃降将部分水液下输膀胱成为尿液。津液主要依靠汗液、尿液和呼吸排出体外。津液在体内的升降出入,是在肾的气化蒸腾作用下,以三焦为通道,随着气的升降出入,布散于全身而环流不息。

3. 津液的功能 津液有滋润和充养全身的生理功能。布散于肌表的津液,具有滋润皮毛肌肤的作用;津液流注于孔窍,滋润和保护眼、鼻、口等孔窍;津液渗入血脉,可充养和滑利血脉,并成为血液的组成部分;津液注入内脏组织器官,可濡养和滋润各脏腑组织器官;津液渗入骨,可充养和濡润骨髓、脊髓和脑髓等作用。

（五）神

1. 基本概念 神是人体生命活动的主宰及其外在总体表现的统称。神的内涵是广泛的,既是一切生理活动、心理活动的主宰,又包括了生命活动外在的体现,其中又将意识、思维、情感等精神活动归为狭义的神。精、气、血、津液是产生神的物质基础,神是通过这些精微物质的新陈代谢,产生了生命活动,可以从形色、眼神、言谈、表情、应答、举止、精神、情志、声息、脉象等方面体现出来,而这些生命活动外在体现的总称即是神。

2. 神的作用 神不仅是脏腑生理机能的综合反映,而且对脏腑精气及其生理活动有着主宰和调节作用。主要是:调节精气血津液的代谢;调节脏腑的生理功能;主宰人体的生命活动。《素问·移精变气论》说:得神者昌,失神者亡。神的盛衰是生命力盛衰的综合体现。

（六）相互关系

气、血、津液是构成人体和维持人体生命活动的最基本物质。三者的组成,均离不开脾胃运化而生成的水谷精气。三者的生理功能,存在着相互依存、相互制约和相互为用的关系。

1. 气与血的关系 气主动属阳,血主静属阴,两个均是构成和维持人体生命活动的重要物质。"气为血之帅""血为气之母"可以概括二者之间的关系。

1）气为血之帅

（1）气能生血 血的组成及其生成过程中,均离不开气和气的运动变化（气化）。营气和津液均是血的主要组成部分,它们来自于脾胃所运化的水谷精气;从营气和津液转化成赤色的血,均离不开气的运动变化。气旺,则化生血的功能亦强;气虚,则化生血的功能亦弱。临床上治疗血虚的病证时,补血方剂中常配合补气药物达到补气生血的目的。

（2）气能行血 血属阴主静,有赖于气的推动;气行则血行,气滞则血瘀。气虚则推动无力,气滞则血瘀,气机逆乱,血行亦逆乱。如血随气升,可见面红、目赤、头痛,甚则吐血;血随气陷,可见下血、崩漏等。临床上治疗血瘀证时,活血化瘀方剂中常配伍行气药,达到行气活血的目的。

（3）气能摄血 血在脉中循行而不溢出脉外,主要依赖于气的固摄作用。如果气虚而固摄血液的作用减弱,可导致各种出血的病症,即"气不摄血"。治疗时,必须用补气摄血的方法,才能达到止血的目的。

2）血为气之母

（1）血能养气 气的充盛及其功能发挥离不开血液的濡养。在人体各个部位中,血不断地为气的生成和功能活动提供营养,故血足则气旺。人体脏腑、肢节、九窍等任何部位,一旦失去血的供养,这些部位即可出现气虚衰少或气的功能丧失的病变。

（2）血能载气 由于气的活力很强,易于逸脱,所以气必须依附于血和津液而存在于体内。如果气失去依附,则浮散无根而发生气脱。治疗大出血时往往使用益气固脱之法即可止血。

2. 气与津液的关系 气属阳,津液属阴。津液的生成、输布和排泄,全赖于气的升降出入运动和气的气化、温煦、推动和固摄作用。而气在体内的存在,既依附于血,亦可依附于津液,故津液亦是气的载体。

1）气对津液的作用

（1）气能生津 津液的生成,来源于脾胃之气的运化的水谷精微,脾胃之气健旺,化生津液充盛;脾胃之气虚衰,则津液的生成不足。

（2）气能行（化）津 气的运动变化是津液输布排泄的动力。肺脾肾与三焦等脏腑之气的升降出入,不断推动着津液在体内的运行、输布和排泄。故气行则水亦行,气停则水亦停。气虚、气滞可致津液停滞,称为气不行（化）水;津液停聚而致气机不利,则称为水停气滞（阻）。二者互为因果,从而形成内生之水湿、饮、痰,甚则形成水泛为肿的病变。临床治疗这类病症时,行气与利水并举才能取得较好的疗效。

（3）气能摄津 气的固摄作用控制着津液的排泄。体内的津液在气的固摄作用控制下维持着一定的量。若气虚或气的固摄作用减弱,则导致体内津液的无故流失,出现多汗、多尿、遗尿的病理现象,临床治疗时应注意补气固津。

2）津液对气的作用

（1）津能化气 水谷化生的津液,通过脾气升清散精,在肾阳的蒸动下,化而为气,升腾敷布于脏腑,发挥其滋养作用,以保证脏腑组织的正常生理活动,故《素问·经脉别论》曰:水精四布,五经并行。

（2）津能载气 津液是气的载体,气必须依附于津液而存在,否则将涣散不定而无所归。因此,津液的丢失,必导致气的耗损。如暑病伤津耗液,不仅口渴喜饮,且津液虚少无以化气,而见少气懒言、肢倦乏力等气虚之候。可见,在多汗、多尿和吐泻等大量津液丢失的情况下,亦可出现"气随津脱"的病证。故《金匮要略》说"吐下之余,定无完气"。

3. 精血津液之间的关系 相对于气而言,精、血、津液的性质均归属于阴。在生理上,三者之间存在着互相化生、互相补充的关系;病理上,三者之间也常互相影响。

（1）精血同源 精与血都由水谷精微化生和充养,化源相同;两者之间又互相资生,互相转化,并都具有濡养和化神等作用。精与血的这种化源相同而又相互资生的关系称为精血同源。

（2）津血同源 血和津液都由水谷精微所化生,都具有滋润濡养作用,二者可以相互资生,相互转化,故称"津血同源"。当饮食水谷摄入不足,脾胃虚弱,或大汗、大吐、大泻,或严重烧烫伤时,脉外津液不足,脉内的津液成分反而渗出脉外,以补充津液的亏耗,导致血液的亏少、浓稠、流行不畅的病变,故《灵枢·营卫生会》说:夺汗者无血。失血时,脉中血少不能化为津液,反需脉外津液进入脉中,导致津液不足的病变,故《灵枢·营卫生会》说:夺血者无汗。

4. 精气神之间的关系 精、气、神三者相互依存、相互为用,可分不可离,称为人身"三宝"。

（1）气能生精、摄精 气的运行不息能促进精的化生。肾中所藏之精以先天之精为基础,且赖后天水谷之精的不断充养才得以充盛。只有脾胃之气充足,功能正常,才可以运化吸收饮食水谷之精微以充盈脏腑之精和肾精。此外,气又能固摄精,使精聚而充盈,不致无故耗损外泄。

（2）精能化气 人体之精在气的推动激发作用下可化生为气。各脏之精化生各脏之气,藏于肾中的先天之精化为元气,水谷之精化为谷气。精为气化的本源,精足则人身之气得以充盛,方能推动和调控各脏腑形体官窍的生理活动。故精足则气旺,精亏则气衰。

（3）精气化神　精与气都是神得以化生的物质基础,神必须得到精和气的滋养才能正常发挥作用。精盈则神明,精亏则神疲;气充则神明,气虚则神衰。神是生命活动的主宰,而精与气,以及血、津液等都是产生神的物质基础。

（4）神驭精气　神以精气为物质基础,但神又能驭气统精。人体脏腑形体官窍的功能活动及精气血等物质的新陈代谢,都必须受神的调控和主宰。形是神之宅,神是形之主,神安则精固气畅,神散则精失气衰。故曰"得神者昌,失神者亡"。

五、病因病机

中医学认为,人体是一个有机的整体,人体与外界环境之间,维持着对立统一的动态平衡,从而保持机体正常的生理功能活动。当这种动态平衡遭到破坏时,机体就会发生疾病。凡能破坏机体相对平衡状态而导致疾病的因素,称为病因。各种病因作用于人体,导致疾病发生、发展与变化的机理,称为病机。

（一）病因

病因即致病因素,是指能破坏人体相对平衡状态而导致疾病的原因,也称为"邪"或"病邪"。根据形成途径和致病方式的不同,常见病因主要分为外感病因、内伤病因、病理产物性病因三种。外感病因包括六淫和疠气;内伤病因包括七情、饮食和劳逸;病理产物性病因包括痰饮、瘀血、结石。此外,病因还有外伤、烫伤、冻伤、虫兽伤、药毒及先天因素等。

1. 外感病因　外感病因是指来源于自然界,多从人体肌表、口鼻侵入机体而发病的病邪。

1）六淫的概念

"淫"有太过和不及之意。六淫是风、寒、暑、湿、燥、火六种不同外感病邪的统称。风、寒、暑、湿、燥、火在正常情况下,称为"六气"。当气候突然发生变化,六气发生太过或不及,超出人体的适应范围;或人体抗病能力下降,不能适应这种变化,六气才成为致病因素,又称"六邪"。六淫致病有以下共同特点。

（1）外感性　六淫之邪来源于自然界,多从肌表、口鼻侵犯人体而发病,故称"外感六淫"。

（2）季节性　六淫致病多与季节气候变化有关,如春季以风邪致病为主,长夏多湿病,夏季多暑热病,秋季多燥病,冬季多寒病等。

（3）地区性　六淫致病常与居住的地区环境影响密切相关,不同的地区,有不同的发病特点,如南方多因气候潮湿,易患湿疹;北方因气候寒冷干燥易患咳喘病证。

（4）相兼性　六淫邪气既可以单独侵袭人体而致病,又可两种或两种以上邪气同时侵袭人体而致病,如风寒束肺,暑多夹湿,风寒湿三气杂合而形成痹证。

（5）转化性　六淫邪气在致病中,不仅相互影响,且在一定条件下还可以相互转化,如寒邪日久可入里化热,暑邪不解可耗气伤津。

此外,还有一些因脏腑功能失调所产生的化风、化寒、化燥、化湿、化热、化火等病理反应,临床上常出现类似风、寒、湿、燥、火的证候,称为"内生五邪"。

2）六淫邪气及其致病特征

（1）风邪　春季为风木当令季节,故风邪致病多见于春季。风邪侵犯人体多从皮毛肌腠而入,致病范围广泛,常为寒湿燥火(热)等其他病邪致病的先导,故称为"六淫之首"。

a. 风为阳邪,其性开泄,易袭阳位　风邪具有流动、升散、向上、向外的特性,故属阳邪。其性开泄,是指风邪侵犯人体易使腠理开张、津气外泄。风邪侵袭常伤及人体的头面、肌表、肩背等属于阳的部位,出现发热、恶风、汗出、头痛、鼻塞、身背项痛等症状。

b. 风性善行而数变　"善行",是指风邪致病具有病位游移,行无定处的特性。"数变",是指风邪致病具有变化无常和发病迅速的特点。如风邪为主导的外感病,一般发病多急,传变也较快,如风疹、荨麻疹等。

c.风性主动　风邪致病具有动摇不定的特点。风邪致病临床常见眩晕、震颤、抽搐、肢体麻木、颈项强直、口眼歪斜、半身不遂等。《素问·至真要大论》说:诸风掉眩,皆属于肝。

d.风为百病之长　风邪是外邪致病的先导,六淫中其他病邪多依附于风邪而侵犯人体,如风寒、风热、风湿等。因风邪为外感疾病的主要致病因素,又多与其他邪气相合而致病,故称"风为百病之长"。

(2)寒邪　寒为冬季的主气,故冬季多寒病,但亦可见于其他季节。此外贪凉露宿、汗出当风、恣食生冷等均为感受寒邪的途径。

a.寒为阴邪,易伤阳气　阴寒偏盛,最易损伤人体阳气。阳气受损,失其温煦气化,可见明显的寒象。如寒袭肌表则恶寒;寒袭脾胃则呕吐、腹痛、腹泻、喜暖、四肢厥冷等。

b.寒性凝滞主痛　"凝滞"即凝结、阻滞不通之意。寒邪侵犯人体,阳气受损,会使经脉气血凝结,阻滞不通,不通则痛,故寒邪伤人多见各种疼痛症状。感受寒邪所致疼痛的特点,多为局部冷痛,得温则减,遇寒加重。

c.寒主收引　"收引"即收缩、牵引之意。寒邪袭体,使体内气机收敛,腠理、经络、筋脉收缩而挛急。如寒犯经脉,则血脉挛缩,气血凝滞,见头身疼痛而脉紧;寒犯经络、关节,则经脉收缩拘挛,肢体屈伸不利,冷厥不仁;寒入厥阴肝脉,则见少腹拘急不仁。

(3)暑邪　暑是夏季的主气,乃火热所化,具明显的季节性。暑邪纯属外邪,只有外感而没有内生,故无内暑之说。

a.暑为阳邪,其性炎热　暑为阳邪,暑邪伤人多出现一派阳热之象,如发热、面赤、脉洪数等症状。

b.暑性升散,伤津耗气　暑为阳邪,阳性升发,故暑邪侵入机体多直入气分致腠理开泄而多汗,汗出过多,耗伤津液。津液亏损,可见口渴喜饮、尿赤短少等;大量汗出的同时,往往气随津脱而致气虚。故暑邪伤人常见气短乏力、倦怠懒言、不省人事等。

c.暑多挟湿　暑季除气候炎热外,多雨而潮湿,热蒸湿动,故暑多挟湿侵犯人体。临证除有发热、烦渴等暑热表现外,常兼见四肢困倦、胸闷呕恶、大便溏泄不爽等湿阻症状。

(4)湿邪　湿为长夏主气。当气候潮湿,或涉水淋雨,久居湿地等易致湿邪侵袭而为病。

a.湿为阴邪,易阻遏气机,损伤阳气　凡湿邪侵犯内脏,可导致气机不利,而发生种种病变。如湿痰阻肺,见胸闷,呼吸不利,咳吐黏液等症;湿邪侵及脾胃,损伤阳气,使运化功能失常,出现脘腹胀满、食欲不振、口淡便稀、舌苔腻等症。

b.湿性重浊　重,是沉重之意。湿邪侵袭肌表,则周身困重、四肢倦怠;困于头则清阳不升,常见头重如裹、昏昏欲睡;湿邪留滞经络关节,则关节疼痛重着,又称为"湿痹"或"着痹"。浊,即秽浊或混浊之意,指湿邪致病,常见分泌物和排泄物秽浊不清。

c.湿性黏滞　即湿性黏腻停滞,主要表现为如下几点。一是湿病症状的黏滞性:如湿留大肠,则大便黏而不爽或里急后重;湿阻膀胱,则小便滞涩不畅或频急涩痛;湿浊内盛,则见舌苔黏腻。二是湿邪致病,病程较长,缠绵难愈,反复发作,如湿痹、湿疹等。因湿邪黏腻难去,故其病多表现为起病缓、转变慢、病程长、难速愈。

d.湿性趋下,易袭阴位　湿性属水,其性下行,故湿邪为病多先起于下部,前人有"伤于湿者,下先受之"的说法。临床所见的下肢浮肿、下肢关节肌肉酸痛,下肢疮疡等症,多夹湿邪为患。

(5)燥邪　燥是秋天的主气,故称秋燥。燥邪易从皮毛、口鼻而入,侵袭肺卫而致外燥病。燥邪的性质及其致病特点。

a.燥性干涩,易伤津液　燥邪属阳,易耗伤人体的津液,造成阴津亏虚的证候。燥邪为病,可见口鼻干燥、咽干口渴、皮肤干涩、毛发不荣、小便短少、大便干结等。故有"燥胜则干"之说。

b. 燥易伤肺　肺为娇脏,喜润而恶燥,外合皮毛,开窍于鼻,直接与自然界相通。燥邪多从口鼻、皮毛而入,故最易伤肺。燥邪犯肺,耗伤肺津,肺失宣降,可见干咳少痰、痰黏难咯、咽干疼痛、呼吸不畅、喘息胸痛等症。

（6）火（热）邪　温、热、火三者属同一性质的病邪,均为阳盛所化,三者之间有程度之不同,一般认为温为热之渐,火为热之极。

a. 火（热）为阳邪,其性炎上　火热属阳邪,其性炎上,故热邪常伤及人体的上部,出现头痛、面红目赤、咽喉肿痛、口舌糜烂。

b. 火（热）易扰心神　心属火,火热之邪伤人必与心相应。如热入营血必扰心神,轻者出现心神不宁、心烦躁动、惊悸失眠;重者出现神昏谵语、狂躁妄动等症。

c. 火（热）易伤津耗气　火热之邪,最易迫津外泄,故火邪致病,除见热象外,还可伴有口渴喜饮,咽干舌燥,小便短赤,大便秘结等症。同时,气随津脱,临床上还可出现体倦乏力、少气懒言等气虚的症状。

d. 火（热）易生风动血　"生风"指肝风内动。火热之邪伤人,往往燔灼肝经,灼伤阴液,筋脉失其濡养而致肝风内动,热极生风。临床可见高热神昏、谵语、四肢抽搐、目睛上视、颈项强直、角弓反张等。热邪灼伤脉络,迫血妄行,引起各种出血病证。可见吐血、衄血、便血、尿血、皮下瘀斑、妇女月经过多、崩漏等。

e. 火热易致肿疡　火热之邪入于血分,壅聚局部,腐蚀血肉,发为痈肿疮疡,可见局部红肿热痛、溃破流脓血等,为属阳属热。

3) 疠气

疠气是一类具有强烈传染性的外感病邪。疫疠主要是通过空气传染,从口鼻等传播途径,侵入人体而致病。此外,疫疠也可随饮食、接触、蚊虫叮咬及其他途径侵入而致病。既可散在发生,亦可形成瘟疫流行。

疫疠致病有三个特点:①传染性强,易于流行;②发病急骤,病情危重;③一气一病,症状相似。疫疠的发生与流行,除与人群的正气强弱有关外,还与气候因素、环境与饮食因素、预防隔离措施及社会因素等有关。

2. 内伤病因　内伤致病,是指人的情志活动或生活起居有违常度,伤及脏腑气血阴阳而发病。

1) 内伤七情　七情即喜、怒、忧、思、悲、恐、惊七种正常的情志活动,一般情况下不会致病,但突然、强烈或持久的情志刺激,超过了人体自身生理调节范围与耐受能力时,可使人体气机紊乱、脏腑损伤,气血阴阳失调而导致疾病的发生。由于七情直接影响有关脏腑而发病,病由内生,称为"内伤七情"。七情致病特点主要有如下几点。

（1）直接伤及内脏　五脏与情志活动有相对应的关系,"怒伤肝""喜伤心""思伤脾""忧伤肺""恐伤肾"。心藏神,主宰着人的心理、情志活动,故七情致病均可损及心。肝藏血,主疏泄,调节精神情志,脾主运化为气血生化之源,又为气机升降的枢纽,故情志致病,以心肝脾三脏气血失调为多见。七情致病,可单独发病,亦可相兼为病。如郁怒伤肝,见两胁胀痛、善叹息或咽中有异物梗阻等。

（2）影响脏腑气机　七情对内脏的直接损伤主要是影响脏腑气机,导致气血运行紊乱。《素问·举痛论》曰:怒则气上,喜则气缓,悲则气消,恐则气下,惊则气乱,思则气结。怒则肝气横逆上冲,可见头胀痛、面红目赤,甚则昏厥卒倒。暴喜过度,可使心气涣散,轻则心神不宁、心悸失眠,精神不集中;甚则神不守舍,失神狂乱。过度悲忧可使肺气抑郁,意志消沉,见呼吸气短、声低息微、懒言乏力、精神萎靡不振。恐惧过度,使肾气不固,气泄于下,可见二便失禁、遗精、滑泄等。突然受惊则心气紊乱,可见心悸不宁、惊惶失措。思虑过度,伤神损脾,使脾气郁结,脾失健运,可见食欲不振、脘腹胀满、大便溏泻等。

（3）影响病情变化 在疾病演变过程中，情志异常波动，往往使病情加重或急剧恶化。如高血压病人，过度愤怒常致血压急骤升高，而见眩晕欲仆，甚则昏厥不省人事，半身不遂。心脏病患者，突然情绪变化，可使病情加重或迅速恶化。

2）饮食 饮食是人类摄取营养，保证生存和健康，维护人体生命活动的基本条件。但饮食不节、饮食不洁均可发生疾病。过饥则摄入不足，气血生化无源；过饱则摄入量过多，脾胃受损，饮食停滞。当饮食偏嗜或不洁，损伤脾胃致升降失常，则聚湿、生痰、化热，又常为导致疾病发生的原因。

3）劳逸 正常的体力劳动和必要的体育锻炼，有助于体内气血流通，增强体质；适当的休息，可以消除疲劳，恢复体力和脑力，有利于人体正常的生理活动。若劳逸过度，可损伤相应的脏腑组织器官而导致疾病。劳逸过度包括过劳和过逸两个方面。过劳是指过度劳累，包括劳力过度、劳神过度和房劳过度三个方面。过逸即过度安逸，是指长期不劳动、不运动，过度安闲，致气血运行不畅，脾胃功能减弱。临床常见精神不振，食少乏力，肢体软弱，动则心悸、气喘、出汗等。

3. 病理产物性病因 疾病过程中形成的病理产物，又成为致病因素，主要包括痰饮、瘀血和结石等。

1）痰饮 痰饮是机体水液代谢障碍所形成的病理产物。一般以较稠浊者为痰，较清稀者为饮，两者同出一源，故并称痰饮。痰饮多由外感六淫之邪或内伤七情、饮食、劳逸，使肺脾肾三焦等脏腑气化功能失常，水液代谢障碍，水湿停滞所致。痰饮形成后，饮多留积于胃肠、胸胁及肌肤，而痰则随气升降流行，内而脏腑，外至皮肉筋骨，形成多种病证。

痰饮的致病特点：①易阻气机，阻碍气血。如痰饮流滞于肺，使肺失宣降，出现咳嗽喘息，胸部满闷；痰饮流滞经络，使气血运行受阻，出现肢体麻木、屈伸不利。②扰及心神，蒙蔽清窍。如痰饮上扰清窍，可见头晕目眩，甚则神昏、癫狂等。③重浊黏滞，病势缠绵。如临床常见由痰饮所致的咳嗽。④致病广泛，症状复杂。痰饮可随气而行，全身上下内外无所不至。若阻滞于经脉，可影响气血运行；停滞于脏腑，可影响脏腑的功能和气机的升降。故有"百病多由痰作祟"之说。

2）瘀血 瘀血是指血液运行障碍、停滞所形成的病理产物，包括离经之血积存体内，或血行不畅，阻滞于经脉及脏腑内的血液。瘀血形成原因如下。①气虚，气为血之帅，气能行血又能摄血。②气滞，气行则血行，气滞则血停。③血寒，血得温则行，得寒则凝。④血热，热入营血，血热互结，邪热迫血妄行，血液黏滞不畅或热邪灼伤脉络，血溢脉外，积存体内，均可形成瘀血。⑤外伤，造成血离经脉，不能及时消散或排出体外，从而形成瘀血。⑥出血，出血后，离经之血未能排出，或治疗时只顾止涩，过用寒凉，致离经之血凝涩，未离经之血郁而不畅形成瘀血。

瘀血致病的病机特点如下。①阻滞气机，导致气的升降出入失常。②瘀阻经脉，血行不畅，受阻部位得不到血液的濡养，局部可出现疼痛，癥积肿块，甚则坏死、出血等病证。③伤及内脏，阻滞部位不同临床症状亦不同。如瘀阻于心，可见心悸气短、心胸憋闷、心前区刺痛或绞痛；瘀阻于肺，可见胸闷胸痛、气喘咳嗽、咯血；瘀阻胃肠，见呕血或黑便；瘀阻于肝，见胁痛痞块或腹胀刺痛；瘀阻胞宫，见少腹疼痛、月经不调、痛经闭经或崩漏；瘀阻肢体肌肤局部，见局部肿痛、青紫。

瘀血致病，血脉不通，常有以下共同的症状：疼痛、肿块、出血、发绀，舌质紫暗或有瘀点、瘀斑，或舌下脉络曲张，脉细涩、沉弦或结代等。

3）结石 结石是指体内浊邪蕴结不散，或久经煎熬形成的沙石样病理产物。结石可发于机体的很多部位，以肝胆、肾、膀胱多见。胆结石常因嗜食辛辣、过食肥甘，或嗜酒太过，酿成湿热，影响肝胆，使胆汁疏泄不利，郁久化热，湿热与胆液互结煎熬而成。肾与膀胱结石，多由饮食肥甘影响脾胃运化，内生湿热；或常饮含易形成结石之水，湿热浊邪下注，蕴结下焦，形成肾与膀胱结石。

结石为有形病理产物，留滞脏腑中易阻气机，气血运行阻闭，不通则痛。结石致病主要与其所在的部位、形态大小、有否梗阻等因素有关。若结石较小，表面光滑，所在部位腔隙较大，无梗阻嵌顿,临床有时可无任何症状;若结石较大,形状不规则,所在部位腔隙较小,出现梗阻嵌顿,则可出现典型症状。

(二)病机

病机是指疾病发生、发展与变化的机理。当病邪侵袭人体时,机体的正气必然奋起抗邪,引起正邪相争,从而破坏人体阴阳相对平衡,使气血功能紊乱,脏腑经络的功能失调,从而产生全身或局部形态、功能等损害,形成多种多样的病理变化。因此,尽管疾病种类繁多,临床表现错综复杂,千变万化,各种疾病都有其各自的病机。但总来说,都离不开邪正盛衰、阴阳失调、气血失常、津液失常、脏腑和经络的功能紊乱等病机变化的一般规律。

1. 邪正盛衰 疾病的发生,是一个复杂的病理过程,但概括起来又是正气与邪气之间的相互斗争,它关系着疾病的发生、发展和转归。

1)正邪相争与发病 正气指机体的抗病能力,邪气泛指各种致病因素。正气不足是发病的内在因素。正气旺盛,气血充盈,卫外功能固密,则病邪难以侵犯人体,疾病无从发生,即"正气存内,邪不可干""邪之所凑,其气必虚"。在正气相对不足的前提下,邪气侵袭是发病的重要条件,有时甚至可能起主导作用。如疫疠、烧伤、冻伤、毒蛇咬伤、食物中毒等,此时即使正气强盛亦难免不被伤害。正邪相争,正胜邪去则不发病,即便发病也可很快痊愈。邪胜正衰或邪气毒烈、致病作用强,正气相对不足,则损害机体而致病。

2)正邪相争与病情发展

(1)表里转化 疾病发展变化过程中,正邪两种力量不是固定不变的,而是不断发生着消长盛衰的变化。一是表邪入里:外邪侵犯人体肌表之后,由于感邪较重或邪气的致病性较强,加上机体正气较虚,抗邪无力,正不胜邪,使疾病由表传里,向纵深发展。二是里邪出表:病邪原本在脏腑较深的层次,由于正气渐复,邪气日衰,正气驱邪外出,邪气由里出表,预示病势好转和向愈。

(2)虚实转化 正邪双方力量的消长盛衰还决定着患病机体的虚与实两种不同的病理状态。《素问·通评虚实论》曰:邪气盛则实,精气夺则虚。实主要指邪气亢盛,正气未衰,正邪斗争剧烈的病理反映。临床表现出一系列比较剧烈、有余的实证。虚主要指正气不足,邪气亦不太盛,正邪斗争不剧烈的病理反映。临床表现出一系列虚弱、衰退和不足的虚证。

在一些疾病过程中,随着邪正双方力量的消长盛衰,形成多种复杂的虚实病理变化。一是"虚实夹杂":又称虚实错杂。凡邪气过盛而损及正气,或正气本虚而致实邪内生或复感邪气者,可致"虚实夹杂"性病变。虚实夹杂包括实中夹虚,指邪实为主,兼有正气不足;虚中夹实,指以正虚为主,兼有邪实。二是"虚实转化":包括由实转虚,即先有实邪为病,继而耗伤正气,邪气虽去而正气大伤,病变可转化为以正虚为主;因虚致实,即先有正气不足,脏腑功能减退,病理产物停积,可转化为以邪实为主的病理变化。

(3)虚实真假 包括真实假虚和真虚假实。真实假虚指本质为实性病变,由于邪气深结不散,气血郁结于内,不能通达于外,而出现四肢逆冷,面色不华等似虚非虚的假象,即为"大实有羸状"的真实假虚。真虚假实,指本为虚性病变,由于正气虚弱,推动无力,出现腹胀、喘满等似实非实的假象,则为"至虚有盛候"的"真虚假实"。

3)正邪相争与转归 正邪的消长盛衰变化,不仅能左右疾病的发展趋势与虚实变化,而且对疾病转归起着决定性作用。①正胜邪退:疾病向好转和痊愈方面转归的一种结局。②邪胜正衰:疾病向恶化甚至死亡方面转归的一种趋势。③正虚邪恋:正气大虚,余邪未尽;或正气难复,无力驱邪,疾病缠绵难愈,常是某些疾病由急性转慢性,或留下后遗症,或成为慢性病持久不愈的主要原因。④邪去正虚:多见疾病后期,病邪虽已驱除,但正气已经耗伤,有待机体逐渐恢复的一种转归,多见于急、重病的后期。

2. 阴阳失调 在正常情况下,人体阴阳保持相对的动态平衡和协调,即"阴平阳秘"。机体在某致病因素作用下,导致阴阳平衡失调,就会发生疾病。阴阳失调,包括阴阳偏胜、阴阳偏衰、阴阳互损、阴阳格拒、阴阳转化,以及阴阳亡失的病理状态。

1)阴阳盛衰与寒热变化　寒热是辨别疾病性质的标志之一,是阴阳偏盛偏衰的具体表现。故寒热证候的形成,主要是阴阳消长盛衰的结果。

(1)阳胜则热(实热证)　机体在疾病过程中出现的一种以阳气偏盛,机能亢奋,热量过剩的病理变化。临床多见壮热、烦渴、面红、目赤、尿黄、便干、舌红、苔黄、脉数等症状。此外,阳偏胜的病变必然导致不同程度的阴液耗损,表现出口渴、小便短少、大便燥结等热胜伤阴的症状,即"阳胜则阴病"。

(2)阴虚则热(虚热证)　机体在疾病过程中出现的精、血、津液等阴液亏耗,导致阴不制阳,阳相对偏亢的病理变化。临床多见潮热骨蒸、五心烦热、颧红盗汗、口咽干燥、失眠多梦、舌红少苔、脉细数无力等症状。

(3)阴胜则寒(实寒证):指机体在疾病过程中出现的一种以阴气偏盛,机能障碍或减退,产热不足,以及阴寒病理产物积聚的病理变化。临床上可见恶寒、肢冷、腹痛、泄泻、水肿、痰饮、舌淡苔白、脉迟等症状。此外,阴偏盛的病变必然导致不同程度的阳气耗损,出现面色苍白、小便清长、大便稀溏等寒盛伤阳的症状,即"阴胜则阳病"。

(4)阳虚则寒(虚寒证)　机体在疾病过程中出现的阳气虚损,机能活动减退或衰弱,温煦功能减退的病理变化。临床多见畏寒喜暖、四肢不温、喜静蜷卧、精神萎靡、小便清长、下利清谷、舌淡、脉迟或虚弱无力。

此外,在疾病发展过程中,其寒热属性不是一成不变的,常随机体阴阳双方消长盛衰的变化而变化。主要有阴阳盛衰病位不同或阴阳互损所致的寒热错杂,阴阳转化所致的寒热转化,阴阳格拒所致的寒热真假等。

2)阴阳盛衰与疾病转归　一般情况下,阴阳相对的失衡经调整得以重新恢复,是阴阳盛衰消长发展过程中,疾病向好转和痊愈方面转归的内在机制。当机体的阴液或阳气突然大量脱失或消耗,甚至亡阴或亡阳,阳或阴的功能严重衰竭,出现生命垂危的病理状态,这是导致疾病恶化甚至向死亡方面转归的根本原因。所谓"阴阳离决,精气乃绝"。

3. 气机失常　又称气机失调,指在疾病发生、发展的过程中,由于致病邪气的干扰,或脏腑功能失调,导致气的升降出入运动的失常所引起的病理变化。气机失常可概括为气滞、气逆、气陷、气闭、气脱五个方面。

(1)气滞　气运行不畅而郁滞的病理变化。情志郁结不畅或与痰饮、水湿、食积、瘀血等有形实邪阻滞,影响局部或全身气的运行,形成气机郁滞不畅,从而导致气血、津液在机体的脏腑、经络、循行输布受阻。胀满、疼痛是气滞病变最常见的临床表现。

(2)气逆　气的升降运动失常,当降不降或不降反升或升之太过,使脏腑气机上逆的病理状态。气逆的发生,多由情志内伤或饮食寒温不适、痰浊壅阻及外邪侵袭等所致。肺气上逆则见咳嗽、气喘、痰鸣诸症;肝气上逆则见头痛而胀、面红目赤、烦躁易怒等;胃气上逆则见嗳气、呕吐、呃逆、腹胀等症状。

(3)气陷　在气虚的基础上,表现以气的上升不及和升举无力为主要特征的病理变化。常因素体虚弱、久病耗伤或思虑劳倦损伤所致。气陷多发生于脾脏,故又称"中气下陷",出现脏腑器官的维系乏力,而引起某些内脏的下垂,如胃下垂、子宫下垂、脱肛等;还可兼见脘腹或腰腹胀满重坠、便意频作等症。

(4)气闭　气机郁闭,气不外达,结聚于内,出现的突然闭厥的病理状态。多因情志刺激而气郁之极,或痰饮、外邪、秽浊之气阻闭气机所致,病情较急,常表现为突然昏厥、不省人事、四肢欠温、呼吸困难、面色青紫等。

(5)气脱　气不内守,大量向外逸脱,从而导致全身性严重气虚不足,出现功能突然衰竭的病理状态。气脱多由正不敌邪,正气骤伤或持续耗损,以致气不内守而外脱;或因频繁吐泻、大出血、大汗出等,使气随血脱或气随津泄所致。临床上常见面色苍白、汗出不止、目闭口开、手撒肢冷、脉微欲绝等危象。

4. 血的失常 主要包括两个方面:一是血的生化不足或耗伤太过,血的濡养功能减退形成血虚;二是血的循行失常,出现的血瘀、血热、血寒、出血等病理变化。

引起血虚的主要原因有损耗太多、化源不足、生血功能减退、瘀血阻滞等。引起血瘀的原因有气机郁滞、气虚无力、血寒、血热、外伤或病理产物等有形之邪阻滞。血热指热入血脉之中,使血行加速,脉络扩张,或迫血妄行而致出血的病理状态。血寒指血脉受寒,血流滞缓,乃至停止不行的病理状态。引起出血的原因有血热、气虚、外伤和瘀血内阻等。

气与血的关系密切,病理上相互影响,致气血同病。气与血关系失调主要有气滞血瘀、气虚血瘀、气不摄血、气随血脱、气血两虚等病理变化。

5. 津液失常 津液的正常生成、输布、排泄有赖于气的升降出入和气化功能,与脾的升清、肺的宣肃、肝的疏泄、肾的蒸腾气化,及三焦的通调功能关系密切。气的升降出入失衡,或气化功能失常,或肺、脾、肾等相关脏腑功能异常,均能导致津液的代谢失常。

(1)津液不足 津液数量亏少,进而导致内则脏腑、外而孔窍、皮毛失于濡润、滋养的一系列干燥枯涩的病理状态。常见病因有如下几种:燥热之邪或脏腑之火、五志过极化火灼伤津液;或久病、精血不足而致;或严重汗、吐、下、大面积烧伤等引起津液丢失太多。

伤津和脱液,虽在病机和临床表现上不同,但津液本为一体,二者相互为用,病理上亦相互影响。伤津并不一定兼有脱液,但脱液则必有伤津。

(2)津液的输泄障碍 肺失宣降、脾运化无力、肾和膀胱气化蒸腾能力减弱、肝失疏泄、三焦水道不利等均可引起津液的输布障碍,导致津液在体内的环流缓慢,或是津液停滞于体内某一局部,以致湿从内生,或酿为痰,或成饮,或水泛为肿等的一种病理变化。

六、诊法

诊法,包括望、闻、问、切四种方法,简称"四诊",是中医诊察病人和收集疾病有关资料的基本方法。望、闻、问、切四诊从不同角度收集病情资料,各具其独特作用,但又相互联系、相互补充,在临床运用时,必须"四诊合参"。因此,熟练而准确地运用四诊以获取全面而真实的病情资料,是辨证的重要前提。

(一)望诊

望诊是医生运用视觉观察病人的神色形态、舌象、分泌物和排泄物色质的变化来诊察病情的方法。中医学认为,人体的外部和内在脏腑有着密切的联系,通过对外部的观察,可以了解内部、整体的病变。望诊的内容主要包括全身望诊、局部望诊和舌诊,还有望排出物、望小儿指纹等。望诊应在充足的光线下进行,以自然光线为佳。望诊须结合病情,有步骤、有重点地仔细观察。一般先诊察全身情况,再局部望诊,进而望舌和望排泄物。

1. 全身望诊 医生对病人的精神、面色、形体、姿态等整体观察,以了解病性的寒热虚实和病情的轻重缓急。

1)望神 望神是通过观察人体生命活动的整体表现来判断病情的方法。神在全身各方面都有表现,但重点表现于神志、面色、目光和形态。望神可知正气存亡、脏腑盛衰、病情轻重及预后良恶。一般分为得神、少神、失神、假神四个方面。

(1)得神 又称有神。临床表现有神志清楚,语言清晰,面色荣润,肌肉不削,两目精彩,动作自如,反应灵敏,饮食良好。提示正气充足,精气充盛,机体功能正常。为健康表现,或虽病而正气未伤,精气未衰,属病轻。

（2）少神　又称神气不足。临床表现有精神不振，少气懒言，面色少华，肌肉松软，两目乏神，倦怠乏力，动作迟缓，饮食减少。提示正气不足，精气轻度损伤，机体功能较弱。多见于轻病或恢复期病人，亦可见于体质虚弱者。

（3）失神　又称无神。临床表现有精神萎靡，面色无华，形体羸瘦，两目晦暗，动作艰难，反应迟钝，不能食，甚则神识不清，循衣摸床；或卒倒神昏，两手握固，牙关紧闭。提示正气大伤，精气亏虚，机体功能严重衰减，预后不良。

（4）假神　重危病人出现的精神暂时"好转"的虚假表现。临床表现一般为久病重病本已失神，突然神识清醒，目光转亮而浮光外露，言语不休，语声清亮，欲进饮食，欲见亲人，面色无华而两颧泛红如妆。其局部症状的"好转"与整体病情的恶化不相符合。提示脏腑精气极度衰竭，正气将脱，阴不敛阳，虚阳外越，阴阳即将离决，常是危重病人临终前的表现，古人比作"回光返照"。

2）望色　医生通过观察皮肤的色泽变化以了解病情的方法。脏腑的虚实，气血的盛衰，皆可通过面部色泽的变化而反映于外，且面部皮肤嫩薄而外露，其色泽变化易于观察，因而望色是以望面部色泽为主。

我国健康人面色为红黄隐隐、明润光泽。病色是指人体在疾病状态时的面部颜色和光泽。五色变化主要表现为青、赤、黄、白、黑；五色主要反映主病、病位、病邪性质和病机。

（1）青色　主寒证、疼痛、瘀血、惊风及肝病。面色苍白淡青，多属阴寒内盛；面色青灰、口唇青紫伴心胸闷痛或刺痛，四肢冰冷，脉微欲绝，则多为心阳暴脱、心血瘀阻之象，可见于真心痛等病人。鼻头色青多为腹中痛；小儿惊风，常于眉间、鼻梁、口唇四周见青色，常因邪热灼津，筋脉失养，面部脉络血行瘀阻所致。

（2）赤色　主热证、戴阳证。满面通红为实热证；午后颧红为阴虚内热；面色苍白，时而泛红如妆为虚阳浮越的戴阳证。实热多因热邪亢盛；虚热多因阴虚火旺。

（3）黄色　主脾虚证，湿证。面色黄而枯槁称萎黄，为脾虚气血化生不足所致；面黄而虚浮称为黄胖，为脾虚湿困；面目一身尽黄属于黄疸，黄而鲜明如橘子色，为湿热熏蒸的阳黄；黄而晦暗如烟熏，为寒湿郁阻的阴黄。

（4）白色　主虚证、寒证、脱血、夺气。面色淡白为气虚、血少；色白而无光泽称㿠白，多属阳虚证；㿠白虚浮则多属阳虚水泛；白而无华为血虚、脱血；色白而带青灰，毫无光泽称苍白，多属阳气暴脱或阴寒内盛。

（5）黑色　主肾虚、寒证、痛证、水饮、瘀血。黑而晦暗为肾阳不足；黑而浅淡为肾虚水泛；黑而干焦为肾精亏损，虚火灼阴；面色黧黑而肌肤甲错为瘀血；眼眶周围发黑为肾阳不足或水饮内停。

3）望形态　观察病人的形体及活动的状态来诊察疾病的一种方法。

（1）望形体　通过观察形体的强弱胖瘦来进行诊断的一种方法。身体强壮表现为骨骼粗大，胸廓宽厚，肌肉充实，皮肤润泽，为内脏坚实，气血旺盛之象。其抗病力强，不易生病，病则易愈，且预后良好。身体衰弱表现为骨骼细小，胸廓狭窄，肌肉瘦削，皮肤枯燥，为内脏娇弱，气血不足之象。其抗病力低，容易生病，病则难愈，且预后较差。形体肥胖，肤白无华，精神不振，乏力气短者，是气虚痰湿。形体消瘦，面色苍黄，胸廓狭窄，皮肤干焦者，属阴虚火旺。患者骨瘦如柴，肌肉削脱，大肉枯槁者，是精气衰竭的危重表现。面浮肿、腹胀、下肢肿胀为水肿，为肺脾肾及三焦功能失常，水湿内停；单腹胀大，四肢反瘦，腹部有青筋是鼓胀，是肝脾肾虚，气滞血瘀水停所致。

（2）望姿态　主要观察病人的动静姿态和肢体的异常动作。阳主动，阴主静。凡喜动、仰卧伸足者，多属于阳证、热证、实证；喜静、蜷卧加被者，多属阴证、寒旺、虚证。坐而仰首，咳喘痰多者，多为痰涎壅盛之肺实证；坐而俯首，气短懒言者，多属肺气虚证。但卧不得坐，坐则晕眩，多为气血亏损；但坐不得卧，卧则气逆，多为咳喘肺胀，或水饮内停。从病人形体的异常动作来看，如半身不遂、语言謇涩者，可见于中风证；颈项强直、四肢抽搐、角弓反张，是动风之象；关节屈伸不

41

利、行动不便，多属痹证；四肢痿软无力，多属痿证；病人手按脘腹者，多为胃脘痛；弯腰曲背、以手护腰、转侧不利者，属腰痛。

2. 局部望诊 在全身望诊的基础上，根据病情或诊断的需要，对病人身体某些局部进行重点、细致的观察。

1）望头部 头为精明之府，诸阳之会，中藏脑髓，髓为肾所主。发为血之余，又为肾之华。通过观察头的形态与发的形色变化，以了解肾、脑的病变和气血阴阳的盛衰。

（1）头形 小儿头形过大或过小，伴智力低下者，多为先天不足所致；病人头摇不能自主者，为肝风内动。

（2）囟门 后囟呈三角形，在出生后 2～4 个月闭合；前囟呈菱形，在出生后 12～18 个月闭合。小儿囟门突起称囟填，多属实证，常为温病火邪上攻，或脑髓有病，或颅内水液停聚所致。但小儿哭泣时囟门暂时突起者乃属正常，不作病论。小儿囟门凹陷称囟陷，多属虚证，可因吐泻伤津，气血不足或先天精气亏虚，脑髓失充所致；但 6 个月以内的婴儿囟门微陷属正常范围。后囟出生 4 个月后、前囟 18 个月后骨缝仍未闭合称解颅，是肾气不足、发育不良的表现，常兼有"五软"（头软、项软、手足软、肌肉软、口软）、"五迟"（立迟、行迟、发迟、齿迟、语迟）等。

（3）头发 正常人头发乌黑致密、光亮润泽，是肾气充盛、精血充足的表现。头发稀疏易落，或干枯不荣，多为精血不足。若突然出现片状脱发，称为斑秃，多为血虚受风所致。青壮年头发稀疏易落，有眩晕健忘、腰膝酸软表现者，为肾虚早衰之征。头皮发痒、多屑、多脂者，为血热化燥所致。青少年白发属肾虚或劳神伤血，或为禀赋不同，不作疾病论。小儿发结如穗，多见于疳积。

2）望五官

（1）望目 望目主要观察眼部外形、颜色和动态等变化。目赤红肿，多属风热或肝火；白睛发黄为黄疸；眼睑淡白，属气血不足；眼睑浮肿，多为水肿；眼窝下陷多为伤津脱液；小儿睡眠露睛，多为脾虚；两目上视、斜视、直视均属肝风内动。

（2）望耳 望耳可以测知肾各经脉及其相关脏腑的变化。正常人耳廓厚大，是肾气充足的表现。耳廓瘦薄，是肾气不足；耳轮干枯萎缩，多为肾精耗竭，属病危；耳轮干枯焦黑，多属肾精亏极的表现，可见于温病后期，肾阴久耗及下消等病人；耳中疼痛，耳聋流脓者为胆经有热或肝胆湿热；耳轮皮肤甲错，可见于血瘀日久的病人。

（3）望鼻 望鼻主要反映肺与脾胃的情况。鼻端色青，多见于阴寒腹痛病人；鼻端色白，多属气血亏虚，或见于失血病人；鼻端色赤，属肺脾蕴热；鼻端色微黑，常是肾虚水停之象；鼻端晦暗枯槁，则为胃气已衰，属病重；鼻塞涕清为风寒，涕浊为风热；久流浊涕，色黄稠黏，香臭不分多为鼻渊；鼻翼煽动，发病急骤者为风热痰火或实热壅肺；鼻梁溃陷可见于梅毒。

（4）望口唇 望唇主要反映脾胃的情况。唇色淡白，为血亏；色淡红多属血虚或气血两虚；唇色深红为实热；唇红如樱桃色为煤气中毒；唇色青为气滞血瘀。口角流涎多属脾虚湿盛或胃中有热，多见于小儿。口糜色白形如苔藓，拭去白膜则色红刺痛见鹅口疮；口内唇边生白色小疱，溃烂后红肿疼痛见口疮，由心脾两经积热上熏所致。

（5）望齿龈 望齿龈主要反映肾与胃的情况。牙齿干燥不泽，为阴液已伤；齿如枯骨是肾阴枯涸；齿龈色淡白为血虚；牙龈肿痛是胃火上炎；牙关紧闭者，为风痰阻络，或热盛动风；睡中齘齿者，多为内热或积滞。

（6）望咽喉 望咽喉主要反映肺胃与肾的情况。咽红肿胀而痛，甚则溃烂或有黄白色脓点，为乳蛾，多因肺胃热毒壅盛所致。若红色娇嫩，肿痛不甚，多为肾水亏少，阴虚火旺所致。若咽喉漫肿，色淡红者，多为痰湿凝聚。咽喉有灰白点膜，迅速扩大，剥落则出血可见于白喉。

3）望皮肤 主要观察皮肤的外形变化及斑疹、痘疮、痈疽、疔疖等情况。

（1）望外形 全身皮肤肿胀，按之有凹痕者，为水肿。若头面四肢不肿，只是腹部膨胀有振水声，或兼见皮肤有血痣者多为臌胀；皮肤干瘪枯槁者是津液耗伤；皮肤、面、目皆黄为黄疸；小儿

Note

骨弱肌瘦,皮肤松弛多为疳积证;皮肤甲错者常为瘀血内阻。

（2）望斑疹　斑与疹不同,斑形如锦,或红或紫,平摊于肌肤,抚之不碍手,消失后不脱皮,具有阴斑、阳斑之分;疹色红,形如米粟,稍高于皮肤,摸之有碍手感,消失后脱皮,有麻疹、风疹、瘾疹之别。斑疹均有顺逆之分:色红润泽,分布均匀,疏密适中,松浮于皮面为顺证,预后良好;色紫红稠密而紧束有根,压之不易褪色,若色如鸡冠为逆证,预后不良。

（3）望痈毒疔疖　若皮肤赤色如涂丹砂,边缘清楚,热痛并作,或形如云片,上有粟粒小疹,发热作痒,渐及他位,或流水浸淫,皮肤破溃,或缠腰而发者多为丹毒;若局部红肿热痛,高出皮肤,根部紧束者为痈;漫肿无头,坚硬而肤色不红者为疽;初起如粟米,根部坚硬,麻木或发痒,顶白痛剧者为疔;形如豆粒梅核,红热作痛,起于浅表,继而顶端有脓头者为疖。

3. 望舌

1）舌与脏腑的关系及舌诊的原理　舌为心之苗窍,为脾之外候,舌苔乃胃气熏蒸所生。舌也有脏腑分属,即舌尖属上焦心肺,舌中属中焦脾胃,舌根属下焦肾,舌边属肝胆,这种脏腑分属法在临床上有一定参考价值,但需四诊合参(图2-4)。

望舌时应注意光线充足,以自然光线为佳;病人应自然伸舌,不可太过用力;医生应循舌尖、舌中、舌根、两旁顺序察看,先看舌苔、后看舌质;并注意辨别染苔。

2）舌诊的内容　望舌主要观察舌质与舌苔的变化。舌质也称舌体,正常舌体应是舌体柔嫩,活动自如,淡红润泽,不胖不瘦,舌上附有一层薄薄的、颗粒均匀、干湿适中的白苔,一般称为淡红舌、薄白苔。

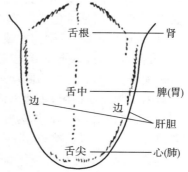

图2-4　舌体脏腑分布示意图

（1）望舌质　主要观察舌体的颜色和形态的变化。

一是望舌色:常见的舌色有淡白舌、红舌、绛舌、青紫舌四种。

淡白舌:主虚证、寒证。多为阳气衰弱或气血不足,舌失所养而致;舌淡白而胖嫩,多为阳虚寒湿;淡白而瘦薄多为气血两虚。

红舌:主热证,有虚实之分。若舌色鲜红起芒刺或兼黄厚苔,多属实热证;舌色鲜红少苔或有裂纹或舌红无苔,则属虚热证;舌尖红者为心火亢盛;舌边红者为肝胆火旺。

绛舌:主邪热入营、阴虚火旺。外感病若舌绛或有红点芒刺,为温病热入营血;内伤杂病若见舌绛少苔或无苔,有裂纹,则是阴虚火旺之征。

青紫舌:主寒证、热证、瘀血证。舌绛紫干枯少津,为热盛伤津,气血壅滞;舌淡紫或青紫湿润者,多是寒凝血瘀。舌面或舌边见紫色斑点、斑块,称瘀点或瘀斑,为血瘀证之征象。

二是望舌形:舌形是指舌体的形状,包括老嫩、胖瘦、点刺等病态的形状。

老嫩:舌之老嫩是辨虚实的关键。舌质粗糙,坚敛苍老,主实证或热证,多见于热病极期。舌质细腻,浮胖娇嫩,或边有齿痕,主虚证或寒证,多见于疾病后期。

胖瘦:舌体肥大肿胀为胖肿舌,主水湿、痰饮;舌淡白胖嫩,苔白水滑,多为脾肾阳虚,水湿停留;舌红绛胖大,苔黄厚腻,多是脾胃湿热,痰浊停滞。舌体瘦小薄瘪为瘦小舌,主气血阴液不足;舌瘦小淡红而嫩为心脾两虚,气血不足;舌瘦薄绛而干,多为阴虚热盛。

点刺:点是指舌面有突起的星点;刺是芒刺,指舌面上的软刺及颗粒高起如刺,摸之刺手;点刺舌主邪热亢盛。舌有点刺,色红而干为热入营血;舌有芒刺,紫绛而干为热甚伤阴;舌边芒刺为肝胆火盛;舌中有芒刺为胃肠热甚;舌尖红赤起刺为心火上炎。

裂纹:舌面有裂沟,深浅不一,浅如划痕,深如刀割,常见于舌面的前半部及舌尖两侧,多主阴液耗伤。舌质红绛、少苔燥裂为热盛伤阴;舌淡红而嫩有裂纹者,多为肾阴不足或血虚阴亏;舌生裂纹细碎常见于年老阴虚。

Note

齿痕:舌边有齿痕称为齿痕舌,常与胖大舌并见,多主气虚或脾虚。舌质淡红胖嫩,边有齿痕,多为脾虚;舌质淡白,苔白湿润而有齿痕,常为寒湿困脾。

光滑:舌面光洁如镜,光滑无苔,称光滑舌,也叫"镜面舌""光莹舌",主胃气阴大伤。淡白而光莹,为脾胃损伤,气血亏极;红绛而光,为肾阴枯涸。

三是望舌态:即观察舌体运动时的状态。

萎软:指舌体萎软无力,伸卷不灵,称"萎软舌",主气血俱虚、热灼津伤、阴亏已极。久病舌淡而萎多属气血虚极;新病舌干红而瘦,是热灼津液;久病舌萎软色绛,舌光无苔为肝肾阴液枯涸。

强硬:舌体板硬强直,活动不利,言语不清,称舌强,主热入心包、高热伤津、痰浊内阻、中风或中风先兆。舌强而干,舌色红绛多为热入心包,灼伤津液;舌体强硬而舌苔厚腻,多见于风痰阻络;舌强语謇,口眼歪斜,半身不遂者,多为中风;突然舌强语言謇涩,伴肢体麻木、眩晕者多为中风先兆。

震颤:舌体震颤抖动,不能自主,称"颤动舌",主热极生风、虚风内动。舌色红绛,震颤明显,多为热极生风;久病见舌色淡白,蠕蠕微动,多为气血阴阳虚损,虚风内动。

歪斜:舌体伸出时,舌尖向左或向右偏斜,主中风。多由肝风夹痰,或痰瘀阻滞经络而致。

短缩:舌体短缩,不能伸出,主热盛伤津动风、寒凝筋脉、痰浊内阻、气血俱虚,为危重证之征象。舌短缩而赤干,属热极伤阴动风;舌短缩而淡白或青紫而湿润,是阳气暴脱,寒凝经脉;舌胖黏腻而短缩多为痰浊内阻;舌短缩而淡白胖嫩,为气血俱虚。

吐弄:舌体伸出,久不回缩为吐舌;舌体反复伸出舔唇,旋即缩回为弄舌。吐舌为疫毒攻心,心脾有热,或久病正气已绝;小儿弄舌多是惊风先兆;先天不足,智能低下者,也可见弄舌。

(2)望舌苔　主要观察苔色和苔质的变化。

一是望苔色:一般舌苔主要有白、黄、灰、黑等四种颜色的变化。

白苔:多主表证、寒证、湿证。苔薄白为病邪在表,病情轻浅;苔白而厚,主湿浊内盛,或寒湿痰饮;苔白滑黏腻多主痰湿;若舌苔白如积粉,舌质红赤,则主湿遏热伏,或瘟疫初起;苔白燥裂,可见于湿温病邪热炽盛,暴伤津液。

黄苔:多主里证、热证。黄色越深,热邪越重。薄黄苔常为风热在表;舌苔黄滑,舌淡胖嫩,多为阳虚水湿不化;苔黄厚滑,多因湿热积滞;苔黄黏腻,为脾胃湿热或痰湿食滞;老黄焦裂或有芒刺,为里热盛极,耗伤气阴。

灰苔:为浅黑色的舌苔。多主痰湿,里证。舌苔灰而润滑,为寒湿内阻或痰饮内停;舌苔灰而干燥,舌质红绛,为热炽津伤或阴虚火旺。

黑苔:主里证,多见于病情较重者。苔黑干焦而舌红,多为实热内炽;苔黑燥裂,舌绛芒刺,为热极津枯;苔薄黑润滑,多为阳虚或寒盛;苔黑生刺,舌中黑燥或黑刺,可见于阳明腑实证;苔黑坚敛而起刺者,多为津枯液涸。

二是望苔质:主要观察舌的厚薄、润燥、腐腻、剥脱等变化。

厚薄,透过舌苔能隐约见到舌质者为薄,不见舌质者为厚。苔质的厚薄可反映病邪的浅深和轻重。苔薄者多邪气在表,病轻邪浅;苔厚者多邪入脏腑,病较深重;由薄渐厚,为病势渐增;由厚变薄,为正气渐复。

润燥:反映津液之存亡。苔润表示津液未伤,太过湿润,水滴欲出者为滑苔,主脾虚湿盛或阳虚水泛;苔燥多为津液耗伤,或热盛伤津,或阴液亏虚。

腐腻:颗粒粗大,苔厚疏松,状如豆腐渣,边中皆厚,易于刮脱者,称为腐苔,多因实热蒸化脾胃湿浊所致;颗粒细小,致密而黏,中厚边薄,刮之不脱者,称为腻苔,多为湿浊内蕴,阳气被遏所致;苔厚腻色黄,是湿热或痰热;苔滑腻而色白多为寒湿。

剥脱:主要测胃气、胃阴之存亡,判断疾病的预后。若舌苔全部退去,不再复生以致舌面光洁如镜,为光剥苔,又称"镜面舌",多为胃阴枯竭,胃气将绝;若舌苔剥落不全,剥脱处光滑无苔,余处斑斑驳驳尚残存舌苔,界限分明,为花剥苔;若脱落面积较大,界限清楚,形似地图,称"地图舌";若剥脱处并不光滑,似有新生颗粒叫"类剥苔";花剥苔和地图舌主胃之气阴两伤;类剥苔主久病气血不续。

4. 望排出物　主要是通过观察病人分泌物和排泄物的色、形、质、量的变化来诊察疾病的方法。排出物包括痰涎、呕吐物、大小便、涕、泪、带下、月经等。一般来说,色淡或白、质地稀薄者,多为寒证、虚证;色深黄赤、质地黏稠者,多为热证、实证;色暗或黑、挟块者,多属瘀证。

5. 望小儿指纹　适用于 3 岁以内的小儿。因为小儿皮肤薄嫩,脉络易于暴露,食指脉络更为显著,望脉络比诊脉更为方便。小儿食指指纹是手太阴肺经的分支,故望小儿食指指纹与脉诊意义相近。

小儿食指指纹按部位可分为风、气、命三关。食指第一节为风关,第二节为气关,第三行为命关。见图 2-5。

正常指纹为红黄相兼隐现于食指风关之内。其临床意义可概括为纹色辨寒热,淡滞定虚实,浮沉分表里,三关测轻重。即红紫多为热证,青色主惊风或疼痛,淡白多为虚证;色浅淡者为虚证,色浓滞者为实证;指纹浮显者多表证,指纹深沉者多为里证;指纹突破风关,显至气关,甚至显于命关,表明病情渐重,若直达指端称为"透关射甲",多为危象。

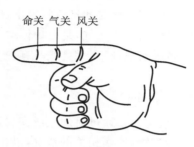

图 2-5　小儿指纹三关示意图

（二）闻诊

闻诊包括听声音和嗅气味两个方面。

1. 听声音

（1）声音　声音重浊而粗,高亢洪亮,烦躁多言,多为实证和热证;声音轻清,细小低弱,静默懒言,多为虚证和寒证;声音重浊,或声音嘶哑,见于新病骤起,多为外感风寒或风热犯肺,见于形瘦体弱者,多肺肾阴亏,或虚劳之证;神志昏蒙、鼻鼾声作响,多见于中风证。

（2）语言　语言是辨别某些疾病的重要依据。①谵语:神志不清,语无伦次,语意数变,声音高亢,多为热扰心神之实证。②郑声:神志不清,声音细微,语多重复,时断时续,为心气大伤,精神散乱之虚证。③独语:喃喃自语,喋喋不休,逢人则止,属心气不足之虚证;或痰气郁结,清窍阻蔽所致,多见于癫证。④狂言:精神错乱,语无伦次,不避亲疏,为痰火扰心,多见于狂证。⑤言謇:舌强语謇,言语不清,多见于中风证。

（3）呼吸　呼吸声音是判断某些病情的重要指标。①呼吸声调:呼吸声高气粗而促,多为实证和热证;呼吸声低气微而慢,多为虚证和寒证。②气喘:呼吸急促,甚则鼻翼煽动,张口抬肩,难以平卧。实喘者,发作较急,呼吸喘促,胸满声高而气粗,呼出为快,多为病邪壅塞肺气;虚喘者,来势较缓、呼吸喘促,气怯声低,吸少呼多,气不得续,吸入为快,动则喘甚,为肾虚不纳气或肺气虚衰。③哮:呼吸时,喉中有水鸡鸣样声音。多因宿痰内伏,复感外邪,或因久居寒湿之地,或过食酸咸生冷所诱发,反复难愈。④短气:指呼吸气急而短促,数而不能接续,似喘而不抬肩,呼吸虽急而无痰声的症状。虚证短气兼有形瘦神疲,声低息微等,多因体质素弱或元气大虚所致;实证短气常兼呼吸声粗,或胸部窒闷,或胸腹胀满等,多因痰饮、胃肠积滞,或气滞或瘀阻所致。⑤少气:又称为气微。指呼吸微弱虚怯声低,气少不足以息,言语无力的症状,属诸虚劳损证,多为内伤久病体虚或肺肾气虚所致。

（4）咳嗽　有声无痰为咳,有痰无声为嗽,有痰有声为咳嗽。暴咳声哑为肺实,咳声低弱而少气或久咳音哑,多为虚证;外感病多咳声重浊。

（5）呕吐　有声无物为呕,有物无声为吐,有声有物自口而出为呕吐。虚证或寒证,呕吐来势徐缓、呕声低微无力;实证或热证,呕吐来势较猛,响亮有力。

(6)呃逆 气逆于上,自咽喉而出,其声短而频,不能自主,俗称"打嗝",是胃气上逆所致。虚寒者,呃声低沉而长,气弱无力;实热者,呃声频发,高亢而短,响而有力;新病呃逆,声响有力,多因邪客于胃;久病呃逆不绝,声低气怯,多为胃气衰败征兆。

(7)嗳气 是自觉气从胃直上冲喉咙发出的声音,其声长而缓,也是胃气上逆的表现。饱食之后,偶有嗳气,并非病态。若嗳气响亮,频频而作,且嗳气后腹胀得减者,多为肝气犯胃之证,常随情志变化而增减;若嗳气酸腐,伴胸脘胀满者,多为食滞内停;若嗳气低沉,食欲不振者,多为脾胃虚弱,常见于久病之人或老年人。

2. 嗅气味 嗅气味包括嗅病体之气和嗅病室之气。邪毒可使人体脏腑、气血、津液受腐,产生败气,继而从体窍和排泄物发出臭气。病体之气,主要有病人的口气、汗气、鼻臭、身臭以及排泄物之气味;病室之气,是由病体本身或排泄物发出,散发于病室之气。一般认为,凡气味酸腐臭秽者,多属实热证;而无臭或略有腥气者,多属虚寒证。据此可辨脏腑气血的寒热虚实以及邪气之所在。

(三)问诊

问诊是医生通过对病人或家属进行有目的的询问,从而了解疾病的发生、发展及治疗经过、现在症状及与疾病相关的情况,以诊察疾病的方法。

问诊时首先要问清一般情况、主诉、现病史、既往史、个人生活史、家族史等,更需要围绕主诉重点询问现在证候。问诊涉及的范围较为广泛,《十问歌》对问诊的概括比较全面且重点突出,可作为问诊时的参考,其内容:一问寒热二问汗,三问头身四问便,五问饮食六胸腹,七聋八渴俱当辨,九问旧病十问因,再兼服药参机变,妇女尤必问经期,迟速闭崩皆可见。再添片语告儿科,天花麻疹全占验。

【问寒热】

1. 恶寒发热 恶寒是病人自觉寒冷,加衣取暖后不能缓解;发热是体温升高或体温正常而自觉发热。恶寒发热指恶寒与发热同时出现,多为外感病的初期,是表证。若恶寒重发热轻,为外感风寒的特征;发热重恶寒轻则为外感风热的特征。

2. 但寒不热 凡病人自觉寒冷,加衣取暖后可以缓解者称为畏寒。病人只觉畏寒而不发热者,称但寒不热,多为阳气不足的里寒证。

3. 但热不寒 病人不恶寒只恶热或发热,称为但热不寒。临床上常见以下几种情况。

(1)壮热 病人高热持续不退(体温超过 39℃以上),不恶寒,反恶热,称为壮热。多因里热炽盛,蒸腾于外所致。常见面赤、口渴、大汗、脉洪大等症状。

(2)潮热 病人定时发热或定时热甚,如潮汐之发有定时,称为潮热。临床上常见的有三种类型。①骨蒸潮热:每当午后或入夜即发低热,且以五心烦热为特征,甚至有热自深层向外透发的感觉。兼见盗汗、颧红、口咽干燥、舌红少津等症,属阴虚生内热。②湿温潮热:以午后热甚、身热不扬为特征,身热不扬即初扪之不觉很热,扪之稍久则觉灼手。其病在脾胃,因湿遏热伏,热难透达。多伴有胸闷、呕恶、头身困重、便溏、苔腻等症。③日晡潮热:日晡(申时,即下午 3—5 时)阳明气旺时热甚,多因胃肠燥热内结所致,兼见腹满、便秘。

(3)低热 又称微热,指发热时间较长,而热仅较正常体温稍高,临床上多见于阴虚潮热、气虚发热等。

4. 寒热往来 恶寒与发热交替而发,称为寒热往来。为正邪交争于半表半里,互为进退之象,可见于少阳病和疟疾。寒热往来,发有定时,多为疟疾;寒热往来,发无定时,多见于少阳病。

【问汗】

汗液是阳气蒸化阴液出于腠理而成,问汗可辨邪正盛衰、腠理疏密和气血盈亏。问汗主要诊察有否汗出、部位、时间、性质、多少等。

1. 表证辨汗　表实无汗,多为外感风寒;表证有汗,为外感风邪或外感风热证。

2. 里证辨汗　汗出不已,动则加重者为自汗,多因阳气虚损,卫阳不固;睡时汗出,醒则汗止者为盗汗,多属阴虚内热;身大热而大汗出,多为里热炽盛,迫津外泄;汗出热退,脉静身凉为邪去正复之吉兆;汗出身热,烦躁不安,脉来急促为邪盛正衰之危候。仅见于头部或头项部汗出较多者,谓之头汗,或称但头汗出,为上焦热盛,迫津外泄,或中焦湿热,逼津上越,或头额冷汗不止,脉微欲绝,为虚阳上越,津随阳泄;身体一半出汗,另一半无汗,或见于左侧,或见于右侧,或见于上半身,或见于下半身,为半身汗出,无汗的半身是病变的部位,多因风痰或瘀痰、风湿之邪阻滞经络,营卫不得周流,气血失于和利所致。

【问疼痛】

导致疼痛的原因很多,大致可分虚实两类:一为实邪阻滞,闭塞气机,"不通则痛";二为气血不足,或阴精亏损,使脏腑经络失养,"不荣则痛"。

1. 疼痛的性质

(1)胀痛　疼痛且有胀感,是气滞作痛的特点。

(2)刺痛　疼痛如针刺之状,是瘀血致痛的特征之一。

(3)走窜痛　痛处游走不定,或走窜攻痛,多属气滞或风痹病。

(4)冷痛　疼痛有冷感而喜暖。常见于腰脊、脘腹及四肢关节等处。因寒邪阻络所致者,属实寒证;阳气不足,脏腑、肢体失于温煦所致者,则属虚寒证。

(5)灼痛　疼痛有灼热之感,且喜冷恶热。常因火邪窜络,或阴虚火旺,组织被灼所致。

(6)绞痛　疼痛剧烈如刀绞。多因有形实邪闭阻气机,或寒邪凝滞气机所致。可见于瘀血、蛔虫、结石等病症。

(7)隐痛　疼痛不甚剧烈,尚可忍耐,但绵绵不休。常见于头及脘腹等部位,一般多为精血亏损或阳气不足,机体失于充养或温煦所致。

(8)重痛　疼痛并有沉重之感。多因湿邪困阻气机而致。

(9)掣痛　抽掣牵扯而痛,有一处而连及他处。也称引痛、彻痛,多因血虚经脉失养,或寒凝经脉阻滞所致。

(10)空痛　疼痛而有空虚之感,多见于头部或小腹部,为气血精髓亏虚,组织器官失养所致。

(11)酸痛　疼痛而有酸楚之感。一般多见于腰部及四肢。多因湿邪困阻,或肾虚失养所致。

总之,对于疼痛的性质,一般来说,新病疼痛,疼痛剧烈,持续不减,痛而拒按,多为实证;久病疼痛,疼痛隐隐,时发时止,痛而喜按,多为虚证。疼痛喜温,遇寒加重者,属寒证;疼痛喜暖,遇热加重者,为热证。

2. 疼痛的部位

(1)头痛　一般来说,痛连项背,病在太阳经;痛在前额或连及眉棱骨,病在阳明经;痛在两颞或太阳穴附近,为少阳经病;头痛而重,腹满自汗,为太阴经病;头痛连及脑齿,指甲微青,为少阴经病;痛在巅顶,牵引头角,气逆上冲,甚则作呕,为厥阴经病。

(2)胸痛　多为心肺之病。常见于热邪壅肺,痰浊阻肺,气滞血瘀,肺阴不足所致的肺痨、肺痈、胸痹等证。

(3)胁痛　多与肝胆病关系密切,可见于肝郁气滞,肝胆湿热,肝胆火盛,瘀血阻络及水饮内停等病证。

(4)脘腹痛　其病多在脾胃,有寒热虚实之分。一般喜暖为寒,喜凉为热,拒按为实,喜按为虚。既可因寒凝、热结、气滞、血瘀、食积、虫积而发,也可由气虚、血虚、阳虚所致。

（5）腰痛 或为寒湿痹证,或为湿热阻络,或为瘀血阻络,或为肾虚所致。

（6）四肢痛 多见于痹证。风邪偏盛,疼痛游走者,为行痹;寒邪偏盛,为痛痹;湿邪偏盛,重着而痛者,为湿痹;热邪偏盛,红肿疼病者,为热痹;足跟或胫膝酸痛者,多为肾虚。

【问饮食口味】

1. 问饮食

（1）食欲与食量 食少纳呆者,或为脾胃气虚,或为湿邪困脾;厌食脘胀,嗳腐吞酸,多为食停胃脘;喜热食或食后常感饱胀,多是脾胃虚寒;厌食油腻,胁胀呕恶,可见于肝胆湿热,横逆犯胃;消谷善饥者,多为胃火炽盛;伴有多饮多尿者,可见于消渴病;饥不欲食者,常为胃阴不足所致;小儿嗜食异物,如泥土、生米等,可见于虫积、疳积证。

（2）口渴与饮水 口渴可见于津液已伤,或水湿内停,津气不运。渴喜冷饮为热盛伤津;喜热饮者为寒湿内停,气化受阻;渴不多饮,或水入即吐者,可见于痰饮水湿内停,或湿热内困,水津不能上承;口干但欲漱水不欲咽者,多为瘀血之象。

2. 问口味

口苦多见胃火,或肝胆湿热;口淡多见脾胃虚寒,或水湿内停;口甜多见脾胃湿热;口酸多见肝胃不和;口咸多见肾虚内热;口腻多见脾胃湿阻;口臭多见胃火炽盛,或肠胃积滞;口腥多见肺胃血络损伤,咳血呕血。

【问睡眠】

睡眠情况与人体卫气的循行和阴阳盛衰有密切关系,若阴阳失调,阳不入阴则失眠,神志不安亦失眠;阳不出表则嗜睡。失眠又称"不寐",临床上以不能入睡、睡后易醒或彻夜不眠为特点。其虚者或为心血不足,心神失养,或阴虚火旺,内扰心神;实证可由邪气内扰,或气机失调,或痰热食滞等所致。时时欲睡,眠而不醒,精神不振,头沉困倦者为嗜睡。其实证多见于痰湿内盛,困阻清阳;虚证多见于阳虚阴盛或气血不足。

【问二便】

问二便重点在便次、便量、性状、颜色、气味以及便时有无疼痛、出血等方面。

1. 问小便

一般情况下,健康成人每昼夜总尿量约 1500 mL。尿次和尿量受饮水、温度、出汗、年龄等因素的影响。一般应询问尿量的多少,排尿的次数及排尿时情况等辨别寒热虚实。

小便色黄赤而短少者,多属热证;小便清长者,多属寒证;尿频尿急而色赤,甚至尿血尿痛,多为膀胱湿热;夜间遗尿或尿失禁,多为肾气不固,膀胱失约;尿频数而不畅,或尿流中断,有砂石排出者为石淋;老人膀胱胀满,小便不利或癃闭,多因肾气虚弱,或瘀血、湿热、结石阻塞所致。

2. 问大便

健康人一般每日大便一次,成形不燥,干湿适中,排便通畅,多呈黄色,便内无脓血、黏液及未消化的食物等。便次、便质以及排便感的异常,主要有下列几种情况。

（1）便秘 排便周期延长,或大便质硬,或排便困难,称为便秘。实热者多腹胀满闷,痛而拒按,苔黄燥裂;实寒者多腹痛拒按,苔白身冷,为寒邪阻遏阳气,腑气不通;气虚不足者多见排便困难。

（2）泄泻 一日数次,便质稀溏或如水状,称为泄泻。湿热泄泻可见暴发泄泻,大便臭秽,腹痛肠鸣,肛门灼热;寒湿泄泻,可见泻如稀水,色淡黄而味腥臭;食滞泄泻,可见吐泻交作,吐物酸臭,泻下臭秽;脾虚泄泻可见完谷不化,便稀溏薄、迁延日久。大便脓血,下利赤白,多为痢疾;里急后重者,多为湿热痢疾,肠道气滞。每日黎明前腹痛泄泻,泄后则安,又称五更泄泻,多为肾阳虚泄泻;肛门下坠,甚则脱肛,多属中气下陷。

【问小儿及妇女】

1. 问小儿

主要应了解出生前后的情况,及预防接种、传染病史和传染病接触史。小儿常见致病因素有易感外邪、易伤饮食、易受惊吓等。

2. 问妇女　妇女除常规问诊内容外,尤应了解其月经、带下、妊娠、产育等情况。

(1)问月经　主要了解末次月经、初潮或绝经年龄、月经周期、行经天数、经量、经色、经质,以及有无经闭或行经腹痛等情况。如月经先期或量多,多为脾不统血,或邪热迫血;月经后期或量少,多为血海不充,或气滞血瘀,或寒凝血瘀;痛经者,可因气滞、血瘀、寒凝、阳虚及气血两虚等所致。

(2)问带下　主要了解色、量、质、气味等情况。如白带量多质稀如涕,淋漓不绝者,多为脾肾阳虚,寒湿下注;带下色黄,质黏臭秽,多属湿热下注;带下有血,赤白夹杂,多属肝经郁热,或湿热下注。

(四)切诊

切诊包括脉诊和按诊,脉诊是按脉搏,按诊是在病人身体的一些部位如胸、腹、四肢等处进行触摸按压,以了解脉象和体表局部的变化。

【脉诊】

1. 脉象形成原理　脉象是脉动应指的形象。脉象的产生与心、血、脉有直接关系,心主血而藏神,脉为血府,血气充盈,心神健旺,则脉象柔和有力,谓脉"有神"。脾胃为气血生化之源,后天之本,气血的盛衰和水谷精微的多少与脾胃关系十分密切。脉象徐和便是"有胃气"。肾藏精,为元气之根,是脏腑功能的动力源泉。肾气充盛则脉搏重按不绝,尺脉有力,是谓脉"有根"。肺主气、司呼吸,肺朝百脉,寸口脉又为手太阴肺经的原穴,故肺脏、肺经与脉象形成关系亦密切;肝藏血,主疏泄,气血调畅,则经脉通利,脏腑功能正常,而有正常的脉象。

2. 脉诊的部位和方法

(1)部位　常用部位是寸口脉,它为手太阴肺经的原穴所在,是脉之大会。寸口脉分为寸、关、尺三部。通常以腕后高骨(桡骨茎突)为标记,其内侧为关,关之前(腕侧)为寸,关之后(肘侧)为尺。两手各有寸、关、尺三部。它们分候的脏腑是:左寸候心,左关候肝,左尺候肾;右寸候肺,右关候脾,右尺候肾(命门)。

(2)诊脉的方法　诊脉前先让病人稍事休息,使气血平和为佳。体位应正坐或仰卧,手臂与心脏近于同一水平,前臂平伸,掌心向上,腕下垫脉枕。医生以左手按右脉,右手按左脉,依次进行。先以中指按在高骨旁的桡动脉处以定关位,再以食指按关前以定寸位,无名指按关后以定尺位。三指呈弓形,指端平齐以指腹按脉。在诊脉时,布指疏密应根据病人高矮而定。体高者稍疏,体矮者稍密。

布指后医生应平心静气调整呼吸,集中注意力。以一息(一呼一吸)计算脉搏至数,切脉的时间不应少于 1 min。医生要用心体会举、按、寻之间的脉象变化。用轻指力按在皮肤上称举,又称浮取或轻取;用重指力按在筋骨间称按,又称沉取或重取;指力不轻不重,或亦轻亦重,以委曲求之称寻,又称中取。

3. 正常脉象　正常脉象又称平脉,表现为:三部有脉,沉取不绝,不浮不沉,不快不慢(一息四至五至),往来从容和缓,有力而流利,节律均匀,即有胃、有神、有根。正常脉象可由于人体内外诸多因素的影响而发生相应的生理性变化,如性别、年龄、体格、情绪、劳逸、饮食、季节气候、地理环境等。此外,斜飞脉、反关脉均为先天脉道位置的变异,不属于病脉。

4. 脉诊的临床意义

(1)判断疾病的病位、性质和邪正盛衰:脉象浮沉,可反映病位的浅深。脉浮,病位多在表;脉沉,病位多在里。脉象的迟数可反映病邪的性质;迟脉多主寒证;数脉多主热证。脉象的有力无力,可反映疾病的虚实变化;脉虚弱无力,是正气不足的虚证;脉实有力,是邪气亢盛的实证。

(2)推断疾病的进退和预后:久病脉见缓和,是胃气渐复,病退向愈之兆;久病气虚、虚劳、失血、久泻而见洪脉,则多属邪盛正衰之危候。外感热病,热势渐退,见脉象缓和,是将愈之候;若脉急疾,烦躁者则为病进之危候。

5. 常见病脉及主病　疾病反映于脉象的变化,即为病脉。不同的脉标志着不同的病,但不能单纯凭脉象来诊断疾病,须四诊合参。现将临床常见的脉象分述如下。

(1)浮脉

【脉象】轻取即得,重按反减;举之有余,按之不足。

【主病】表证。浮而有力为表实,浮而无力为表虚。

【分析】浮脉主表,反映病邪在经脉肌表的部位,为卫阳与邪气交争,脉气鼓动于外而致。也见于虚证,多因精血亏损,阴不敛阳或气虚不能内守,脉气浮散于外而致。

(2)沉脉

【脉象】轻取不应,重按始得。

【主病】里证。有力为里实,无力为里虚。

【分析】所主里实证可见于气滞血瘀、积聚等,为邪气内郁,气血困阻,阳气被遏,不能浮应于外而致,脉多沉而有力。所主里虚证,为气血不足,阳气衰微,不能运行营气于脉外而致,脉多沉而无力。

(3)迟脉

【脉象】脉来缓慢,一息脉动不足四至(每分钟在60次以下)。

【主病】寒证。有力为实寒证,无力为虚寒证。

【分析】若里虚寒者,多阳气衰微,脉迟而无力;里实寒者,多因阴寒积冷,凝滞阻闭,脉迟而有力。久经体力锻炼者,脉象迟来和缓而有力,为健康之象。

(4)缓脉

【脉象】一息四至,应指徐缓。

【主病】湿证,脾虚。又见于正常人。

【分析】脉势缓慢,懈怠无力,多因湿邪内困或脾虚气血不足所致;若脉来和缓有力,则见于正常人,或为胃气恢复之象。

(5)数脉

【脉象】脉来急促,一息脉来五至以上(每分钟在90次以上)。

【主病】热证。有力为实热,无力为虚热。

【分析】若数而有力,多因邪热鼓动,气盛血涌,血行加速而致;数而无力,甚则数大而空,多因精血不足,虚阳外越所致。

(6)虚脉

【脉象】三部脉举之无力,按之空虚,应指软弱,为无力脉的总称。

【主病】虚证,多见于气血两虚。

【分析】气血不足,气不足以运行血,则脉来无力;血不足以充于脉,则脉道空虚。

(7)实脉

【脉象】脉来坚实,来去俱盛,特点是三部脉举按皆有力。为有力脉的总称。

【主病】实证。

【分析】邪气亢盛,正气不衰,正邪剧烈交争,气血涌盛,脉道坚满而致。

(8)滑脉

【脉象】往来流利,应指圆滑,如盘走珠。

【主病】痰饮,食滞,实热。

【分析】痰食热内滞、邪气壅盛,气实血涌,脉来应指滑利。脉滑和缓者,可见于青壮年的常脉和妇人的孕脉。

（9）涩脉

【脉象】脉细行迟，往来艰涩不畅，有如轻刀刮竹。

【主病】气滞，血瘀，伤精，血少。

【分析】实证脉涩有力，多为有形之邪闭阻气机，脉道不畅而致；虚证脉涩无力，多因阴血亏虚，脉道不充而致。

（10）芤脉

【脉象】浮大中空，如按葱管。

【主病】失血，伤阴。

【分析】为阴血不足，阳气无所依附而浮散于外，故中空无力而浮大。

（11）洪脉

【脉象】脉来如波涛汹涌，来盛去衰。特点是脉阔，且波动大。

【主病】热盛。

【分析】证属实证，乃邪热炽盛，正气抗邪有力，气盛血涌，脉道扩张而致。

（12）细脉

【脉象】脉细如线，应指明显，按之不绝。特点是脉窄，且波动小。

【主病】气血两虚，诸虚劳损；又主伤寒、痛甚及湿证。

【分析】虚证因营血亏虚，脉道不充，血运无力而致。实证暴受寒冷或疼痛，则脉道拘急收缩，细而弦紧。湿邪阻遏脉道则见脉象细缓。

（13）濡脉

【脉象】浮而细软。

【主病】诸虚，又主湿。

【分析】气血亏虚则脉浮而软，阴血不足则脉形细小；湿邪内侵，机体抗邪，气血趋于肌表则脉浮，湿邪压抑脉道，则脉细而软。

（14）弦脉

【脉象】端直体长，如按琴弦。

【主病】肝胆病，诸病，痰饮，疟疾。

【分析】弦为肝脉，以上诸因致使肝失疏泄，气机失常，肝气不柔，脉气劲急，呈现弦脉；老年人脉象多弦硬，为精血亏虚，脉失濡养而致。

（15）紧脉

【脉象】脉来绷紧有力，屈曲不平，左右弹指，如牵绳转索。

【主病】寒证，痛证，宿食。

【分析】寒主收引，受寒则脉道收缩而拘急，故见紧脉；痛证多因寒邪所致，故亦多见紧脉；宿食为邪气内扰，气机阻滞，可见脉道拘急紧张。

（16）代脉

【脉象】脉来迟缓力弱，时发歇止，止有定数，间歇时间较长。

【主病】脏气衰微，痹证，痛证，七情内伤，跌仆损伤。

【分析】虚证多脉代而无力，良久不能自还，为脏气衰微，脉气不复所致；实证多脉代而有力，多为痹证，痛证，七情内伤，跌仆损伤等邪气阻遏脉道，血行涩滞而致。

（17）结脉

【脉象】脉来缓中时止，止无定数。

【主病】阴盛气结，寒痰瘀血，气血虚衰。

【分析】实证者脉实有力，迟中有止，为实邪郁遏，心阳被抑，脉气阻滞而致；虚证者脉虚无力，迟中有止，为气虚血衰，脉气不相顺接所致。

（18）促脉

【脉象】往来急促，数而时止，止无定数。

【主病】阳盛实热，邪实阻滞，脏气衰败。

【分析】实证多为阳盛实热或邪实阻滞，见脉促有力。前者因阳热亢盛，迫动血行而脉数，热灼阴津，津血衰少，致血气不相接续，故脉有歇止；后者由气滞、血瘀、痰饮、食积等有形之邪阻闭气机，脉气不相接续而致；虚证多为脏气衰败，可见脉促无力，多因阴液亏耗，真元衰疲，气血不相顺接而致。

6. **相兼脉及主病**　凡脉象由两种或两种以上复合构成的称为"相兼脉"，也称为"复合脉"。相兼脉象的主病，往往就是脉象主病的综合。见表 2-5。

表 2-5　临床上常见相兼脉象与主病简表

脉象	主病	脉象	主病
浮紧	表寒证	细数	阴虚或血虚有热
浮缓	表虚证	沉数	里热证
浮数	表热证	洪数	气分热盛
浮滑	风痰或表证夹痰湿	弦数	肝热、肝火
沉迟	里寒证	弦滑	肝热夹痰、停食
沉紧	里寒证、痛证	弦迟	寒滞肝脉
沉滑	痰饮、食积	弦紧	寒痛、寒滞肝脉
沉弦	肝郁气滞	弦细	肝肾阴虚、阴虚肝郁
沉涩	阳虚寒凝血瘀	滑数	痰热、湿热、食积
沉细	里虚、气血虚	细涩	血虚夹瘀、精血不足

【按诊】

按诊是医生用手直接触、摸或按、压病人某些部位，以了解局部冷热、润燥、软硬、压痛、肿块或其他异常变化，从而推断疾病部位、性质和病情轻重等情况的一种诊病方法。临床上多先触摸，后按压，由轻到重，由浅入深，先远后近，先上后下地进行诊察。

1. **按胸胁**　主要了解心、肺、肝的病变。前胸高起按之气喘者，为肺胀；胸胁按之胀痛者，多为痰热气结或水饮内停；胁下肿块，多属于气滞血瘀；疟疾日久，胁下痞块为疟母。

2. **按虚里**　虚里位于左乳下心尖搏动处，反映宗气的盛衰。正常者，按之搏动不明显，若按之应手，亦动而不紧，缓而不急。病者，若微动不显，多为宗气内虚；若动而应衣，为宗气外泄；按之弹手，洪而大搏，为危重之象。

3. **按脘腹**　主要审察有无压痛及包块。腹部疼痛，按之痛减，局部柔软者为虚证；按之痛剧，局部坚硬者为实证；右少腹疼痛拒按为肠痈；腹中包块固定不移，痛有定处，按之有形者，称为积，病在血分；若包块往来不定，痛无定处，聚散无常者，称为聚，病属气分。腹部高度胀大，如鼓之状，四肢反瘦，称臌胀，按之如囊裹水者叫水臌；按之无波动感，叩之如鼓者，称气臌。

4. **按肌肤**　主要了解寒热、润燥、肿胀等内容。肌肤灼热为热证；清冷为寒证；湿润多为汗出或津液未伤；干燥者多为无汗或津液已伤；肌肤甲错，为内有瘀血；按之凹陷，应手而起者为气胀，不能即起者为水肿。

5. **按手足**　按手足的冷暖，可判断阳气的盛衰。手足冷凉者属寒证，多为阳虚或阴盛；手足俱热者属热证，多为阴虚或阳盛。手足心热甚于手足背者，多为内伤发热。

（刘勇华）

本节 PPT

第二节　经络与腧穴总论

经络学说是中医学理论体系的重要组成部分,也是针灸及推拿学的理论核心。经络学说一直指导着中医各科的临床实践,尤其是在针灸、推拿等方面有着十分重要的意义,故历代医家都十分重视经络学说。张子和《医学入门》说:不诵十二经络,开口动手便错。腧穴和脏腑、经络之间存在着密切的联系。腧穴有接受刺激、防治疾病的作用。通过在腧穴施以针刺、艾灸等刺激,可以通经脉、调气血,使阴阳平衡、脏腑和调,从而达到扶正祛邪的目的。

一、基本概念

（一）经络

经络,是经脉和络脉的总称,是沟通表里上下,联络脏腑内外,运行气血的通路。经脉贯通上下,沟通内外,是经络系统中纵行的主干。经脉大多循行于人体的深部,且有一定的循行部位,并与一定的脏腑相联属。络脉是经脉别出的分支,循行于浅表部位,有的络脉还显现于体表。络脉纵横交错,网络全身,无处不至,把人体所有的脏腑、器官、孔窍以及皮、肉、筋、骨等组织联结成一个有机整体。

（二）腧穴

腧穴是人体脏腑经络之气血输注于体表的特殊部位。“腧”,有输注、转输之意;“穴”,有孔隙、空窍之意。腧穴在《黄帝内经》中有“节”“会”“气穴”“气府”“骨空”等名称;后世医家又有“孔穴”(《针灸甲乙经》)、“穴道”(《太平圣惠方》)、“腧穴”(《铜人腧穴针灸图经》)和“穴位”(《神灸经纶》)等不同称谓。

需要区别三个名词:“腧穴”,泛指所有穴位;“俞穴”,专指特定穴中的背俞穴;“输穴”,是指五输穴中的第三个穴位。

腧穴与人体的经络、脏腑、气血关系密切。对腧穴施以针刺、艾灸、推拿等刺激,可以治疗相应的脏腑病证;同时,脏腑的病变也可以反映到相应的腧穴。因此,腧穴既是疾病的反应点,又是施术部位。

二、经络的组成

（一）经络系统的组成

经络系统由经脉和络脉组成。其中,经脉包括为十二经脉、奇经八脉,以及附属于十二经脉的十二经别、十二经筋、十二皮部;络脉包括十五络脉、浮络、孙络等。

1. 经脉系统

（1）十二经脉　包括如下四种。

十二正经:包括手三阴经(手太阴肺经、手厥阴心包经、手少阴心经)、手三阳经(手阳明大肠经、手少阳三焦经、手太阳小肠经)、足三阴经(足太阴脾经、足厥阴肝经、足少阴肾经)、足三阳经(足阳明胃经、足少阳胆经、足太阳膀胱经)。

十二经别:十二经脉别出的经脉,它们分别起于四肢,循行于体内,联系脏腑,上出颈项浅部。阳经的经别从本经别出而循行体内,上达头面后,回到本经;阴经的经别从本经别出而循行体内,上达头面后,与互为表里的阳经相合。十二经别既加强了十二经脉中互为表里的两经之间的联系,又加强了某些正经未循行到的器官与形体部位的联系。

Note

十二经筋:十二经脉之气"结、聚、散、络"于筋肉、关节的体系。是十二经脉的附属部分,是十二经脉循行部位上分布于筋肉系统的总称。它有联系百骸,维络周身,主司关节运动的作用。

十二皮部:十二经脉在体表一定部位上的反应区。全身的皮肤是十二经脉的功能活动反映于体表的部位,所以把全身皮肤分为十二个部分,分属于十二经,称为"十二皮部"。

(2)奇经八脉 任脉、督脉、冲脉、带脉、阴跷脉、阳跷脉、阴维脉、阳维脉的总称。其中,任、督、冲脉三条经脉,同起源于小腹,出于会阴,任脉沿前正中线上行至唇下;督脉沿后正中线上行,经头顶正中线,下行至上唇系带;冲脉沿腹部两侧上行,与足少阴肾经并行,因其起源同而循行路径异,称为"一源三歧"。

奇经八脉有统帅、联络和调节全身气血盛衰的作用。其中,任脉为诸阴经交会之脉,具有调节全身阴经经气的作用,称为"阴脉之海";督脉为诸阳经交会之脉,具有调节全身阳经经气的作用,称为"阳脉之海";冲脉为十二经脉交会之脉,具有涵蓄十二经气血的作用,称为"十二经之海""血海";带脉环腰一周,具有约束诸经的作用;阴维脉、阳维脉分别调节六阴经、六阳经的经气,以维持阴阳协调和平衡;阴跷脉、阳跷脉共同调节肢体运动和眼睑的开合。

2. 络脉系统 络脉有别络、孙络、浮络之分。

十五别络:别络共有十五支,包括十二经脉在四肢分出的别络,躯干部的任脉络、督脉络及脾之大络。具有加强表里阴阳两经的联系与调节作用。

孙络:孙络是络脉中最细小的分支。

浮络:浮络是浮行于浅表部位而常浮现的络脉。

三、十二经脉的循行走向与和交接规律

(一)十二经脉的命名

1. 命名原则 内为阴,外为阳:分布于肢体内侧面的经脉为阴经,分布于肢体外侧面的经脉为阳经,一阴一阳构成相对应的表里相合关系。

脏为阴,腑为阳:"藏精气而不泻"者为脏,为阴;"传化物而不藏"者称腑,为阳。每一条阴经隶属于一脏,每一条阳经隶属于一腑。

上为手,下为足:分布于上肢的经脉,在经脉名称之前冠以"手"字;分布于下肢的经脉,在经脉名称之前冠以"足"字。

总之,经脉的命名涵盖了"手足""阴阳""脏腑"三个方面。

2. 具体名称 十二经脉和内脏有直接联系,每一条经脉分别络属一脏或一腑,并以其所属脏腑命名。十二经脉的具体名称是:手太阴肺经、手厥阴心包经、手少阴心经、手阳明大肠经、手少阳三焦经、手太阳小肠经、足太阴脾经、足厥阴肝经、足少阴肾经、足阳明胃经、足少阳胆经、足太阳膀胱经。

(二)十二经脉的循行与分布规律

十二经脉循行于上肢的称为"手经",循行于下肢的称为"足经"。阴经分布在四肢内侧,依次为,太阴在前、厥阴居中、少阴在后;阳经分布在四肢外侧,依次为,阳明在前、少阳居中、太阳在后。在足三阴经循行分布中,内踝尖上8寸以下,足厥阴肝经在前,足太阴脾经在中。

(三)十二经脉的走向和交接规律

十二经脉的走向和交接规律是:十二经脉循行起于胸腹,手三阴经从胸走手,交手三阳经;手三阳经从手走头,交足三阳经;足三阳经从头走足,交足三阴经;足三阴经从足走腹(胸),交手三阴经,如此周而复始,循环无端(图2-6)。

由此可见,阳经与阳经交接在头;阴经和阴经交接在胸腹;阴经和阳经交接在四肢末端。

手足三阴三阳十二经脉,内系六脏(包括心包络)、六腑,构成了六对阴阳表里相合的经络关

系。并且,手三阴交于手三阳,并互为表里;足三阴交于足三阳,并互为表里。它们的表里关系体现在:脏腑相互络属;四肢末端表里交接。所以,十二经脉不但在生理上彼此相通,病理上也相互影响。

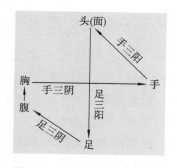

图 2-6　十二经脉走向示意图

四、十二经脉经气的流注次序

十二经脉分布在人体内外,气血在经脉中的运行是循环贯注的。如图 2-7 所示,从手太阴肺经开始,依次传至足厥阴肝经,回到手太阴肺经,首尾相连,如环无端,周流不息。

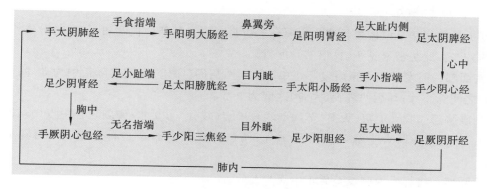

图 2-7　十二经脉的流注次序

五、腧穴的分类

腧穴一般分为经穴、奇穴和阿是穴三类。

(一)经穴

凡属于十二经脉和任脉、督脉的腧穴,总称为"十四经穴",简称"经穴"。经穴分布在十四经循行路线上,具有固定名称、固定位置、确定的数量,有明确的针灸主治证,是腧穴的主要部分。在腧穴的发展过程中,《黄帝内经》记载经穴约 160 个,《针灸甲乙经》记载 349 穴,宋代《铜人腧穴针灸图经》记载 354 穴,明代《针灸大成》记载 359 穴,清代《针灸逢源》记载 361 穴。中华人民共和国国家标准《腧穴名称与定位(GB/T 12346—2006)》中经穴总数为 362 穴(将印堂穴归入督脉)。

(二)奇穴

凡具有固定名称、固定位置和较好的主治功效,但未归入十四经穴范围的一类腧穴,统称为"经外奇穴",简称"奇穴"。奇穴的主治范围比较单一,多数对某些病证有特殊疗效,如四缝穴治疗小儿疳证、定喘穴治疗哮喘等。《奇效良方》将"奇穴"单独立节专论,收载 26 穴;《针灸大成》列"经外奇穴"一门,收集 35 穴;《针灸集成》汇集 144 个奇穴。

(三)阿是穴

阿是穴又称"天应穴""不定穴"等。这一类腧穴无具体名称和固定位置,主要是以压痛点或其他反应点作为刺灸的部位。"阿是"之称,始见于孙思邈的《千金要方》:有阿是之法,言人有病痛,即令捏其上,若里(果)当其处,不问孔穴,即得便快成痛处,即云阿是,灸刺皆验,故曰阿是穴也。

六、腧穴的定位方法

（一）体表解剖标志定位法

体表解剖标志定位法是以人体解剖学的各种体表标志为依据来确定腧穴定位的方法。

1. 固定标志 人体在自然姿势状态下的可见标志，包括由骨节和肌肉所形成的突起或凹陷、五官轮廓、发际、指甲、乳头、肚脐等。如两眉中间取印堂，脐旁 2 寸取天枢等。

2. 活动标志 人体在活动姿势下的可见标志，包括各部的关节、肌肉、肌腱、皮肤，随活动而出现的空隙、凹陷、皱纹、隆起高点等。如取阳溪穴时应将拇指上翘，取拇长、短伸肌腱之间的凹陷处；取听宫穴时，微张口等。

（二）骨度折量定位法

骨度折量定位法是以体表骨节为主要标志折量全周身各部的长度和宽度，定出分寸，用于腧穴定位的方法。此法最早见于《灵枢·骨度》篇。

1. 头面部 前发际正中至后发际正中为 12 寸；眉间（印堂）至前发际正中为 3 寸；两额角发际（头维）之间为 9 寸；耳后两乳突（完骨）之间为 9 寸。

2. 胸腹胁部 胸骨上窝（天突）至胸剑联合中点（歧骨）为 9 寸；胸剑联合中点（歧骨）至脐中为 8 寸；脐中至耻骨联合上缘（曲骨）为 5 寸；两肩胛喙突内侧缘之间为 12 寸；两乳头之间为 8 寸。

3. 背腰部 肩胛骨内侧缘至后正中线为 3 寸。

4. 上肢部 腕掌（背）侧远端横纹至肘横纹（平尺骨鹰嘴）为 12 寸；肘横纹（平尺骨鹰嘴）至腋前、后纹头为 9 寸。

5. 下肢部 耻骨联合上缘至髌底为 18 寸；髌底至髌尖为 2 寸；髌尖（膝中）至内踝尖为 15 寸；胫骨内侧髁下方阴陵泉至内踝尖为 13 寸；股骨大转子至腘横纹（平髌尖）为 19 寸；臀沟至腘横纹为 14 寸；腘横纹（平髌尖）至外踝尖为 16 寸；内踝尖至足底为 3 寸。

（三）指寸定位法

手指同身寸定位法是依据被取穴者的手指所规定的分寸以量取腧穴的方法，又称"手指同身寸定位法"。

1. 中指同身寸 以被取穴者的中指中节桡侧两端纹头（拇指、中指屈曲成环形）之间的距离作为 1 寸。

2. 拇指同身寸 被取穴者拇指的指间关节的宽度作为 1 寸。

3. 横指同身寸 又称"一夫"法，是指被取穴者四指并拢，以其中指中节横纹为准，量取四指的宽度作为 3 寸。

（四）简便取穴法

简便取穴法是临床常用的一种简便易行的取穴方法。如劳宫，半握拳，以中指的指尖切压在掌心的第一横纹上，就是本穴。又如，患者两手臂自然下垂，于股外侧中指尖到达之处取风市穴；两耳角直上连线中点取百会等。

七、腧穴的主治规律与配穴方法

（一）主治规律

十四经脉主治规律见表 2-6。

表 2-6　十四经脉主治规律表

经脉名称		本经主治	两经相同主治	三经相同主治
手三阴经	手太阴经	肺、喉病		胸部病
	手厥阴经	胃、心病	神志病	
	手少阴经	心病		
手三阳经	手阳明经	前额、鼻、口齿病		眼病、咽喉病、热病
	手少阳经	侧头、胁肋病	耳病	
	手太阳经	头后、肩胛、神志病		
足三阳经	足阳明经	前额、口齿、咽喉、胃肠病		神志病、热病
	足少阳经	侧头、耳病、胁肋病	眼病	
	足太阳经	后头、目、项、背、腰、脏腑病		
足三阴经	足太阴经	脾胃疾病		下肢疼痛、前阴病、妇科病
	足厥阴经	肝胆疾病		
	足少阴经	肾、肺、咽喉病		
任督二脉	任脉	具有固脱、回阳、强壮作用	神志病、脏腑病、妇科病	
	督脉	中风、昏迷、热病、头痛病		

（二）配穴方法

配穴方法是在近部选穴、远部选穴、对证选穴基础上，选取主治相同或相近，具有协同增效作用的腧穴配伍应用的方法。配穴时，要处理好主穴与配穴之间的关系，坚持少而精及随症加减的原则。

1. 表里配穴　以经脉的阴阳表里关系为配穴依据的一种配穴法。即阴经病变，可同时在其相表里的阳经取穴；阳经的病变，可同时在其相表里的阴经取穴。如寒邪客于足阳明胃经，经气上逆，可见嗳气、胸闷，取足太阴脾经的太白和足阳明胃经的足三里。这种配穴方法可用于原络配穴，常见病可采用。

2. 远近配穴　根据腧穴的局部作用和远部作用，采取近部选穴和远端选穴相配合使用的一种配穴法。这种配穴方法，局部选穴多位于头胸腹背的躯干部，远端取穴多位于四肢肘膝以下的部位，是《黄帝内经》中标本、根结理论的具体应用。如《灵枢》中治疗"大肠胀气"，因气上冲胸而见气喘，取穴气海、上巨虚、足三里等。这种配穴方法在后世的成方中更是屡见不鲜，如治眼病，取睛明、合谷、光明；治牙龈肿痛，取颊车、合谷、足临泣等。

3. 前后配穴　选取前后部位腧穴配伍成方的配穴方法。《灵枢·官针》所指的"偶刺"法及俞募配穴法等均属于此法范畴。临床上通常采用俞募配穴法，即取胸腹部的募穴和背腰部的俞穴相配合应用。俞募配穴法的基本原则是"从阳引阴，从阴引阳"。临证时，不一定局限于俞穴、募穴，其他经穴亦可采用。如胃痛，背部取胃仓，腹部取梁门。

4. 上下配穴　泛指机体上部腧穴与下部腧穴配合应用。上部是指上肢和腰部以上；下部是指下肢和腰部以下。如胃痛，上肢取内关，下肢取足三里；咽喉痛、牙痛，上肢取合谷，下肢取内庭等。

5. 同名经配穴　按照中医"同气相通"理论，以手足同名经腧穴相配的方法。如，牙痛可取手阳明经的合谷配足阳明经的内庭；头痛取手太阳经的后溪配足太阳经的昆仑等。

八、经络与腧穴的作用

（一）经络的作用

1. 联系脏腑、沟通内外 由于十二经脉及其分支的纵横交错，入里出表，通上达下，相互络属于脏腑，奇经八脉联系沟通十二正经，十二经筋、十二皮部联络筋脉皮肉，从而使人体的各个脏腑组织器官有机地联系了起来，构成了一个表里、上下彼此之间紧密联系、协调共济的统一体。

2. 通行气血、营养全身 人体各脏腑组织器官要维持其正常的生理活动，必须依靠气血的濡养，而气血能通达全身，发挥其营养脏腑组织器官、抗御外邪保卫机体作用，又必须依赖于经络的传注。故《灵枢·本脏》曰：经脉者，所以行血气而营阴阳，濡筋骨，利关节者也。

3. 传导感应、调整脏腑 经络是人体各组成部分之间的信息传导网，当肌表受到某种刺激时，刺激量就沿着经脉传于体内有关脏腑，使该脏腑的功能发生变化，从而达到疏通气血和调整脏腑功能的目的。脏腑功能活动的变化也可通过经络而反映于体表，如针刺"得气"就是经络感传表现。

（二）腧穴的主治作用

1. 近治作用 所有腧穴都能治疗其所在部位及邻近部位的病证。例如，眼睛附近的穴位如睛明、承泣、攒竹、瞳子髎等均能治疗眼疾；胃脘部的穴位如中脘、建里、梁门等均能治疗胃病；膝关节周围的穴位如内膝眼、阳陵泉、犊鼻等均能治疗膝关节痛。

2. 远治作用 腧穴不仅能治疗局部病证，还能治疗本经循行所过的远隔部位的病证。这是经穴尤其是十二经脉在四肢肘膝关节以下的腧穴的主治特点，是"经脉所过，主治所及"规律的反映。《四总穴歌》所说的"肚腹三里留，腰背委中求，头项寻列缺，面口合谷收"，就是腧穴远治作用的具体运用。

3. 特殊作用 某些腧穴具有双向良性调整作用，或相对的特异性作用。大多数穴位都可以针对机体的不同状态，起双向调整作用，如泄泻时，针刺天枢能止泻，便秘时，针刺则能通便；心动过速时，针刺内关能减慢心率，心动过缓时，针刺可加快心率。有些穴位在主治作用上具有相对的特异性，如大椎穴退热、至阴穴矫正胎位等。

当人体发生疾病时，出现气血不和及阴阳偏胜偏衰的证候，可运用针刺、艾灸等治法以激发经络的调节作用，以"泻其有余，补其不足，阴阳平复"。实验证明，针刺有关经络的穴位，对各脏腑、阴阳偏胜偏衰具有双向良性调节作用，即原来亢进的可使之抑制，原来抑制的可使之兴奋，从而达到脏腑功能协调。

九、特定穴

十四经穴中，有一部分腧穴除了具有经穴的共同主治特点之外，还有特殊的性能和治疗作用，称为"特定穴"。特定穴是临床最常用的腧穴。

（一）五输穴

五输穴是指十二经脉在肘、膝关节以下的井、荥、输、经、合穴。每经 5 穴，共 60 穴。

五输穴首见于《黄帝内经》。《灵枢·九针十二原》言：所出为井，所溜为荥，所注为输，所行为经，所入为合。《灵枢·本输》指出了除心经以外的 11 条经脉五输穴的位置。《难经·六十二难》等进一步详细说明了五输穴的阴阳五行属性，指出了五输穴的主治病症，记载了补母泻子、刺井泻荥等针法。《针灸甲乙经》又补充了心经的五输穴。

《灵枢·本输》篇记载了阴阳经井穴的五行属性。《难经·六十四难》记述了五输穴的全部五行属性：阴井木，阳井金；阴荥火，阳荥水；阴俞土，阳俞木；阴经金，阳经火；阴合水，阳合土。最早明确提出五输穴主治作用的首推《难经·六十八难》，篇中载：井主心下满，荥主身热，俞主体重节痛,经主喘咳寒热,合主逆气而泄。这对后世有很大的影响。某些五输穴具有明显的相对特异性,为临床所常用。如至阴转胎,少商治喉痹,少泽通乳,隐白止崩漏,太渊治无脉证,间使治疟疾,复溜治汗证,支沟治便秘,委中治腰痛等。

《难经·六十六难》根据五行相生相克规律,结合脏腑的五行属性和五输穴的五行属性,提出了"虚则补其母,实则泻其子"的取穴原则(表 2-7)。

附:五输穴歌

少商鱼际与太渊,经渠尺泽肺相连。商阳二三间合谷,阳溪曲池大肠牵。
厉兑内庭陷谷胃,冲阳解溪三里连。隐白大都足太阴,太白商丘阴陵泉。
少冲少府属于心,神门灵道少海寻。少泽前谷后溪腕,阳谷小海小肠经。
至阴通谷束京骨,昆仑委中膀胱经。涌泉然谷太溪肾,复溜阴谷足少阴。
中冲劳宫心包络,大陵间使曲泽寻。关冲液门中渚焦,阳池支沟天井言。
窍阴侠溪临泣胆,丘墟阳辅阳陵泉。大敦行间足厥阴,太冲中封与曲泉。

表 2-7　五输穴五行配属表

	经脉	井(木)	荥(火)	输(土)	经(金)	合(水)
手三阴	手太阴肺经(金)	少商	鱼际	太渊	经渠	尺泽
	手厥阴心包经(君火)	中冲	劳宫	大陵	间使	曲泽
	手少阴心经(火)	少冲	少府	神门	灵道	少海
足三阴	足太阴脾经(土)	隐白	大都	太白	商丘	阴陵泉
	足厥阴肝经(木)	大敦	行间	太冲	中封	曲泉
	足少阴肾经(水)	涌泉	然谷	太溪	复溜	阴谷
	经脉	井(金)	荥(水)	输(木)	经(火)	合(土)
手三阳	手阳明大肠经(金)	商阳	二间	三间	阳溪	曲池
	手少阳三焦经(相火)	关冲	液门	中渚	支沟	天井
	手太阳小肠经(火)	少泽	前谷	后溪	阳谷	小海
足三阳	足阳明胃经(土)	厉兑	内庭	陷谷	解溪	足三里
	足少阳胆经(木)	足窍阴	侠溪	足临泣	阳辅	阳陵泉
	足太阳膀胱经(水)	至阴	足通谷	束骨	昆仑	委中

(二)俞穴、募穴

俞穴是脏腑经气输注于背部的腧穴,又称背俞穴,各脏腑均有 1 个,共 12 个。募穴是脏腑经气结聚于胸腹部的腧穴,又称腹募穴,各脏腑也均有 1 个,共 12 个。募,意为结聚,说明募穴是脏腑经气汇集于胸腹部的腧穴。由于两者均与某一脏腑在生理功能、病理变化方面有密切联系,其主治作用具有相同之处,临床应用时常同时配合使用。

背俞穴在背部膀胱经第一侧线上的分布,大体依脏腑位置上下排列,分别冠以脏腑之名。自上而下为肺俞、厥阴俞、心俞、肝俞、胆俞、脾俞、胃俞、三焦俞、肾俞、大肠俞、小肠俞、膀胱俞。背俞穴首见于《灵枢·背腧》。

募穴皆位于胸腹部。脏腑之募穴大部分不在本经上,而是依脏腑所在部位而定,多在各脏腑的附近,其具体分布如下。位于任脉者有 6 个:心募巨阙穴,小肠募关元穴,心包募膻中穴,三焦募石门穴,胃募中脘穴,膀胱募中极穴。位于肝经者有肝募期门穴、脾募章门穴。位于胆经者有胆募日月穴、肾募京门穴。位于胃经者有大肠募天枢穴。位于肺经者有肺募中府穴。位于任脉上者是单穴,余皆为双穴。募穴,首见于《素问·奇病论》。

病邪侵入脏腑,相应的俞、募穴会出现特殊反应,可据此诊察疾病。《黄帝内经》记载:"按之快然""按之热气甚""应手如痛""按其处,应在中而痛解""陷"等等,都是诊察脏腑疾病的客观依据。近代用背俞穴诊察疾病,除沿用"经穴触诊法"外,还使用穴位温度、红外成像技术、皮肤电现象等现代科学技术,弥补了经穴触诊法存在经验差异的不足,给临床准确运用背俞穴治疗疾病提供了可靠指征。

俞、募不仅可以用于诊断疾病,更重要的是用于治疗疾病。《灵枢·五邪》记载:邪在肺……取之膺中外腧,背三节五藏之旁。《针灸甲乙经》记载:胸中有热,支满不嗜食,汗不出,腰脊痛,肺俞主之。窦汉卿《标幽赋》说:岂不闻脏腑病,而求门、海、俞、募之微。

（三）原穴

原穴是脏腑原气经过和留止的部位,多位于腕、踝关节附近,十二经脉各有1个原穴,故也称十二原。临床上主要用于诊断和治疗本脏腑疾患（表2-8）。

原气最早见于《难经·三十六难》:命门者,谓精神之所舍,原气之所系也。原穴通过三焦之气与肾间动气相贯通,因此十二原穴对人体有至关重要的作用。十二原穴的有关内容最早见于《灵枢·九针十二原》,载有"五脏有疾,当取之十二原,十二原者,五脏之所以禀三百六十五节气味也。……凡此十二原者,主治五脏六腑之有疾者也。"

表 2-8　十二经原穴表

经脉（阴经）	原　穴		经脉（阳经）
手太阴肺经	太渊	合谷	手阳明大肠经
手少阴心经	神门	腕骨	手太阳小肠经
手厥阴心包经	大陵	阳池	手少阳三焦经
足太阴脾经	太白	冲阳	足阳明胃经
足少阴肾经	太溪	京骨	足太阳膀胱经
足厥阴肝经	太冲	丘墟	足少阳胆经

根据原穴部位的反应,可以推断脏腑功能的盛衰。如心肌炎,在大陵穴有压痛;肾炎,在太溪穴有压痛等。原穴的主治特点在于既可泻实,又可补虚。因针刺原穴可使三焦的原穴通达,从而发挥卫护正气抵御外邪的作用,即原穴有调整脏腑经络虚实的功能,临床上不仅用于实证,也多用于虚证,治疗范围很广泛。《灵枢·九针十二原》言:五脏有疾,当取之十二原。《难经·六十六难》言:五脏六腑之有病者,皆取其原也。所以一切与脏腑有关的病症,如脏腑本身病症,与脏腑相关的器官、肢体病症,无论是虚证、实证、热证、寒证、表证、里证、急性病、慢性病都可以用相应的原穴来治疗。

（四）络穴

十五络脉从本经分出的部位各有一个腧穴,称为络穴,络穴是络脉别出经脉的部位。"络",有联络、散布之意。络穴的内容首载于《灵枢·经脉》。十二经脉各有一个络穴,加上任脉络穴鸠尾、督脉络穴长强和脾之大络大包,总称十五络穴。

十二经的络脉从本经肘膝关节以下的络穴别出后,阴经络脉走向其相表里的阳经经脉,阳经络脉走向其互为表里的阴经经脉,阴阳经的络脉相互双重交通连接,络脉加强了肢体部表里经的联系。任脉从鸠尾别出散布腹部;督脉从长强别出,散布头部,并别走足太阳经;脾之大络从大包别出散布胸胁,加强了人体前后、两侧的统一性。

（五）八脉交会穴

八脉交会穴是指奇经八脉与十二正经脉气相通的8个腧穴。八脉交会穴即公孙、内关、足临泣、外关、后溪、申脉、列缺、照海 8 个腧穴,均位于肘膝关节以下。

八脉交会穴又称为"交经八穴",穴名首见于宋子华《流经八穴》,此书已亡佚,其内容被窦汉卿收集在《针经指南》中,故有人称之为"窦氏八穴"。明代刘纯《医经小学卷之三》首载"经脉交会八穴"一首:公孙冲脉胃心胸,内关阴维下总同。临泣胆经连带脉,阳维目锐外关逢。后溪督脉内眦颈,申脉阳跷络亦通。列缺任脉行肺系,阴跷照海膈喉咙。徐凤在八穴的临床应用方面做出了突出贡献,在《针灸大全》中首次提出了"八脉交会八穴"的名称,并明确说明了"灵龟八法"和"飞腾八法"两种"按时配穴法"在针灸临床上的具体使用方法。

八脉交会穴之所以能治疗多种疾病,主要在于八穴与奇经八脉存在着特殊的交会关系。正因为八脉交会穴与八脉相交会,也就决定了此八穴治疗范围广,作用显著。《针经指南》载有主证200多种,这是由八穴的特殊性所决定的(表 2-9)。

表 2-9　八脉交会穴单穴治疗病症表

穴位	所属经脉	所通奇经	主治范围	病症举例
公孙	足太阴脾经	冲脉	脾经、胃经、足太阴络脉、冲脉的病症、其他病症	脾胃肠肝胆病、神志病、心肺系病、妇女病、五官病、四肢体表的病
内关	手厥阴心包经	阴维	心包经、心经、三焦经、手厥阴络脉、阴维脉病症,是治疗心胸病的要穴	心系病、神志病、脾胃肠病、肝胆病、肺系病、妇女病、五官病
列缺	手太阴肺经	任脉	手太阴肺经、手太阴络脉、手阳明大肠经、任脉病症	肺系病、神志病、脾胃肠及肝胆病、膀胱肾病、妇女病、五官病
照海	足少阴肾经	阴跷脉	足少阴肾经、阴跷脉病症	肾膀胱病、神志病、五官病、心肺系病、脾胃肝胆病、妇女病等
外关	手少阳三焦经	阳维脉	三焦经、心包经、手少阳络脉、阳维脉病症	四肢体表病、神志病、五官病、脾胃肠病等
足临泣	足少阳胆经	带脉	胆经、带脉病症	四肢体表病、五官病、妇女病、神志病、肾膀胱病、肝胆病
后溪	手太阳小肠经	督脉	手太阳小肠经、督脉病症	神志病、内肢体表病、五官病
申脉	足太阳膀胱经	阳跷	足太阳膀胱经、阳跷病症	神志病、筋肉病

附:八脉交会穴歌

公孙冲脉胃心胸,内关阴维下总同。临泣胆经连带脉,阳维目锐外关逢。

后溪督脉内眦颈,申脉阳跷络亦通。列缺任脉行肺系,阴跷照海膈喉咙。

(六) 八会穴

八会穴是脏、腑、气、血、筋、脉、骨、髓八者的精气在运行过程中的会聚点,是十四经中具有特殊治疗作用的一类腧穴。八会穴是根据人体生理情况和穴位的主治特点命名的,其中髓会、脉会、骨会与奇恒之腑有关。八会穴首见于《难经·四十五难》(表 2-10)。

表 2-10　八会穴表

八会穴		所属经脉		八会穴	
脏会	章门	足厥阴肝经	足少阳胆经	阳陵泉	筋会
腑会	中脘	任脉	手太阴肺经	太渊	脉会

续表

八会穴		所属经脉		八会穴	
气会	膻中	任脉	足太阳膀胱经	大杼	骨会
血会	膈俞	足太阳膀胱经	足少阳胆经	绝骨	髓会

八会穴的临床应用主要在治疗方面。这 8 个穴位虽属于不同的经脉,但对于各自所会的脏、腑、气、血、筋、脉、骨、髓相关的病症有特殊的治疗作用,临床上常把其作为治疗这些病症的主要穴位。如六腑之病可以选中脘,筋病可以选阳陵泉等。

(七)郄穴

"郄"有空隙之意,是各经之气深聚的部位。郄穴的穴名和位置,首载于《针灸甲乙经》,共 16 穴。从郄穴的分布来看,大多分布于四肢肘膝关节以下,只有胃经郄穴梁丘位于膝上(表 2-11)。

表 2-11 郄穴表

阴 经	郄	穴	阳 经
手太阴肺经	孔最	温溜	手阳明大肠经
手少阴心经	阴郄	养老	手太阳小肠经
手厥阴心包经	郄门	会宗	手少阳三焦经
足太阴脾经	地机	梁丘	足阳明胃经
足少阴肾经	水泉	金门	足太阳膀胱经
足厥阴肝经	中都	外丘	足少阳胆经
阴维脉	筑宾	交信	阴跷脉
阳维脉	阳交	跗阳	阳跷脉

郄穴的主治特点:一是擅治本经循行部位及所属脏腑的急性病证,尤其是急性疼痛;二是治疗出血证。郄穴反应病候较快,是急性病反应很明显的腧穴,因而对脏腑急病的诊断有积极意义。如:胃脘部急性疼痛,梁丘、中脘常有压痛;胆病,外丘、胆俞有压痛;心悸、心痛,郄门、神堂有压痛;痔疮,孔最、大肠俞有压痛;急性胸膜炎,郄门有压痛;急性乳腺炎梁丘有压痛。

(八)下合穴

下合穴是指手足三阳六腑之气下合于足三阳经的 6 个腧穴,又称六腑下合穴,也有称六合穴的。具体是:大肠经的下合穴是上巨虚;小肠经的下合穴是下巨虚;三焦经的下合穴是委阳;膀胱经的下合穴是委中;胃经的下合穴是足三里;胆经的下合穴是阳陵泉。

(九)交会穴

交会穴是指两经或两经以上的经脉交叉、会合部位的腧穴,其基本特点就是一穴同会数经,其中腧穴所属的一条经脉称为本经,相交会的经称为他经或邻经。

交会穴始见于《黄帝内经》,如《灵枢·寒热病》篇:三结交者,阳明、太阴也,脐下三寸关元也;《灵枢·经脉》篇:胃足阳明之脉……上耳前,过客主人……。"客主人"是足少阳胆经的腧穴,又名"上关"。

交会穴分布范围较广,它反映了经脉之间相互交会的直接联系,进一步说明了经脉联系的系统性和分布的复杂性。

(肖文冲)

第三节　经络与腧穴各论

一、任脉

（一）循行与分布

起于小腹内,下出会阴,向前上行经阴毛部,沿前正中线向上到达咽喉部,再上行环绕口唇,经面部进入目眶下,进入目框,联系于目。

本经腧穴,起于会阴,止于承浆,共 24 个腧穴(图 2-8)。

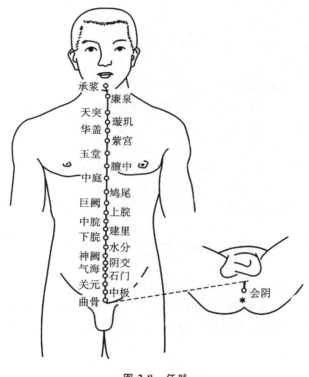

图 2-8　任脉

（二）主治病症

本经腧穴主治腹胸颈头面的局部病症及相应的内脏器官病症,部分腧穴还具有强壮作用和治疗神志病。

（三）常用腧穴

1. 中极　膀胱募穴

【定位】仰卧位。在下腹部,前正中线上,脐中下 4 寸。

【主治】癃闭,水肿,带下,阳痿,痛经,月经不调,崩漏,小便频数,小腹痛,疝气。

【操作】直刺 0.5～1 寸,需嘱患者排空膀胱后进行针刺,如患者神志不清,只可进行平刺,孕妇禁针;可灸。

2. 关元　小肠募穴

【定位】仰卧位,在小腹部,前正中线上,当脐中下 3 寸。

【主治】少腹虚寒冷痛,遗精,阳痿,早泄,尿闭,尿频,痛经,中风脱证,羸瘦无力,神经衰弱,小儿单纯性消化不良。此外,本穴具有壮阳之功效,冬至之日可以灸之。

【操作】直刺0.5～1寸,需嘱患者排空膀胱后进行针刺,如患者神志不清,只可平刺,孕妇禁针。可灸。

3. 气海　肓之募穴

【定位】仰卧位。在小腹部,前正中线上,脐中下1.5寸。

【主治】月经不调,痛经,带下,遗尿,小便频数,癃闭,中风脱证,气喘,肢体羸瘦,四肢无力,失眠,健忘。

【操作】直刺0.5～1寸,需嘱患者排空膀胱后进行针刺,如患者神志不清,只可平刺,孕妇禁针。可灸。

4. 神阙

【定位】仰卧位。在腹中,脐中央。

【主治】虚寒泄泻。

【操作】禁针,可灸,多用隔盐灸或者艾条灸。

5. 中脘　胃募穴,腑会穴

【定位】仰卧位。在上腹部,前正中线上,当脐中上4寸。

【主治】胃痛,腹痛,腹胀,反胃,食谷不化,肠鸣泄泻,便秘,胃炎,胃下垂,食物中毒。

【操作】直刺0.8～1.2寸,可灸。

6. 膻中　心包募穴,气会穴

【定位】仰卧位。在胸部,前正中线上,距锁骨中线4寸,平第四肋间隙,即两乳头连线的中点。

【主治】胸闷气塞,气短,气喘,咳嗽,心悸,心烦,心痛,产妇乳少。支气管哮喘,肋间神经痛,乳腺炎。

【操作】直刺0.3～0.5寸,或平刺,向着病灶方向进针,可灸。

7. 天突

【定位】仰靠坐位。在颈部,当前正中线上,胸骨上窝中央。

【主治】咳嗽,哮喘,失音,咽喉肿痛,梅核气。支气管哮喘,喉炎,咽炎,扁桃体炎。

【操作】先直刺,当针尖超过胸骨柄内缘后,即向下沿胸骨柄后缘缓慢向下刺入0.5～1寸,可灸。

8. 廉泉

【定位】仰靠坐位。在颈部,前正中线上,喉结上方,舌骨上缘凹陷中。

【主治】暴喑,中风失语,喉痹,舌下肿痛,舌炎,声带麻痹。

【操作】针尖向咽喉部刺入0.5～1寸。

9. 承浆

【定位】仰靠坐位。在面部,当颏唇沟的正中凹陷处。

【主治】口角歪斜,流涎,齿痛,面肿,面瘫。癔病性失语。

【操作】斜刺0.3～0.5寸,可灸。

二、督脉

(一) 循行与分布

起于小腹内,下出于会阴部,向后行于脊柱的内部,上达项后,进入脑内,上行巅顶,沿前额下行鼻柱,止于上齿龈。

本经腧穴,起于长强,止于龈交,共28个腧穴(图2-9)。

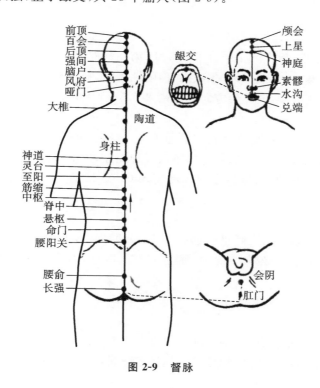

图 2-9 督脉

(二)主治病症

本经腧穴主治腰骶、背、头项,局部病症,神志病,相关脏腑疾病。

(三)常用腧穴

1. 长强

【定位】胸膝位。在尾骨下端,当尾骨端与肛门连线的中点处。

【主治】痔疾,便秘,泄泻,脱肛,癔病。

【操作】斜刺,针尖向上与骶骨平行刺入0.5~1寸。不得刺穿直肠,以防感染。不灸。

2. 腰阳关

【定位】俯卧位。在腰部,后正中线上,第四腰椎棘突下凹陷中。

【主治】腰骶虚寒冷痛,下肢痿痹,月经不调,赤白带下,遗精,阳痿,便血。腰骶神经痛,坐骨神经痛,类风湿。

【操作】直刺0.5~1寸,可灸。

3. 命门

【定位】俯卧位。在腰部,后正中线上,第二腰椎棘突下凹陷中。

【主治】虚寒腰痛,遗尿,尿频,泄泻,遗精,阳痿,赤白带下,月经不调,胃下垂,性功能低下。

【操作】直刺0.5~1寸,可灸。

4. 至阳

【定位】俯卧位。在背部,后正中线上,第七胸椎棘突下凹陷中。

【主治】腰背疼痛,胸胁胀痛,黄疸,胃痛,肋间神经炎。

【操作】斜刺0.5~1寸,可灸。

5. 大椎

【定位】俯伏坐位。后正中线上,第七颈椎棘突下凹陷中。

【主治】颈项强直,肩颈疼痛,颈椎病,落枕,咳嗽气喘,感冒。

【操作】斜刺 0.5～1 寸,可灸。

6. 哑门

【定位】坐位。在项部,后发际正中直上 0.5 寸,第一颈椎下。

【主治】中风失语,暴喑,舌强不语,颈项强直,脑性瘫痪,脑膜炎,脊髓炎。

【操作】伏案正坐,头前倾,向鼻尖方向缓慢刺入 0.5～1 寸,可灸。

7. 风府

【定位】正坐位。在项部,当后发际正中直上 1 寸,两侧斜方肌之间凹陷处。

【主治】舌强不语,失音,头痛,颈项强直,颈项部神经痛,项部肌肉疼痛。

【操作】伏案正坐,头前倾,向鼻尖方向缓慢刺入 0.5～1 寸。针尖可向上,以免刺入枕骨大孔,以免误伤延髓。可灸。

8. 百会

【定位】坐位。在头部,当前发际正中直上 5 寸,或两耳连线的中点处。

【主治】头痛,头胀,健忘,眩晕,神志病,脱肛,泄泻,喘息,内脏下垂,脑供血不足,休克,中风偏瘫,不语。

【操作】平刺 0.5～0.8 寸,可灸。

9. 神庭

【定位】仰靠坐位。在前额部,当前发际正中直上 0.5 寸。

【主治】前额痛,眩晕,癫狂痫症,惊悸,失眠,目赤肿痛,雀目,记忆力减退。

【操作】平刺 0.3～0.5 寸,可灸。

10. 印堂

【定位】在前额部,当两眉头连线的中点。

【主治】头痛,头晕,鼻渊,目赤肿痛,前额头痛,眉棱骨痛。

【操作】向下平刺 0.3～0.5 寸,或三棱针点刺出血,可灸。

11. 水沟

【定位】仰靠坐位。面部,当人中沟的上 1/3 与中 1/3 交点处。

【主治】中风,牙关紧闭,口眼歪斜,齿痛,鼻塞,闪挫腰痛,昏迷,晕厥,抽搐,偏身水肿,虚脱,休克,面神经麻痹,癔病。

【操作】向上斜刺 0.3～0.5 寸,不灸。

12. 龈交

【定位】坐位。在上唇内唇系带与上齿龈的相接处。

【主治】牙龈肿痛,口臭,牙关紧闭,牙龈出血,颊肿,腰扭伤,颈项强直。

【操作】向上斜刺 0.2～0.3 寸,不可灸。

三、手太阴肺经

(一) 循行与分布

从胃部开始,向下联络大肠,上行沿着胃口过膈,入属肺脏,从肺系横向侧胸上部浅出体表,出腋沿上臂内侧下行,行于少阴和厥阴之前,经肘窝入寸口,沿大鱼际边缘,出拇指内侧端。

手腕后方的一条支脉,从腕后高骨出分出,走向食指桡侧端,与手阳明经交接。

本经腧穴,起于中府,止于少商,左右各 11 个穴位(图 2-10)。

(二) 主治病症

本经腧穴主治咳嗽,气喘等肺系疾患以及热病,经脉循行部位的其他病症。

手太阴
肺经视频

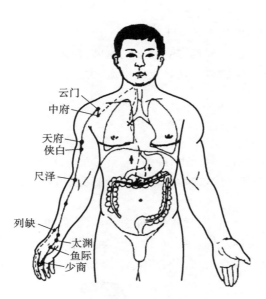

图 2-10　手太阴肺经

（三）常用腧穴

1. 中府　肺募穴

【定位】正坐或仰卧。在胸前壁的外上方,平第 1 肋间隙,距前正中线 6 寸。

【主治】咳嗽,气喘,咯血,胸痛,胸中烦满等肺部疾病,肩背痛,上臂不能举。

【操作】向外斜刺 0.5～0.8 寸,不可直刺,以防刺伤肺脏,可灸。

2. 尺泽　合穴

【定位】仰掌,微屈肘。在肘横纹中,肱二头肌腱桡侧凹陷处。

【主治】咳嗽,气喘,咯血,胸部胀满,肘臂挛痛,吐泻,小儿惊风。

【操作】直刺 0.5～0.8 寸,或用三棱针点刺出血,可灸。

3. 孔最　郄穴

【定位】微屈肘,仰掌。在前臂掌面桡侧,尺泽和太渊连线上,腕横纹上 7 寸。

【主治】咯血,咳嗽,气喘,咽喉肿痛,支气管炎,肘臂挛痛,麻木。

【操作】直刺 0.5～0.8 寸,可灸。

4. 列缺　络穴,八脉交会穴

【定位】微屈肘,仰掌。在前臂桡侧,桡骨茎突上方,腕横纹上 1.5 寸。当肱桡肌和拇长展肌腱之间。

【主治】咳嗽,气喘,咽喉肿痛,掌中热,上肢不遂,口眼歪斜,颈项强痛,颈椎病,神经性头痛。

【操作】向肘部斜刺 0.2～0.3 寸,可灸。

5. 太渊　输穴,原穴,八会穴之脉会

【定位】仰掌。在腕掌侧横纹桡侧,桡动脉桡侧凹陷中。

【主治】咳嗽,气喘,咳血,无脉证,腕臂疼痛。

【操作】直刺 0.2～0.3 寸,可灸。

6. 鱼际　荥穴

【定位】自然半握拳。在拇指本节后凹陷中,当第 1 掌骨中点桡侧,赤白肉际处。

【主治】咳嗽,咳血,气喘胸痛,身热,掌心热,肺炎,扁桃体炎,小儿单纯性消化不良。

【操作】直刺 0.5～0.8 寸,可灸。

7. 少商　井穴

【定位】在拇指末节桡侧，距指甲角 0.1 寸。

【主治】咽喉肿痛，咳嗽，气喘，喉痹，热病，小儿惊风，昏迷，中暑呕吐。

【操作】向腕平刺 0.2～0.3 寸，或三棱针点刺出血，可灸。

四、手阳明大肠经

（一）循行与分布

从食指桡侧端开始，沿食指桡侧向上，经第一、第二掌骨之间，入拇长伸肌腱和拇短伸肌腱之间，沿上肢外侧上缘，到肩关节前缘，向后倒第七颈椎棘突下，再向前入缺盆，联络肺脏，过膈，入属大肠。

其上行支脉，从锁骨上窝分出，上行颈部，过面颊，入下齿龈中，出挟口两旁，沿上唇左边的经脉交到右侧去，右边的经脉走向左侧，再上行挟鼻到鼻翼两旁，再向上交于足阳明经。

本经腧穴起于商阳，止于迎香，左右各 20 个穴位（图 2-11）。

手阳明
大肠经视频

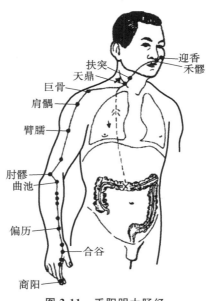

图 2-11　手阳明大肠经

（二）主治病症

本经腧穴主治头面部疾病、五官病、热病，肠胃病及经脉循行部位的其他病症。

（三）常用腧穴

1. 商阳　井穴

【定位】伸指，在食指桡侧末节，指甲角旁开 0.1 寸。

【主治】咽喉肿痛，下齿痛，热病，中风昏迷，咳喘，青盲，食指麻木。

【操作】向上斜刺 0.1～0.3 寸，或点刺出血，可灸。

2. 合谷　原穴

【定位】侧腕，自然半握拳。在手背，第一、二掌骨间，第二掌骨桡侧凹陷中。

【主治】头痛，眩晕，面肿，目赤肿痛，口眼歪斜，痄腮，脘腹疼痛，便秘，泄泻，恶寒发热，无汗或多汗，难产，滞产，手指屈伸不利，疼痛。

【操作】直刺 0.5～1.0 寸，可灸。

3. 阳溪　经穴

【定位】侧腕对掌，在腕背横纹桡侧，拇指外展后伸时，当拇短伸肌腱和拇长伸肌腱之间的凹

Note

陷中。

【主治】疼痛,耳鸣,耳聋,咽喉肿痛,齿痛,热病心烦,目赤,桡骨茎突狭窄性腱鞘炎,腕臂痛。

【操作】直刺 0.3～0.5 寸,可灸。

4. 偏历　络穴

【定位】侧腕对掌,屈肘,在前臂背面桡侧,当阳溪与曲池连线上,腕横纹上 3 寸。

【主治】耳鸣,耳聋,口眼歪斜,目赤肿痛,便秘,泄泻,水肿,肩臂肘腕疼痛。

【操作】斜刺 0.3～0.5 寸,可灸。

5. 手三里

【定位】侧腕对掌,在前臂背面桡侧,当阳溪与曲池连线上,肘横纹下 2 寸。

【主治】齿痛,颊肿,腹痛,泄泻,便秘,手臂疼痛,麻木,屈伸不利。

【操作】直刺 1.0～1.5 寸,可灸。

6. 曲池　合穴

【定位】屈肘,当尺泽和肱骨外上髁连线的中点处。

【主治】腹痛,腹胀,吐泻,痢疾,丹毒,热病,心中烦满,咽喉肿痛,齿痛,目赤肿痛,高血压。

【操作】直刺 1.0～1.5 寸,可灸。

7. 臂臑

【定位】上臂自然下垂,在臂外侧,三角肌止点处,当曲池与肩髃连线上,曲池穴上 7 寸。

【主治】颈项强痛,齿痛,目疾,肩臂疼痛,麻木,屈伸不利,肩关节周围炎。

【操作】直刺 1.0～1.5 寸,可灸。

8. 肩髃

【定位】上臂外展,在肩部,三角肌上,臂外展或向前平伸,当肩峰下方凹陷处。

【主治】肩部疼痛,屈伸不利,上肢不遂,中风偏瘫。

【操作】直刺 0.5～1.0 寸,可灸。

9. 迎香

【定位】在面部,鼻唇沟中,鼻翼外缘中点旁。

【主治】鼻塞,鼻渊,不闻香臭,鼻衄,齿痛,颊肿,口眼歪斜。

【操作】直刺或斜刺 0.3～0.5 寸,可灸。

五、足阳明胃经

(一) 循行与分布

起于鼻翼两旁,在鼻根部左右侧交会,上行至目内眦与足太阳经交会,向下沿鼻外侧入上齿龈中,复出环绕口唇,向下交会与颏唇沟,再向后沿腮部出于下颌大迎处,沿下颌角上行至耳前,经上关,沿发际,到达前额。

其面部支脉,从大迎下行走人迎,沿着喉咙,进入缺盆,向下过膈,属胃络脾。

其缺盆部直行经脉,经乳头,向下挟脐旁,入少腹两侧。

胃下口部支脉,沿着腹里向下到气冲会合,由此下行至髀关,抵伏兔,过髌骨,沿胫骨外侧前缘,下经足跗,入第 2 足趾外侧端。

胫部支脉,从膝下 3 寸处分出,入足中趾外侧。

足跗部支脉,从足跗分出,进入足大趾内侧端,与足太阴经相交接。

本经腧穴起于承泣,止于历兑,左右各 45 个穴位(图 2-12)。

(二) 主治病症

本经腧穴主治胃肠病,头面五官疾病,神志病,热病以及经脉所循行部位的其他病症。

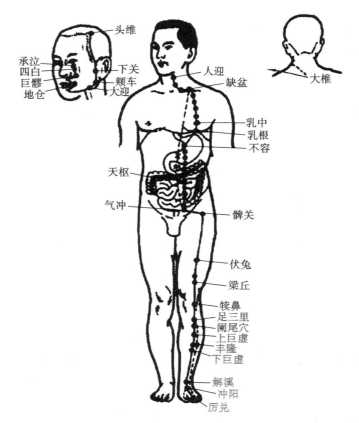

图 2-12 足阳明胃经

（三）常用腧穴

1. 承泣

【定位】在面部,瞳孔直下,当眼球与眶下缘之间凹陷处。

【主治】眼睑瞤动,目赤肿痛,迎风流泪,目视不明,雀目,口眼㖞斜。

【操作】押手拇指固定眼球,刺手持针紧靠眶下缘直刺 0.3～0.5 寸,小幅度捻转,禁针提插,以防刺破血管引起血肿,可灸。

2. 四白

【定位】在面部,瞳孔直下,当眶下孔凹陷处。

【主治】眼睑瞤动,迎风流泪,目视不明,雀目,目翳,口眼㖞斜,面痛,头痛,眩晕。

【操作】直刺 0.3～0.5 寸,可灸。

3. 地仓

【定位】在面部,目平视,口角旁开 0.5 寸,上直对瞳孔。

【主治】口眼㖞斜,流涎,颊肿齿痛,言语不利。

【操作】向着颊车方向斜刺 1.0～1.5 寸,可灸。

4. 颊车

【定位】在面颊部,下颌角前方上约一横指,当咀嚼时咬肌隆起最高点。

【主治】齿痛,颊肿,口眼㖞斜,牙关紧闭,中风失语,颈项强痛。

【操作】直刺 0.3～0.5 寸,或向着地仓方向斜刺 0.5～1.0 寸,可灸。

5. 下关

【定位】在耳前,当颧弓与下颌切迹所形成的凹陷处。

【主治】齿痛,牙关紧闭,面痛,口眼歪斜,耳鸣耳聋。

【操作】直刺 0.3～0.5 寸,可灸。

6. 头维

【定位】侧头部,当额角发际上 0.5 寸,头部正中线旁开 4.5 寸。

【主治】头痛,头晕,目眩,视物不明,迎风流泪,失眠,记忆力减退。

【操作】平刺 0.5～1.0 寸,可灸。

7. 缺盆

【定位】在锁骨上窝中央,距前正中线 4 寸。

【主治】咳嗽,气喘,咽喉肿痛,胸部疼痛。

【操作】直刺 0.2～0.3 寸,可灸。

8. 梁门

【定位】在上腹部,脐中上 4 寸,前中线旁开 2 寸。

【主治】胃痛,腹胀,反酸,呃逆,呕吐,食欲不振,不思饮食。

【操作】直刺 0.5～1.0 寸,可灸。

9. 天枢

【定位】在腹部,脐中旁开 2 寸。

【主治】腹胀,泄泻,痢疾,便秘,绕脐腹痛,月经不调,痛经,水肿。

【操作】直刺 1.0～1.5 寸,可灸。

10. 归来

【定位】在小腹部,当脐中下 4 寸,前正中线旁开 2 寸。

【主治】小腹疼痛,经闭,经迟,赤白带下,疝气。

【操作】直刺 0.5～1.0 寸,可灸。

11. 髀关

【定位】在大腿前,当髂前上棘与髌底外侧端的连线上,平臀横纹。

【主治】腰腿疼痛,下肢痿痹,筋急不得屈伸,中风偏瘫。

【操作】直刺 0.5～1.0 寸,可灸。

12. 犊鼻

【定位】在膝部,屈膝,当髌骨与髌韧带外侧凹陷中。

【主治】膝关节疼痛,麻木不仁,屈伸不利,中风偏瘫,下肢痿痹。

【操作】向髌韧带内侧方向斜刺 0.5～1.0 寸,可灸。

13. 足三里　合穴,胃经下合穴

【定位】在小腿前外侧,犊鼻穴下 3 寸,胫骨前嵴旁开一横指。

【主治】胃痛,呕吐,呃逆,反酸,腹胀,肠鸣,泄泻,消化不良,身体羸弱,头晕,失眠,癫狂痫证,中风偏瘫。此外,本穴是强壮保健的要穴。

【操作】直刺 1.0～1.5 寸,可灸。

14. 上巨虚　大肠下合穴

【定位】在小腿外侧,当犊鼻下 6 寸,胫骨前嵴旁开一横指。

【主治】腹痛,腹胀,泄泻,痢疾,便秘,肠痈,中风偏瘫,下肢痿痹,脚气。

【操作】直刺 0.5～1.0 寸,可灸。

15. 条口

【定位】在小腿外侧,当犊鼻穴下 8 寸,胫骨前嵴旁开一横指。

【主治】脘腹冷痛,腹胀,食欲不振,完谷不化,下肢痿痹,小腿冷痛,屈伸不利,转筋。

【操作】直刺 0.5～1.0 寸,可灸。

16．下巨虚　小肠下合穴

【定位】在小腿外侧,当犊鼻穴下 9 寸,胫骨前嵴旁开一横指。

【主治】腹痛,腹胀,泄泻,便秘,大便脓血,下肢痿痹,中风偏瘫。

【操作】直刺 0.5～1.0 寸,可灸。

17．丰隆　络穴

【定位】在小腿外侧,当外踝尖上 8 寸,胫骨前嵴旁开两横指。

【主治】痰多,哮喘,咳嗽,头痛头晕,癫狂痫证,下肢酸痛,麻木不仁,屈伸不利。

【操作】直刺 0.5～1.0 寸,可灸。

18．解溪　经穴

【定位】在足背与小腿交界处的横纹中央凹陷中,当拇长伸肌腱与趾长伸肌腱之间。

【主治】头痛,眩晕,腹胀,便秘,癫狂痫证,胃热,中风偏瘫,足不能行,屈伸不利。

【操作】直刺 0.5～0.8 寸,可灸。

19．内庭　荥穴

【定位】在足背,当二、三趾间,趾蹼缘后方赤白肉际处。

【主治】热病,齿痛颊肿,腹胀,腹痛,泄泻,便秘,足痿不能行,下肢疼痛。

【操作】直刺或斜刺 0.3～0.6 寸,可灸。

20．历兑　经穴

【定位】在足第二趾外侧,趾甲根角旁 0.1 寸。

【主治】面肿,齿痛,口眼歪斜,热病,中风神昏,胸腹胀满,足痛,下肢痿痹。

【操作】斜刺 0.1～0.2 寸,可灸。

六、足太阴脾经

（一）循行与分布

起于足大趾末端,沿着内侧赤白肉际,上行至内踝前,沿小腿内侧缘,交出足厥阴经之前,经膝关节和大腿内侧前缘,入腹,属脾络胃,再向上穿过膈肌,挟咽喉两旁,连舌根,散舌下。

胃部支脉,从胃穿过膈肌,注入心中,与手少阴经相接。

本经腧穴起于隐白,止于大包,左右各 21 个腧穴(图 2-13)。

（二）主治病症

本经腧穴主治脾胃病,妇科疾病以及经脉循行部位的其他病症。

（三）常用腧穴

1．隐白　井穴

【定位】在足大趾内侧,趾甲根角旁 0.1 寸。

【主治】崩漏,经期延长,尿血,便血,癫狂痫证,腹胀,惊风,多梦。

【操作】斜刺 0.1 寸,或用三棱针点刺出血,可灸。

2．公孙　络穴,八脉交会穴

【定位】足内侧缘,在第 1 跖骨基底部的前下方,赤白肉际处。

【主治】胃痛,呕吐,完谷不化,腹胀,腹痛,泄泻,霍乱,心烦失眠,嗜卧,足痛,足肿。

【操作】直刺 0.5～1.0 寸,可灸。

3．三阴交

【定位】在小腿内侧,内踝尖直上 3 寸,胫骨内侧缘后方。

【主治】脾胃虚弱,大便溏泻,腹胀,腹痛,完谷不化,月经不调,经闭,崩漏,赤白带下,恶露不行,阴挺,难产,滞产,遗精,阳痿,水肿,失眠多梦,健忘,脚气,下肢痿痹,足不能行。

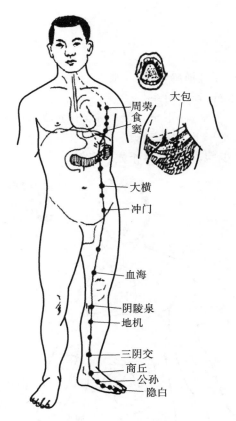

图 2-13　足太阴脾经

【操作】直刺 1.0～1.5 寸,可灸。

4. 地机

【定位】在小腿内侧,内踝尖与阴陵泉连线上,阴陵泉下 3 寸。

【主治】腹痛腹胀,食欲不振,月经不调,痛经,遗精,阳痿,泄泻,痢疾,小腿麻痹,疼痛,屈伸不利。

【操作】直刺 0.5～1.0 寸,可灸。

5. 阴陵泉　合穴

【定位】在小腿内侧,当胫骨内侧髁后下方凹陷处。

【主治】腹痛腹胀,完谷不化,泄泻,痢疾,黄疸,水肿,膝关节屈伸不利,疼痛。

【操作】直刺 0.5～1.0 寸,可灸。

6. 血海

【定位】在大腿内侧,髌骨内上缘上 2 寸,当股四头肌内侧头的隆起处。

【主治】月经不调,闭经,崩漏,痛经,赤白带下,小便淋沥,涩痛,腹胀,湿疹,丹毒,皮肤瘙痒,膝关节疼痛,屈伸不利,大腿内侧痛。

【操作】直刺 0.5～1.0 寸,可灸。

7. 大包　脾之大络

【定位】在侧胸部,腋中线上,当第 6 肋间隙处。

【主治】胸胁胀痛,乳房痛,乳汁少,呕吐,四肢无力。

【操作】斜刺 0.5～1.0 寸,可灸。

七、手少阴心经

（一）循行与分布

起于心中，出属心系，向下穿过横膈，联络小肠。

其支脉，从心系，挟咽喉上行，连于目系。

直行的经脉，从心系，上行于肺，向下出于腋窝部，沿上肢内侧下缘，行于手太阴和手厥阴之后，入掌，沿小指桡侧至末端，交于手太阳经脉。

本经腧穴起于极泉，止于少冲，左右各 9 个穴位（图 2-14）。

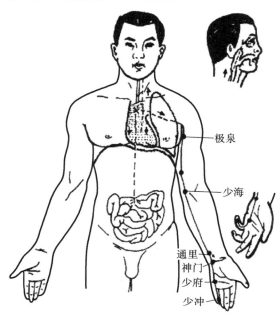

图 2-14 手少阴心经

（二）主治病症

本经主治心、胸、神志疾病以及经脉所过的其他病症。

（三）常用腧穴

1. 极泉

【定位】正坐，上臂外展，在腋窝顶点，腋动脉搏动处。

【主治】肩臂冷痛，上肢不举，胸闷，气短，心痛，心悸，肋间神经痛。

【操作】避开动脉，直刺 0.2～0.3 寸。

2. 少海 合穴

【定位】屈肘，在肘横纹内侧端与肱骨内上髁连线的中点处。

【主治】肘臂疼痛、麻木，心痛，心悸，健忘，失眠，癫狂痫症，瘰病。

【操作】直刺或斜刺 0.5～1 寸，可灸。

3. 通里 络穴

【定位】仰掌，当尺侧腕屈肌腱的桡侧缘，腕横纹上 1 寸。

【主治】心悸，小儿惊悸，眩晕，腕臂疼痛，健忘，失眠。

【操作】直刺 0.3～0.5 寸，可灸。

4. 神门 输穴，原穴

【定位】仰掌，腕横纹尺侧端，尺侧腕屈肌腱的桡侧凹陷处。

【主治】心悸,心痛,心烦,健忘,失眠,头痛,腕臂疼痛,腕掌屈伸不利。

【操作】直刺 0.2～0.5 寸,可灸。

5. 少冲　井穴

【定位】在手小指末节桡侧,距指甲角 0.1 寸。

【主治】心痛,心悸,中风昏迷,癫狂痫证,热病,癔病。

【操作】斜刺 0.1 寸,或三棱针点刺出血,可灸。

八、手太阳小肠经

（一）循行与分布

始于小指,经手背外侧至腕部,沿前臂外侧下缘直上,绕行肩胛部,出肩解,绕肩胛,交肩上,经大椎向下进入缺盆,联络心脏,过膈,经胃部,入属小肠。

其上行经脉,从缺盆过颈部,上经面颊部到达目外眦,再退入耳中。

另一支从面颊分出,上行目眶下,达鼻旁,至目内眦交于足太阳经。

本经腧穴起于少泽,止于听宫,左右各 19 个穴位(图 2-15)。

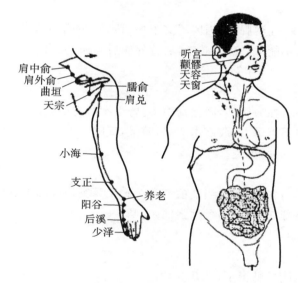

图 2-15　手太阳小肠经

（二）主治病症

本经主治头、项、耳目、咽喉病,热病,神志病以及经脉循行部位的其他病证。

（三）常用腧穴

1. 少泽　井穴

【定位】在手小指末节尺侧,指甲根角旁 0.1 寸。

【主治】头痛,项强,耳鸣,耳聋,乳少,乳痈,肩臂外后侧疼痛。

【操作】浅刺 0.1～0.2 寸,或点刺出血,可灸。

2. 后溪　输穴,八脉交会穴

【定位】自然半握拳,在手掌尺侧,当第五掌指关节后的远侧掌横纹头赤白肉际处。

【主治】头项强痛,耳聋,目赤肿痛,急性腰部扭伤,手指及肘臂屈伸不利,麻木疼痛。

【操作】直刺 0.5～1.0 寸,可灸。

3. 养老　郄穴

【定位】侧腕对掌,前臂背面尺侧缘,当尺骨小头近端桡侧凹陷中。

【主治】头痛面痛,目视不明,落枕,颈项强痛,急性腰扭伤,肩背肘臂疼痛。

【操作】掌心向胸时,向肘关节方向斜刺 0.5～1.0 寸,可灸。

4. 小海　合穴

【定位】屈肘,肘内侧,当尺骨鹰嘴与肱骨内上髁连线的中点处。

【主治】颈项强痛,屈伸不利,头痛目眩,耳鸣,耳聋,癫狂痫证,肘臂疼痛、麻木。

【操作】直刺 0.5～0.8 寸,可灸。

5. 肩贞

【定位】上臂自然下垂,在肩关节后方,臂内收,腋后纹头上 1 寸。

【主治】上臂疼痛,麻木,肩不能举,耳鸣,耳聋,头痛。

【操作】向外斜刺 0.5～1 寸,可灸。

6. 臑俞

【定位】上臂自然下垂,在肩部,腋后纹头直上,肩胛冈下缘凹陷中。

【主治】肩背酸痛,麻木不仁,肩不能举,气喘。

【操作】直刺 0.5～1.0 寸,可灸。

7. 天宗

【定位】上臂自然下垂,在肩胛部,当冈下窝中央凹陷处,平第 4 胸椎。

【主治】肩部疼痛,肩不能举,气喘,咳嗽,肩臂外侧后疼痛,乳痈。

【操作】直刺 0.5～1.0 寸,可灸。

8. 秉风

【定位】上臂自然下垂,在肩胛部,冈上窝中央,臂上举时有凹陷。

【主治】肩部疼痛,肩不能举,上肢麻木酸痛,咳嗽,气喘。

【操作】直刺 0.5～1.0 寸,可灸。

9. 曲垣

【定位】上臂自然下垂,在肩胛部,当臑俞与第 2 胸椎棘突连线的中点处。

【主治】肩背疼痛,肩部屈伸不利,颈项强痛,气喘。

【操作】直刺 0.5～1.0 寸,可灸。

10. 肩外俞

【定位】俯卧位,第 1 胸椎棘突下,旁开 3 寸。

【主治】肩部酸痛,颈项强直,屈伸不利,咳嗽,气喘。

【操作】斜刺 0.5～0.8 寸,可灸。

11. 肩中俞

【定位】俯卧位,在背部,当第 7 颈椎棘突下,旁开 2 寸。

【主治】咳嗽,气喘,肩背疼痛,颈项强痛,落枕。

【操作】斜刺 0.5～0.8 寸,可灸。

12. 颧髎

【定位】正坐,在面部,当目外眦直下,颧骨下缘凹陷中。

【主治】口眼㖞斜,眼睑瞤动,齿痛颊肿,面赤,目黄。

【操作】直刺 0.3～0.5 寸,可灸。

13. 听宫

【定位】在面部,耳屏前,下颌骨髁状突的后方,张口呈凹陷。

【主治】耳鸣,耳聋,聤耳,失音,齿痛颊肿,下颌关节功能紊乱。

【操作】张口,直刺 0.3～0.5 寸,可灸。

九、足太阳膀胱经

（一）循行与分布

起于目内眦，上额，交会于巅顶。

巅顶部支脉，从头顶到耳上角。

巅顶部直行的脉，从头顶入里联络于脑，回出分开下行项后，沿肩胛部内侧，挟脊柱，到达腰部，沿脊柱两侧肌肉，进入体腔，络肾属膀胱。

腰部支脉，向下过臀部，入腘窝内。

后项部支脉，过肩胛骨内缘直下，经过臀部下行，沿大腿后外侧与腰部下来的支脉会合于腘窝。向下，出于外踝后，沿第 5 跖骨粗隆，达足小趾外侧，与足少阴经相交接。

本经腧穴起于睛明，止于至阴，左右各 67 个穴位（图 2-16）。

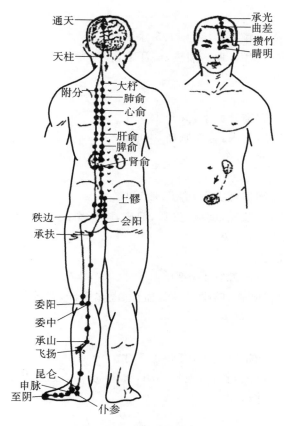

图 2-16　足太阳膀胱经

（二）主治病症

本经腧穴主治头、项、目、背、腰、下肢部位疾病、神志病以及经脉所过的病证。

（三）常用腧穴

1. 睛明

【定位】在面部，目内眦角稍上方凹陷处。

【主治】目赤肿痛，迎风流泪，视物不明，胬肉攀睛，雀目，鼻塞，前额头痛。

【操作】嘱患者闭目，左手拇指固定眼球于外侧，针沿着眼眶边缘缓慢刺入 0.2～0.5 寸，可小幅度捻转，不可提插，以免损伤血管。禁灸。

2. 攒竹

【定位】在面部,当眉头凹陷处,眶上切迹处。

【主治】目赤肿痛,迎风流泪,近视,眼睑瞤动,雀目,前额头痛,口眼歪斜。

【操作】平刺 0.5～1.0 寸,可灸。

3. 天柱

【定位】在项部,斜方肌外缘之后发际凹陷中,约当后发际正中旁开 1.3 寸。

【主治】颈项强痛,屈伸不利,后枕头痛,落枕,肩背疼痛,癔病。

【操作】直刺 0.5～1 寸,可灸。

4. 风门

【定位】在背部,当第 2 胸椎棘突下,旁开 1.5 寸。

【主治】恶寒发热,咳嗽,气喘,胸痛,颈项强痛,背部疼痛。

【操作】斜刺 0.5～1.0 寸,可灸。

5. 肺俞

【定位】在背部,第 3 胸椎棘突下,旁开 1.5 寸。

【主治】咳嗽,气喘,胸中满闷,骨蒸潮热,盗汗咯血,项背部疼痛。

【操作】斜刺 0.5～1.0 寸,可灸。

6. 厥阴俞

【定位】在背部,当第 4 胸椎棘突下,旁开 1.5 寸。

【主治】心痛,心悸,咳嗽,胸满,胃脘胀痛,呕吐。

【操作】斜刺 0.5～1.0 寸,可灸。

7. 心俞

【定位】在背部,当第 5 胸椎棘突下,旁开 1.5 寸。

【主治】心痛,心悸,心烦,咳嗽,胸痛,失眠,健忘,癫狂痫证。

【操作】斜刺 0.5～1.0 寸,可灸。

8. 膈俞　八会穴之血会

【定位】在背部,当第 7 胸椎棘突下,旁开 1.5 寸。

【主治】胃脘胀痛,呕吐,呃逆,咳嗽,气喘,血证,潮热盗汗,背部酸痛,项脊强痛。

【操作】斜刺 0.5～1.0 寸,可灸。

9. 肝俞

【定位】在背部,当第 9 胸椎棘突下,旁开 1.5 寸。

【主治】胸胁胀痛,目赤肿痛,雀目,视物不明,黄疸,反酸,吐血,癫狂痫证。

【操作】斜刺 0.5～1.0 寸,可灸。

10. 胆俞

【定位】在背部,当第 10 胸椎棘突下,旁开 1.5 寸。

【主治】口苦口干,黄疸,饮食不下,胸胁胀满,善太息。

【操作】斜刺 0.5～1.0 寸,可灸。

11. 脾俞

【定位】在背部,当第 11 胸椎棘突下,旁开 1.5 寸。

【主治】脘腹胀满,不思饮食,呕吐,呃逆,大便溏泻,黄疸,水肿,背部疼痛,俯仰不利。

【操作】直刺 0.5～1.0 寸,可灸。

12. 胃俞

【定位】在背部,当第 12 胸椎棘突下,旁开 1.5 寸。

【主治】胃脘疼痛,反胃,呕吐,完谷不化,肠鸣腹泻,腰背痛。

【操作】直刺 0.5～1.0 寸,可灸。

13. 三焦俞

【定位】在腰部,当第 1 腰椎棘突下,旁开 1.5 寸。

【主治】腹胀腹痛,肠鸣泄泻,完谷不化,痢疾,小便不利,黄疸,腰背疼痛,屈伸不利。

【操作】直刺 0.5～1.0 寸,可灸。

14. 肾俞

【定位】在腰部,当第 2 腰椎棘突下,旁开 1.5 寸。

【主治】头晕眼花,耳鸣耳聋,阳痿遗精,小便频数,不育不孕,月经不调,白带,水肿,失眠,健忘,记忆力减退,腰背冷痛,俯仰不利。

【操作】直刺 0.5～1.0 寸,可灸

15. 大肠俞

【定位】在腰部,当第 4 腰椎棘突下,旁开 1.5 寸。

【主治】腹痛,腹胀,肠鸣,泄泻,痢疾,便秘,肠痈,脱肛,腰脊强痛。

【操作】直刺 0.5～1.0 寸,可灸。

16. 小肠俞

【定位】在骶尾部,当骶正中嵴旁 1.5 寸,平第 1 骶后孔。

【主治】小腹胀痛,痔疾,痢疾,泄泻,遗精,遗尿,小便赤涩,癃闭,痛经,带下赤白,腰骶酸痛。

【操作】直刺 1.0～1.5 寸,可灸。

17. 膀胱俞

【定位】在骶部,当骶正中嵴旁 1.5 寸,平第 2 骶后孔。

【主治】腹痛,泄泻,痢疾,痔疾,脱肛,便秘,小便淋漓涩痛,癃闭,遗尿,痛经,月经不调,赤白带下,腰脊强痛,下肢痿痹冷痛。

【操作】直刺 1.0～1.5 寸,可灸。

18. 次髎

【定位】在骶部,当骶后上棘内下方,对第 2 骶后孔处。

【主治】月经不调,赤白带下,痛经,小便不利,淋漓涩痛,血淋,癃闭,腰骶酸痛,俯仰不利,足痿不能用。

【操作】直刺 1.0～1.5 寸,可灸。

19. 承扶

【定位】在大腿后面,臀横纹的中点处。

【主治】痔疾,便秘,便血,腰股疼痛,下肢痿痹,中风偏瘫。

【操作】直刺 1.5～2.0 寸,可灸。

20. 殷门

【定位】在大腿后面,当承扶与委中的连线上,承扶下 6 寸。

【主治】各种血证,腰腿疼痛,下肢痿痹,屈伸不利,中风偏瘫。

【操作】直刺 1.5～2.0 寸,可灸。

21. 委阳 三焦经下合穴

【定位】在腘横纹外侧端,当股二头肌腱的内侧。

【主治】腰脊强痛,下肢痿痹,中风偏瘫,麻木不仁。

【操作】直刺 0.5～1.0 寸,可灸。

22. 委中 合穴,膀胱经下合穴

【定位】在膝后区,腘横纹中点。

【主治】腰酸痛、下肢痿痹等腰及下肢病证;腹痛、急性吐泻等急症;瘾疹,丹毒;小便不利、遗尿。

【操作】直刺 1.0～1.5 寸,或用三棱针点刺腘静脉出血。针刺不宜过快、过强、过深,以免损伤血管和神经。

23. 膏肓

【定位】在背部,当第 4 胸椎棘突下,旁开 3 寸。

【主治】咳嗽,气喘,肺痨,骨蒸潮热,盗汗,虚劳羸瘦,肩背酸痛。

【操作】斜刺 0.5～1.0 寸,可灸。

24. 合阳

【定位】在小腿后面,当委中与承山的连线上,委中穴下 2 寸。

【主治】痔疾,便秘,泄泻,月经不调,崩漏,下肢酸痛,麻木不仁,中风偏瘫。

【操作】直刺 0.5～1.0 寸,可灸。

25. 承筋

【定位】在小腿后,当委中与承山连线上,委中穴下 5 寸,当腓肠肌肌腹中央。

【主治】痔疾,便血,便秘,小腿酸痛,吐泻转筋,下肢痿痹,中风偏瘫。

【操作】直刺 0.5～1.0 寸,可灸。

26. 承山

【定位】在小腿后,当委中与昆仑之间,伸直小腿或足跟上提时,腓肠肌肌腹下出现的凹陷处。

【主治】腰背痛,便秘,痔疾,腹痛,腹胀,癫狂痫证,小腿转筋,中风偏瘫,屈伸不利。

【操作】直刺 0.5～1.0 寸,可灸。

27. 昆仑　经穴

【定位】在外踝后方,当外踝尖与跟腱之间的凹陷处。

【主治】头痛,项强,目眩,滞产,难产,下肢疼痛,中风偏瘫,屈伸不利。

【操作】直刺 0.5～1.0 寸,可灸。

28. 申脉　八脉交会穴

【定位】在足外侧部,外踝尖直下方凹陷处。

【主治】目赤肿痛,项背强痛,眩晕,失眠,健忘,腰痛,不可俯仰,足胫虚寒。

【操作】直刺 0.2～0.4 寸,可灸。

29. 至阴　井穴

【定位】在足小趾外侧,距指甲根角 0.1 寸。

【主治】头痛,目痛,胎位不正,滞产,难产,足下疼痛。

【操作】直刺 0.1 寸,或点刺出血,可灸。

十、足少阴肾经

(一) 循行与分布

起于足小趾,斜向足心,过内踝,入足跟,向上经内踝后行于小腿内侧,经股内侧后缘,贯穿脊柱,属肾络膀胱。

其支脉,从肾向上通过肝和横膈,入肺,沿喉咙挟于舌根部。

肺部支脉,从肺部出来,络心,注于胸中,与手厥阴经相交接。

本经腧穴起于涌泉,止于俞府,左右各 27 个穴位(图 2-17)。

(二) 主治病症

本经腧穴主治妇科病,肾、肺、心、肝、咽喉部疾病以及经脉循行部位的其他病症。

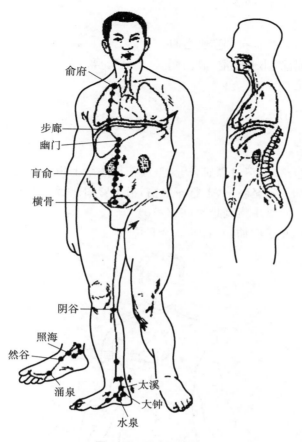

图 2-17　足少阴肾经

（三）常用腧穴

1. 涌泉　井穴

【定位】在足底部，当足跖屈时，足前部凹陷处，当足底第 2、3 趾趾缝纹头端与足跟连线的前 1/3 与后 2/3 的交点上。

【主治】头晕眼花，失眠健忘，咽喉肿痛，小儿惊风，吐泻转筋，晕厥，下肢痿痹，足心热。

【操作】直刺 0.5～1.0 寸，可灸。

2. 太溪　输穴，原穴

【定位】足内侧，内踝后方，当内踝尖与跟腱之间的凹陷处。

【主治】头晕目眩，咽喉肿痛，耳鸣，耳聋，月经不调，失眠健忘，遗精阳痿，小便频数，消渴，足跟痛，下肢痿痹。

【操作】直刺 0.5～1.0 寸，可灸。

3. 照海　八脉交会穴

【定位】足内侧，内踝尖下方凹陷处。

【主治】月经不调，赤白带下，痛经，小便频数，咽喉干燥，目赤肿痛，失眠健忘，脚气，足跟痛，下肢痿痹。

【操作】直刺 0.5～1.0 寸，可灸。

4. 复溜　经穴

【定位】小腿内侧，太溪直上 2 寸，跟腱的前方。

【主治】五更泻，水肿，盗汗，身热无汗，下肢痿痹，足跟痛。

【操作】直刺 0.8～1.0 寸,可灸。

5. 阴谷 合穴

【定位】腘窝内侧,当半腱肌和半膜肌之间。

【主治】月经不调,崩漏,小便艰涩,股内侧痛,下肢痿痹。

【操作】直刺 0.5～1.0 寸,可灸。

十一、手厥阴心包经

(一)循行与分布

起于胸中,出属心包络,向下过膈肌,从胸至腹依次联络上焦、中焦、下焦。

其外行支脉,从胸部浅出至腋下,上行至腋窝,沿上臂内侧行于手太阴和手少阴之间,经肘窝下行于前臂中间进入掌中,沿中指到指端(图 2-18)。

本经腧穴起于天池,止于中冲,左右各 9 个穴位。

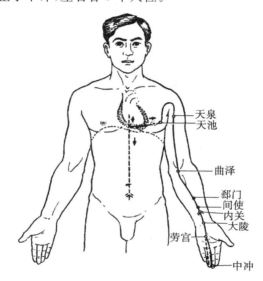

天泉
天池
曲泽
郄门
间使
内关
大陵
劳宫
中冲

图 2-18 手厥阴心包经

(二)主治病症

本经主治心、胸、胃、神志病以及经脉循行的其他病症。

(三)常用腧穴

1. 天池

【定位】仰卧位,在前胸部,第 4 肋间隙,前正中线旁开 5 寸。

【主治】胸闷,胸痛,气喘,咳嗽,肋间神经痛,乳痈。

【操作】斜刺或平刺 0.5～0.8 寸,可灸。

2. 曲泽 合穴

【定位】伸肘,在肘横纹中,肱二头肌腱的尺侧缘。

【主治】心悸,心痛,咳嗽,气喘,胃痛,呕吐,泄泻,肘臂疼痛、麻木、屈伸不利。

【操作】直刺 0.5～1 寸,或用三棱针刺血,可灸。

3. 内关 络穴,八脉交会穴

【定位】仰掌,前臂掌侧,当曲泽和大陵的连线上,腕横纹上 2 寸,掌长肌腱与桡侧腕屈肌腱之间。

【主治】心悸,心痛,脉结代,呕吐,呃逆,失眠,头痛,癫狂痫证,肘臂挛痛。

【操作】直刺 0.5～1 寸,可灸。

4. 劳宫　荥穴

【定位】仰掌,在手掌心,当 2、3 掌骨之间偏于第 3 掌骨,握拳中指尖处。

【主治】心痛,心悸,神志病,小儿惊厥,中暑,手掌多汗症。

【操作】直刺 0.3～0.5 寸,可灸。

5. 中冲　井穴

【定位】在手中指末节尖端中央。

【主治】掌中热,心烦,中风昏迷,中暑,小儿惊风。

【操作】浅刺 0.1 寸,或用三棱针点刺出血。

十二、手少阳三焦经

(一)循行与分布

起于无名指末端,上行于第 4、5 掌骨间,出腕,行于前臂外侧中线,上肩,在第 7 颈椎处交会,向前入缺盆,分布于胸中,络心包,过膈肌,分属上焦、中焦和下焦。

其胸中支脉,从胸向上处缺盆,上行于项部,沿耳后直上额角,再下行经面颊部至目眶下。

其耳部支脉,从耳后入耳中,直达耳前,与前脉交叉与面颊部,到目外眦,与足少阳经相接。

本经腧穴起于关冲,止于丝竹空,左右各 23 个腧穴(图 2-19)。

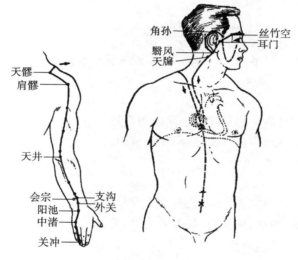

图 2-19　手少阳三焦经

(二)主治病症

本经主治侧头部、耳部、面颊、眼目、咽喉、胸胁部疾病以及经脉所过部位的其他病症。

(三)常用腧穴

1. 关冲　井穴

【定位】在手无名指末节尺侧,指甲根角旁开 0.1 寸。

【主治】头痛,目赤肿痛,咽喉肿痛,中风昏迷,热病,手掌腕部疼痛。

【操作】浅刺 0.1 寸,或用三棱针点刺出血,可灸。

2. 中渚　腧穴

【定位】在手背部,当无名指本节后方,第 4、5 掌骨间凹陷处。

【主治】头痛,目赤,耳鸣,耳聋,热病,消渴,手指屈伸不利,肩肘臂疼痛。

【操作】直刺 0.2～0.5 寸,可灸。

3. 阳池　原穴

【定位】在腕背横纹中,当指伸肌腱的尺侧缘凹陷处。

【主治】目痛,咽喉肿痛,肩背疼痛,消渴,手腕酸痛,肘臂麻木疼痛。

【操作】直刺 0.3～0.5 寸,可灸。

4. 外关　络穴,八脉交会穴

【定位】在前臂背面,当阳池与肘尖的连线上,腕横纹上 2 寸,尺骨与桡骨之间。

【主治】头痛,耳鸣,耳聋,目赤肿痛,痄腮,胸胁胀痛,手指疼痛,肘臂疼痛、屈伸不利,肩痛不举。

【操作】直刺 0.5～1.0 寸,可灸。

5. 支沟　经穴

【定位】在前臂背侧,当阳池与肘尖的连线上,腕横纹上 3 寸,尺骨与桡骨之间。

【主治】胸胁胀痛,耳鸣,耳聋,落枕,便秘,热病,肘臂疼痛、屈伸不利。

【操作】直刺 0.5～1.0 寸,可灸。

6. 天井　合穴

【定位】屈肘,在臂外展,在肘尖直上 1 寸凹陷处。

【主治】胸胁胀痛,偏头痛,耳鸣,耳聋,肘臂屈伸不利、疼痛。

【操作】直刺 1.0～1.5 寸,可灸。

7. 肩髎

【定位】在肩髃后方,肩外展,于肩峰后下方凹陷处。

【主治】肩臂疼痛,肩不能举,中风偏瘫,耳鸣,偏头痛。

【操作】直刺 0.5～1 寸,可灸。

8. 翳风

【定位】在耳垂后方,当乳突和下颌角之间的凹陷处。

【主治】耳鸣,耳聋,口眼歪斜,齿痛颊肿,牙关紧闭。

【操作】直刺 0.5～1.0 寸,可灸。

9. 角孙

【定位】在侧头部,折耳廓向前,当耳尖直上入发际处。

【主治】颊肿,蛤蟆瘟,齿痛,偏头痛,目赤肿痛,项强。

【操作】平刺 0.3～0.5 寸,可灸。

10. 耳门

【定位】在侧头部,当耳屏上切迹的前方,下颌骨髁状突后缘凹陷中。

【主治】耳鸣,耳聋,齿痛,牙关紧闭,口眼歪斜。

【操作】直刺 0.5～1.0 寸,可灸。

十三、足少阳胆经

(一) 循行与分布

起于目外眦,上行到额角,再向下到耳后,沿头项下行至第 7 颈椎,再向前进入缺盆。

耳部的支脉,从耳后进入耳中,出耳前,到目外眦后方。

外眦部的支脉,从目外眦部分出,下走大迎,上达目框下,下行经颊车,由颈部向下会合前脉与缺盆,从缺盆部发出内行进入胸中,过横膈,络肝属胆,经胁肋部向下,达腹股沟部,经外阴部毛际,横入髋部。

缺盆直行的经脉,下行腋部,经侧胸部,过胁肋部,向下会合前脉于髋部,再向下沿大腿外侧,膝关节外缘,形腓骨之前,向下沿着足背,进入足第 4 趾外侧到末端。

足背部支脉,从足背上分出,进入大趾之端,返回来贯爪甲,分别于足大趾背上的丛毛部。

本经腧穴起于瞳子髎,止于足窍阴,左右各 44 个穴位(图 2-20)。

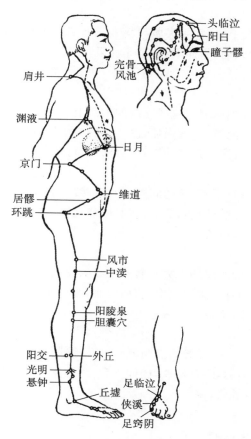

图 2-20 足少阳胆经

（二）主治病症

本经腧穴主治肝胆疾病,神志疾病,侧头、耳目、咽喉部,热病以及经脉循行部位的其他病症。

（三）常用腧穴

1. 瞳子髎

【定位】在面部,目外眦旁,当目外侧缘处。

【主治】目赤肿痛,视物不明,迎风流泪,雀目,头痛,口眼歪斜。

【操作】平刺 0.3～0.5 寸,或三棱针点刺出血,可灸。

2. 听会

【定位】在耳前部,当耳屏间切迹的前方,下颌骨髁状突的后缘,张口的凹陷处。

【主治】耳鸣,耳聋,重听,偏头痛,颊肿,齿痛,口眼歪斜。

【操作】直刺 0.5～0.8 寸,可灸。

3. 上关

【定位】在耳前,下关直上,当颧弓的上缘凹陷处。

【主治】耳鸣,耳聋,齿痛,颊肿,偏头痛,口眼歪斜。

【操作】直刺 0.5～1.0 寸,可灸。

4. 阳白

【定位】在前额部,当瞳孔直上,眉上 1 寸。

【主治】前额头痛,眉棱骨痛,目赤肿痛,眼睑𥆧动,口眼歪斜。

【操作】平刺 0.3～0.5 寸,可灸。

5. 风池

【定位】在项部,当枕骨之下,胸锁乳突肌与斜方肌上端之间的凹陷处。

【主治】头痛,眩晕,颈项强痛,屈伸不利,小儿惊风,感冒,鼻塞,口眼歪斜。

【操作】俯伏位,向着患者鼻尖方向斜刺 0.5～1.0 寸,可灸。

6. 肩井

【定位】在肩上,当第 7 颈椎棘突与肩峰连线的中点上。

【主治】肩背酸痛,手臂不能举,项背强痛,滞产,难产,中风偏瘫。

【操作】直刺 0.5～1.0 寸,深部正当肺尖,不可深刺,可灸。

7. 日月

【定位】在上腹部,当乳头直下,第 7 肋间隙,前正中线旁开 4 寸。

【主治】胃脘胀痛,呕吐,反酸,呃逆,黄疸,胸胁胀痛,蛇串疮。

【操作】斜刺 0.5～1.0 寸,可灸。

8. 带脉

【定位】在腹侧,第 11 肋骨游离端下方与脐水平线的交点处。

【主治】月经不调,带下,崩漏,癥瘕积聚,腹痛腹胀,胸胁胀痛。

【操作】直刺 0.5～1.0 寸,可灸。

9. 环跳

【定位】侧卧屈股,在股骨大转子最高点与骶管裂孔连线的外 1/3 与内 2/3 的交点处。

【主治】下肢痿痹,屈伸不利,腰背疼痛,俯仰不利,闪挫腰痛,中风偏瘫,脚气。

【操作】直刺 2～2.5 寸,可灸。

10. 风市

【定位】在大腿外侧,腘横纹上 7 寸。

【主治】下肢痿痹,中风偏瘫,半身不遂,遍身瘙痒,脚气。

【操作】直刺 1.0～1.5 寸,可灸。

11. 阳陵泉　合穴,八会穴之筋会,胆经下合穴

【定位】在小腿外侧,当腓骨小头前下方凹陷处。

【主治】胁肋胀痛,呕吐,黄疸,小儿惊风,中风偏瘫,下肢痿痹,膝胫肿痛,麻木不仁。

【操作】直刺 1.0～1.5 寸,可灸。

12. 光明　络穴

【定位】在小腿外侧,当外踝尖上 5 寸,腓骨前缘。

【主治】目视不明,视物昏花,目赤肿痛,近视,乳房胀痛,下肢痿痹,膝肿痛。

【操作】直刺 0.5～1.0 寸,可灸。

13. 悬钟　八会穴之髓会

【定位】在小腿外侧,当外踝尖上 3 寸,腓骨前缘。

【主治】颈项强痛,半身不遂,头痛眩晕,耳鸣耳聋,胸胁疼痛,腰腿酸痛、屈伸不利。

【操作】直刺 0.5～1.0 寸,可灸。

14. 丘墟　原穴

【定位】在外踝前下方,趾长伸肌腱的外侧凹陷处。

【主治】颈项强痛,胸胁胀痛,目赤肿痛,迎风流泪,下肢痿痹,中风偏瘫,外踝肿痛,足跟痛。

【操作】直刺 0.5～1.0 寸,可灸。

15. 足临泣　输穴,八脉交会穴

【定位】在足背外侧,当足第 4 跖趾关节后方,小指伸肌腱的外侧凹陷处。

【主治】胸胁胀痛,偏头痛,胁肋痛,疟疾,足跗肿痛,足跟痛。

【操作】直刺 0.5～1.0 寸,可灸。

16. 侠溪　荥穴

【定位】在足背外侧,当第 4、5 趾间,趾蹼缘后方赤白肉际处。

【主治】胸胁痛,偏头痛,耳鸣,耳聋,目赤肿痛,眩晕,惊悸,疟疾,足跗肿痛。

【操作】直刺或斜刺 0.5～1.0 寸,可灸。

17. 足窍阴　井穴

【定位】在足第 4 趾外侧,距趾甲根角旁 0.1 寸。

【主治】偏头痛,耳鸣耳聋,中风昏迷,惊厥,热病,足跗肿痛。

【操作】直刺 0.1 寸,或点刺出血,可灸。

十四、足厥阴肝经

(一) 循行与分布

起于足大趾毫毛处,沿足背上行到内踝前,向上至内踝上 8 寸交出足太阴经之后,沿股内侧入阴毛中,环绕阴器,上达小腹,挟胃旁,属肝络胆,过膈肌,分布于胁肋,沿喉咙后,向上入鼻咽部,连于目系,出前额,与督脉会于巅顶。

其支脉,从目系下行至颊部,环绕口唇。

肝部支脉,从肝分出,过膈,上注于肺,于手太阴经相交接。

本经腧穴起于大敦,止于期门,左右各 14 个穴位(图 2-21)。

(二) 主治病症

本经腧穴主治肝、胆、脾、胃病,妇科疾病,前阴病症以及经脉所过的其他病症。

(三) 常用腧穴

1. 大敦　井穴

【定位】在足大趾外侧,趾甲跟角旁 0.1 寸。

【主治】月经不调,崩漏,经闭,阴挺,遗尿,神志昏迷,足大趾痛。

【操作】斜刺 0.1 寸,或点刺出血。可灸。

2. 行间　荥穴

【定位】在足背侧,第 1、2 趾间,趾蹼缘后方赤白肉际处。

【主治】痛经,月经前后不定期,胸胁满闷胀痛,善太息,耳鸣,耳聋,目赤肿痛,足趾疼痛,屈伸不利。

【操作】直刺 0.5～1.0 寸,可灸。

3. 太冲　输穴,原穴

【定位】在足背部,当第 1 跖骨间隙的后方凹陷中。

【主治】头痛,月经不调,痛经,乳房胀痛,胁肋疼痛,目赤肿痛,眩晕,足肿,下肢痿痹,中风偏瘫。

【操作】直刺 0.5～1.0 寸,可灸。

4. 章门　脾募穴,八会穴之脏会

【定位】侧腹部,当第 11 肋游离端的下方。

【主治】胁肋胀痛,腹胀,泄泻,痢疾,肠鸣,黄疸。

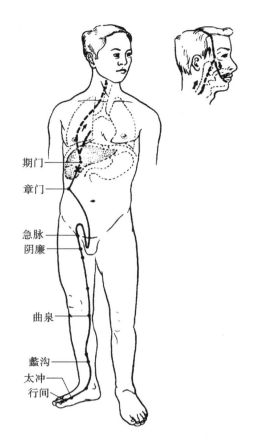

图 2-21　足厥阴肝经

【操作】斜刺 0.5～0.8 寸,可灸。

5. 期门　肝募穴

【定位】在胸部,第 6 肋间隙,前正中线旁开 4 寸。

【主治】胸胁胀满,疼痛,腹胀,呕吐,泄泻,不思饮食,黄疸,疟疾。

【操作】斜刺 0.5～0.8 寸,可灸。

十五、经外奇穴

1. 四神聪

【定位】在头顶部,百会穴前后左右各 1 寸处,共 4 个穴位。

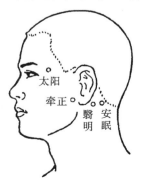

图 2-22　太阳等穴位

【主治】头痛,头晕,失眠,健忘,癫狂痫证,中风神昏。

【操作】平刺 0.5～1.0 寸,可灸。

2. 鱼腰

【定位】在前额部,瞳孔直上,眉毛的中心处。

【主治】目赤肿痛,迎风流泪,眼睑下垂,前额头痛,眉棱骨痛,口眼歪斜。

【操作】平刺 0.3～0.5 寸,可灸。

3. 太阳(图 2-22)

【定位】在侧头部,当眉梢与目外眦之间,向后约 1 横指的凹陷处。

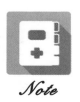

【主治】偏头痛,耳鸣,耳聋,重听,目赤肿痛,眼睑瞤动,口眼歪斜。

【操作】直刺或斜刺 0.2～0.5 寸,或三棱针点刺出血,可灸。

4. 牵正

【定位】在面颊部,当耳垂前 0.5～1.0 寸。

【主治】口眼歪斜,齿痛颊肿,耳鸣耳聋,口角流涎。

【操作】斜刺 0.5～1.0 寸,可灸。

5. 安眠

【定位】在耳后,当翳风与风池连线的中点处。

【主治】失眠,健忘,记忆力减退,头痛,头晕目眩。

【操作】直刺 0.5～1.0 寸,可灸。

6. 聚泉

【定位】在舌上,当舌背正中缝的中点处。

【主治】舌强,舌缓,中风失语,言语艰涩,消渴。

【操作】直刺 0.1～0.3 寸,或三棱针点刺出血。

7. 金津、玉液

【定位】在舌面下方,舌系带两旁的静脉上,左边为金津,右边为玉液。

【主治】舌强不语,中风失语,言语艰涩,消渴。

【操作】用毫针点刺出血,不留针。

8. 颈百劳

【定位】在项部,当第 7 颈椎棘突直上 2 寸,后正中线旁开 1 寸。

【主治】颈项强痛,落枕,咳喘,骨蒸潮热,盗汗自汗。

【操作】直刺 0.5～1.0 寸,可灸。

9. 定喘

【定位】在项部,第 7 颈椎棘突下,旁开 0.5 寸。

【主治】咳嗽,气喘,胸闷不得卧,落枕,肩背酸痛,上肢疼痛不能举。

【操作】直刺 0.5～1.0 寸,可灸。

10. 夹脊

【定位】在背腰部,当第 1 胸椎至第 5 腰椎棘突下两侧,后正中线旁开 0.5 寸,单侧 17 个穴位。

【主治】上胸部腧穴治疗心肺,上肢疾病,下胸部的腧穴主治脾胃疾病,腰部的腧穴主治腰腹部及下肢疾病。

【操作】直刺 0.3～0.5 寸,可灸。

11. 腰眼

【定位】在腰部,当第 4 腰椎棘突下,旁开约 3.5 寸凹陷处。

【主治】腰痛,腰酸,不可俯仰,虚劳羸瘦。

【操作】直刺 0.5～1.0 寸,可灸。

12. 二白

【定位】在前臂掌侧,腕横纹上 4 寸,桡侧腕屈肌腱的两侧,一侧 2 个穴位。

【主治】痔疮,便秘,肛裂,前臂痛,胸胁胀痛。

【操作】直刺 0.5～1.0 寸,可灸。

13. 腰痛点

【定位】在手背侧,当第 2、3 掌骨及第 4、5 掌骨之间,当腕横纹与掌指关节中点处,一侧 2 穴,左右 4 个穴位。

【主治】闪挫腰痛,腰背酸痛,不可俯仰,手背红肿疼痛。

【操作】直刺 0.3～0.5 寸,可灸。

14．四缝(图 2-23)

【定位】在第 2～5 指掌侧,近端指节横纹中点,单侧 4 个穴位。

【主治】小儿腹泻,疳积,咳嗽气喘。

【操作】直刺 0.1～0.2 寸,或三棱针点刺,挤出黄白色透明样黏液。

15．八邪(图 2-24)

【定位】在手背侧,微握拳,第 1～5 指间,趾蹼缘后方赤白肉际处,左右共 8 个穴位。

【主治】头项强痛,咽痛,齿痛,目痛,手背肿痛。

【操作】向上 0.5～1.0 寸,或点刺出血,可灸。

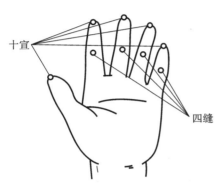

图 2-23　四缝等穴位

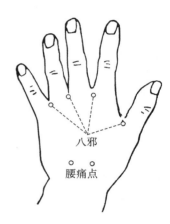

图 2-24　八邪等穴位

16．十宣

【定位】在手十指尖端,距指甲游离缘 0.1 寸,左右共 10 个穴位。

【主治】咽喉肿痛,昏迷,晕厥,热病,小儿惊厥,指端麻木。

【操作】直刺 0.1 寸,或三棱针点刺出血。

17．内膝眼

【定位】屈膝,在髌韧带内侧凹陷处。

【主治】膝关节酸痛,鹤膝风,脚气,下肢疼痛,行走不利。

【操作】向膝中斜刺 0.5～1.0 寸,或透刺犊鼻穴,可灸。

18．阑尾

【定位】在小腿前侧上部,当外膝眼下 5 寸,胫骨前缘旁开 1 横指。

【主治】肠痈,胃脘痛,下肢痿痹,不能行走。

【操作】直刺 0.5～1.0 寸,可灸。

19．八风

【定位】在足背侧,当第 1～5 趾间,趾蹼缘后方赤白肉际处,左右共 8 个穴位。

【主治】足跗肿痛,下肢无力,行走困难。

【操作】斜刺 0.5～0.8 寸,或三棱针点刺出血,可灸。

(叶泾翔)

Note

思　考　题

1. 如何理解阴阳的交感互藏？其意义何在？
2. 五行的特性及生克制化规律如何？
3. 什么叫藏象？脏与腑的生理功能特点如何？
4. 何谓肝主疏泄、心主血脉、脾主运化、肺主治节、肾主藏精？
5. 简述肺主行水与肾主水有何区别和联系。
6. 何谓"一源三歧"？
7. 为什么说"督脉为阳脉之海"？
8. 简述十二经脉的走向与交接规律。
9. 为什么在人体背部施行推拿、拔罐、刮痧等技术，对治疗感冒效果好？
10. 为什么说"治痿独取阳明"？

第三章 针灸技术

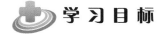 **学习目标**

1. 知识目标：掌握毫针常用的进针方法及行针的基本手法；掌握艾灸、耳针的操作；熟悉针刺异常情况的预防和处理、针刺的禁忌证、行针的辅助手法；了解穴位注射、电针、火针、皮肤针、皮内针、头针的操作。

2. 能力目标：能够熟练操作各种常规针灸技术。

3. 素质目标：临床工作中能够恰当、熟练使用各种针灸技术。

第一节 毫针刺法

一、基本概念

（一）毫针刺法

毫针刺法是使用不同规格的针具，运用不同手法在人体特殊部位刺激，调整人体脏腑气血、平衡阴阳，达到防病治病的中医治病技术，也称为针刺，是中医最常用的操作技术，俗称扎针。

（二）得气

得气是指毫针刺入腧穴一定深度后，通过提插、捻转等行针手法，使针刺部位获得针刺感应。古称气至，现称针感。针下是否得气可以从患者和医生两个方面进行判断：患者多有酸、麻、胀、重等反应，有时还出现凉、热、痛、痒等感觉，甚或可沿着一定部位、向一定方向扩散、传导。医者会感觉到针下有徐和、沉紧、涩滞的感觉。正如窦汉卿在《标幽赋》中所说：轻滑慢而未来，沉涩紧而已至；气之至也，如鱼吞钩饵之浮沉；气未至也，如闲处幽堂之深邃。

是否得气及气至的迟速，不仅直接关系到疗效，而且可以供此预测疾病的预后。临床上一般是得气迅速时，疗效较好；得气较慢时效果就差；若不得气，则可能无效。《灵枢·九针十二原》载：刺之要，气至而有效；《金针赋》说：气速效速，气迟效迟；这充分说明了得气的重要意义。故临床上若刺之而不得气时，就要分析原因，或因取穴不准，手法运用不当，或为针刺角度有误，深浅失度等。此时就要重新调整针刺部位、角度深度、运用必要的手法，再次行针，一般即可得气。如患者病久体虚，以致经气不足，或因其他病理因素致局部感觉迟钝，而不易得气时，可采用行针推气，或留针候气，或用温针，或加艾灸，以助经气来复，易促使得气，或因治疗，经气逐步得到恢复，则可迅速得气。若用上法而仍不得气者，多为脏腑经络之气虚衰已极。对此，可以考虑配合或改用其他疗法。

（三）毫针刺法的主要参数

毫针刺法的主要参数包括了针刺的角度、方向和深度。

1. 针刺角度　进针时针身与皮肤表面所构成的夹角。其角度的大小，应根据腧穴部位、病性病位、手法要求等特点而定。针刺角度一般分为直刺、斜刺、平刺三类（图3-1）。

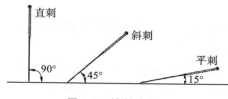

图 3-1　针刺的角度

直刺是指针身与皮肤表面成 90°角，垂直刺入腧穴。直刺法适用于针刺大部分腧穴，尤其是肌肉丰厚部的腧穴。

斜刺是指针身与皮肤表面成 45°角左右倾斜刺入。此法适用于肌肉较浅薄处或内在重要脏器或不宜于直刺、深刺的穴位。

平刺是指针身与皮肤表面成 15°角左右沿皮刺入。此法适于皮薄肉少的部位，如头部的腧穴等。

2. 针刺方向　进针时和进针后针尖所朝的方向，简称针向。针刺方向，一般根据经脉循行方向、腧穴分布部位和所要求达到的组织结构等情况而定。

3. 针刺深度　针身刺入腧穴皮肉的深浅。掌握针刺的深度，应以既要有针下气至感觉，又不伤及组织器官为原则。每个腧穴的针刺深度，在临床实际操作时，还必须结合患者的年龄、体质、腧穴部位、病情进行调整。①年龄：小儿，年老体弱，气血衰退者，均不宜深刺；中青年、身体强壮者，气血旺盛者，可以适当深刺。②体质：形体瘦弱者，宜浅刺；形体强盛者，宜深刺。③腧穴部位：头面、胸背部及皮薄肉少的腧穴浅刺；四肢、臀、腹及肌肉丰厚处的腧穴深刺。④病情：阳病、新病宜浅刺；阴病、久病宜深刺。

另外，经脉循行深浅、季节时令、医者针法经验和得气的需要等诸多因素也应综合考虑，灵活掌握。

二、毫针刺法的作用与禁忌证

（一）作用

（1）调和阴阳　毫针刺法可使机体的阴阳失衡状态得到改善，最终达到阴阳平衡。

（2）疏通经络　运行气血是经络的主要生理功能之一。经络不通，气血运行不畅，临床表现为肿胀、麻木、疼痛、瘀斑等症状。毫针刺法可疏通瘀阻的经络，使其发挥其正常的生理作用。

（3）扶正祛邪　毫针刺法可以扶助机体正气及驱除病邪。

（二）适应证

毫针刺法的适应证较广，涉及内外妇儿等各个系统的疾病。临床上常见的适应证如下。

（1）呼吸系统疾病　感冒、咳嗽、喘证、哮病、肺痨等。

（2）眼科疾病　近视、目赤肿痛、雀盲等。

（3）口腔疾病　牙痛、口疮等。

（4）消化系统疾病　胃痛、呕吐、泄泻、便秘等。

（5）神经系统　头痛、眩晕、中风后遗症等。

（6）肌肉和骨骼疾病　颈椎病、腰椎间盘突出症、肩周炎、各种痹证等。

（三）禁忌证

（1）过度饥饿、暴饮暴食、醉酒后及精神过度紧张时，禁止针刺。

（2）孕妇的少腹部、腰骶部、会阴部及身体其他部位具有通气行血功效，针刺后会产生较强针感的穴位，禁止针刺。月经期间慎用针刺。

（3）患严重的过敏性、感染性皮肤病者，以及患有出血性疾病者，禁止针刺。

（4）小儿囟门未闭时头顶部禁止针刺。

（5）重要脏器所在处，如胁肋部、背部、肝区不宜直刺、深刺；大血管走行处及皮下静脉部位的腧穴若需针刺时，则应避开血管。

（6）对于儿童、破伤风、癫痫发作期、躁狂型精神分裂症发作期等，针刺时不宜留针。

三、毫针结构与规格

1. 毫针的结构和规格　目前使用的毫针是用金属制作而成的，以不锈钢为制针材料者最常见。不锈钢具有较高的强度和韧性，针体挺直滑利，能耐高热、防锈，不易被化学物品腐蚀。毫针分为针尖、针身、针根、针柄、针尾五个部分（图3-2）。以铜丝或铅丝紧密缠绕的一端为针柄，是医者持针、运针的操作部位，也是温针灸法装置艾绒之处；针柄的末端多缠绕成圆筒状，称针尾；针的尖端锋锐的部分称针尖；针柄与针尖之间的部分称针身，是毫针刺入腧穴内相应深度的主要部分；针柄与针身的连接之处为针根，是观察针身刺入穴位深度和提插幅度的外部标志。

临床上常见的毫针种类有圈柄针、花柄针、平柄针和管柄针（图3-2）。

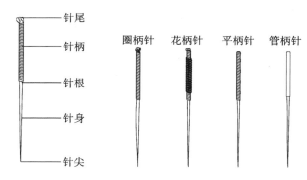

图 3-2　毫针的结构及常见的毫针

毫针主要以针身的长短和粗细确定不同的规格，长短的计算标准是半寸为15 mm，一寸为25 mm（表3-1和表3-2）。临床上一般以25~75 mm（1~3寸）长、0.32~0.38 mm（28~30号）粗细者最常用。

表 3-1　毫针的长短规格

寸	0.5	1.0	1.5	2.0	2.5	3.0	3.5	4.0	4.5
mm	15	25	40	50	65	75	90	100	115

表 3-2　毫针粗细规格

号　数	26	27	28	29	30	31	32	33
直径/mm	0.45	0.42	0.38	0.34	0.32	0.30	0.28	0.26

2. 毫针的检查和保养　目前临床上常用一次性毫针。对于反复使用的毫针在消毒之前应先选择，针尖要光洁度高，端正不偏，尖中带圆，圆而不钝，形如"松针"，锐利适度；针身光滑挺直，圆正匀称，坚韧而富有弹性；针根要牢固，无剥蚀、伤痕；针柄的金属是要缠绕均匀、牢固而不松脱

或断丝,针柄的长短、粗细要适中,便于持针、运针。

毫针的保养,是为防止针尖受损、针身弯曲或生锈、污染等。藏针的器具有针盒、针管和针夹等。若用针盒或针夹,可多垫几层消毒纱布,将消毒后的针具,根据毫针的长短,分别置于或插在消毒纱布上,再用消毒纱布敷盖,以免污染,然后将针盒或针夹盖好备用。若用针管,应在针管至针尖的一端,塞上干棉球,以防针尖损坏而出现钩曲,然后将针置入,盖好,高压消毒后备用。

四、毫针刺法练习

毫针刺法练习,主要是对指力和手法进行训练。由于毫针针身细软,如果没有一定的指力,很难力贯针尖,也不能对各种手法运用自如,从而影响疗效。

1. 纸垫练针法　用松软的纸张,折叠成长约 8 cm、宽约 5 cm,厚 2～3 cm 的纸块,用线如"井"字形扎紧,做成纸垫。练针时,左手平执纸垫,右手拇、食、中三指持针柄,如持笔状地持1.0～1.5 寸毫针,使针尖垂直地抵在纸块上,然后右手拇指与食、中指前后交替地捻动针柄,并渐加一定的压力,待针穿透纸垫另换一处,反复练习。纸垫练习主要用来锻炼指力和捻转的基本手法(图 3-3)。

2. 棉团练针法　用棉花作衬,外用布将棉花包裹,尽量包紧包实,用线封口扎紧,做成直径6～7 cm 的棉团。练针方法同纸垫练针法,所不同的是棉团松软,可以做提插、捻转等多种基本手法的练习。在进行练针时,要做到捻转的角度大小,可以随意掌握,来去的角度力求一致,快慢均匀。可配合提插、捻转练习,总的要求是提插幅度,上下一致,捻转角度来去一致,频率的快慢一致,达到得心应手,运用自如(图 3-4)。

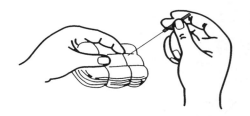

图 3-3　纸垫练针法

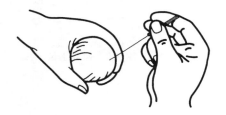

图 3-4　棉球练针法

五、针刺前准备

1. 患者的准备　主要是指体位的摆放。针刺时患者体位选择的是否适当,对腧穴的正确定位,针刺的施术操作,持久的留针及防止晕针、滞针、弯针甚至折针等,都有较大影响。临床上针刺时常用的体位,主要有以下几种。

(1)仰卧位　适宜于取头、面、胸、腹部腧穴,上、下肢部分腧穴(图 3-5)。

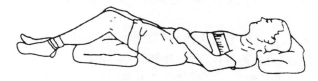

图 3-5　仰卧位

(2)侧卧位　适宜于取身体侧面少阳经腧穴和上、下肢的部分腧穴(图 3-6)。

(3)伏卧位　适宜于取头、项、脊背、腰臀部腧穴,下肢背侧及上肢部分腧穴(图3-7)。

(4)仰靠坐位　适宜于取前头、颜面和颈前等部位的腧穴(图 3-8)。

(5)俯伏坐位　适宜于取后头和项、背部的腧穴(图 3-9)。

(6)侧伏坐位　适宜于取头部的一侧、面颊及耳前后部位的腧穴(图 3-10)。

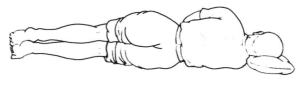

图 3-6　侧卧位

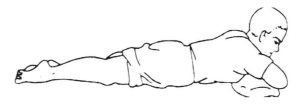

图 3-7　俯卧位

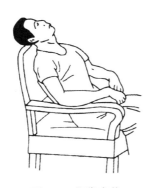

图 3-8　仰靠坐位

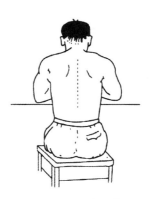

图 3-9　俯伏坐位

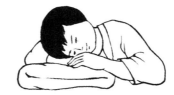

图 3-10　侧伏坐位

　　临床上对于病重体弱或精神紧张的患者,采用坐位,易使患者感到疲劳,往往易于发生晕针;如体位选择不当,在针刺施术时或在留针过程中,患者可能由于移动体位而造成弯针、滞针甚至发生折针等事故。因此,临床上要根据处方选穴的具体情况,选择既有利于腧穴的正确定位,又便于针灸的施术操作和较长时间的留针而不造成疲劳为原则的适当体位。

　　2. 针具的准备

　　(1)毫针的选择　在临床上根据病人性别、年龄长幼、形体肥瘦、体质强弱、病情虚实、病变部位的表里浅深和所取腧穴所在的具体部位,选择长短、粗细适宜的针具。若为男性、体壮、形肥且病变部位较深,可选稍粗稍长的毫针。反之若为女性,体弱形瘦,而病变部位较浅,就应选用较短、较细的针具。

　　(2)毫针的消毒　常用高压蒸汽灭菌法,将毫针等针具用布包好,放在密闭的高压蒸汽锅内灭菌。还可以用药液浸泡消毒法,将针具放在 75% 酒精内浸泡 30~60 min,取出擦干后使用;也可置于器械消毒液内浸泡(如 0.1% 新洁尔灭加 0.5% 亚硝酸钠)。直接和毫针接触的针盘、镊子等也需进行消毒。经过消毒的毫针,必须放在消毒过的针盘内,外以消毒纱布遮覆。另外,也可以直接选用一次性使用的无菌毫针。

3. 治疗师的准备

（1）治疗师手指消毒　在施术前治疗师的手要用肥皂水洗刷干净，或用酒精棉球涂擦后，才能持针操作。

（2）治疗师的调神　治疗师应该调整呼吸，注意力集中、全神贯注进行毫针操作。

4. 施针部位消毒　在病人需要针刺的穴位皮肤上用75％酒精的棉球擦拭，应从中心点向外绕圈擦拭。或先用2％碘酊涂擦，稍干后再用75％酒精涂擦脱碘。穴位皮肤消毒后，必须保持洁净，防止再污染。

六、进针方法

针刺进针是毫针刺法的关键环节，一般需要两手配合操作。其中用于持针操作的手称刺手，另一手在所刺部位按压或辅助进针，称押手。持针方式（图3-11），一般以刺手拇、食、中三指夹持进针，拇指指腹与食指、中指之间相对。进针时，运指力于针尖，使针快速刺入皮肤。

临床上常见的进针方法有以下几种。

1. 单手进针法　用刺手的拇、食指持针，中指指端紧靠穴位，指腹抵住针身下段，当拇食指向下用力按压时，中指随之屈曲，将针刺入，直刺至所要求的深度（图3-12）。

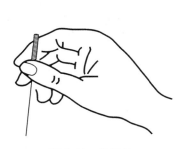

图3-11　持针法

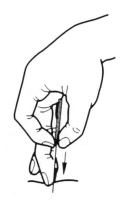

图3-12　单手进针法

2. 双手进针法　双手配合，协同进针。临床上常用以下四种。

（1）指切进针法　用左手拇指或食指指端切按在腧穴位置的旁边，右手持针，紧靠左手指甲面将针刺入腧穴。此法适宜于短针的进针（图3-13）。

（2）夹持进针法　用左手拇、食二指持捏消毒干棉球，夹住针身下端，将针尖固定在所刺腧穴的皮肤表面位置，右手捻动针柄，将针刺入腧穴。此法适用于长针的进针（图3-14）。

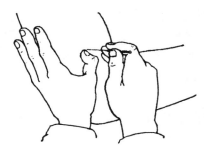

图3-13　指切进针法

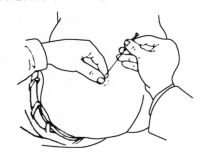

图3-14　夹持进针法

（3）提捏进针法　用左手拇、食二指将针刺腧穴部位的皮肤捏起，右手持针，从捏起的上端将针刺入。此法主要用于皮肉浅薄部位的腧穴进针，如印堂穴等（图3-15）。

（4）舒张进针法　用左手拇、食二指将所刺腧穴部位的皮肤向两侧撑开，使皮肤绷紧，右手持针，使针从左手拇、食二指的中间刺入。此法主要用于皮肤松弛部位的腧穴（图 3-16）。

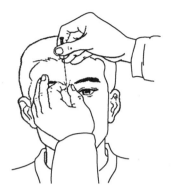
图 3-15　提捏进针法

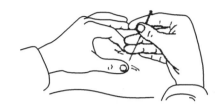
图 3-16　舒张进针法

3. 管针进针法　用押手将比所用毫针短三分左右的针管（金属或塑料制）紧压在穴位上，然后将平柄针或管柄针置入管内，用手指拍击或弹击针尾，将针刺入皮下，然后将套管抽出，再将针刺入穴内。此法进针快而不痛（图 3-17）。

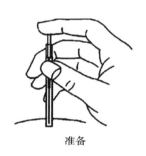　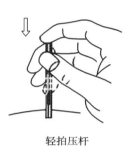　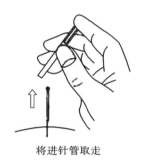

准备　　　　　　　　　　轻拍压杆　　　　　　　　将进针管取走

图 3-17　管针进针法

七、行针手法

行针是毫针刺入穴位后，为了使患者产生针刺感应，或进一步调整针感的强弱，以及使针感向某一方向扩散、传导而采取的操作方法，称为行针，亦称运针。行针手法包括基本手法和辅助手法两类。

（一）基本手法

（1）提插法　将针刺入腧穴一定深度后，使针在穴内进行上下进退的操作方法。使针从浅层向下刺入深层为插，由深层向上退到浅层为提，如此反复做上下纵向运动构成了提插法。对于提插幅度大小、层次的变化、频率的快慢和操作时间的长短，应根据病人体质、病情、腧穴部位、针刺目的等灵活掌握。提插的幅度大，频率快，时间长，刺激量就大；提插的幅度小，频率小，时间短，刺激量就小（图 3-18）。

（2）捻转法　将针刺入腧穴一定深度后，使针向前向后来回反复捻转的操作方法。捻转的幅度和频率，可根据患者体质、病情及腧穴特征掌握（图 3-19）。

（二）辅助手法

辅助手法是针刺时用以辅助行针的操作方法，常用的有以下几种。

（1）循法　治疗师用手指顺着经脉的循行径路，在腧穴的上下部轻柔地循按的方法。针刺不得气时，可以用循法催气。此法能运行气血，激发经气，易于得气。

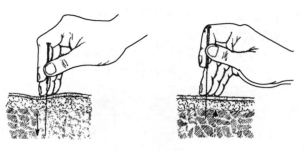

图 3-18　提插法

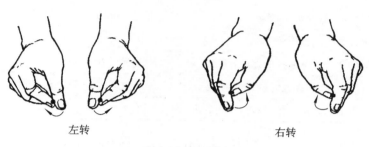

左转　　　　　　　　　　　右转

图 3-19　捻转法

（2）刮柄法　将针刺入一定深度后,用拇指或食指的指腹抵住针尾,用拇指、食指或中指爪甲,由下而上频频刮动针柄的方法。此法可激发经气,促使得气。

（3）弹柄法　针刺后在留针过程中,以手指轻弹针柄,使针体轻轻震动,以加强针感、助气运行的方法,称为弹柄法。操作时用力不可过猛,弹的频率也不可过快,避免引起弯针。此法有激发经气、催气速行的作用。

（4）摇柄法　将针刺入后,手持针柄进行摇动,可起行气作用。一是卧倒针身而摇,使经气向一定的方向传导;二是直立针身而摇,以加强得气的感应。

（5）震颤法　将针刺入腧穴一定深度后,右手持针柄,用小幅度、快频率的提插捻转动作,使针身产生轻微的震颤,以促使得气。

（6）飞法　将针刺入腧穴一定深度后,用右手拇指、食指持针柄,快速前后来回捻转数次,然后张开两指,一搓一放,反复数次,状如飞鸟展翅,所以称为飞法。本法能催气、行气,增强针感。李梴《医学入门》记载:以大指次指捻针,连搓三下,如手颤之状,谓之飞。

八、补泻手法

针刺的补泻法是针刺治病的一个重要环节,是根据《灵枢·经脉》"盛则泻之,虚则补之,热则疾之,寒则留之,陷下则灸之"的理论原则而确立的两种不同的治疗方法。

针刺补泻是通过针刺腧穴,采用适当的手法激发经气以补益正气、祛除病邪从而调节人体脏腑经络功能,促使阴阳平衡而恢复健康的治疗方法。补法是指通过鼓舞人体正气,使低下的功能恢复旺盛的方法;泻法是指能祛除病邪、使亢进的功能恢复正常的方法。

补泻效果的产生与以下三个方面的状况密切相关。

1. 功能状态　当机体处于虚惫状态而呈虚证时,针刺可以起到补虚的作用。若机体处于邪盛而呈实热、闭证的实证情况下,针刺又可以起清热启闭的泻实作用。如胃肠痉挛疼痛时,针刺可以止痉而使疼痛缓解;胃肠蠕动缓慢而呈弛缓时,针刺可以增强肠胃蠕动而使其功能恢复正常。

2. 腧穴特性　腧穴的功能不仅具有普遍性,而且有些腧穴具有相对特异性。有的重在补虚,如足三里、关元、太溪等;有的适宜泻实,如十宣、大椎、少商等。

3. 补泻手法 补泻手法是用人工手法的外部干预,从而促使产生补或泻的方法,具体操作方法又分为单式补泻手法和复式补泻手法。

(1) 单式补泻手法临床上常用的相关手法操作见表3-3。

表 3-3 常用单式补泻手法操作

项目	补法	泻法
提插补泻	先浅后深,重插轻提,提插幅度小,频率慢	先深后浅,轻插重提,提插幅度大,频率快
捻转补泻	捻转角度小,频率慢,用力较轻	捻转角度大,频率快,用力较重
疾徐补泻	进针慢、退针快,少捻转	进针快、退针慢,多捻转
开阖补泻	出针后迅速按压针孔	出针时摇大针孔
迎随补泻	针尖随着经脉循行的方向,顺经而刺	针尖迎着经脉循行的方向,逆经而刺
呼吸补泻	呼气时进针,吸气时退针	吸气时进针,呼气时退针
平补平泻	进针后均匀地提插、捻转,得气后出针	

(2) 复式补泻手法 临床上较常用的复式补泻手法有烧山火和透天凉。

①烧山火 将要刺入的穴位分为浅、中、深三层(即天、人、地三部),各为 1/3,操作时,由浅到深、每层依次做紧按慢提(或捻转补法)九数,三层做完,然后将针退至浅层,称为一度。如此反复操作数度,使针下产生热感,然后将针按至深层留针刺。在操作过程中可以配合呼吸补泻中的补法。多用于治疗冷痹顽麻、虚寒性疾病等。

②透天凉 将要刺入的穴位分为浅、中、深三层(即天、人、地三部),各为 1/3,操作时,将毫针直插深层,由深到浅、每层依次做紧提慢按六数(或捻转泻法),三层做完,然后将针插入深层,称为一度。如此反复操作数度,使针下产生凉感,然后将针提至深层留针。在操作过程中可以配合呼吸补泻中的泻法。多用于治疗热痹、急性痈肿等实热性疾病。

九、留针

留针指进针后,将针置穴内不动,以加强针感和针刺的持续作用,其目的是加强针刺的作用和便于继续行针施术。留针与否和留针时间的长短依病情而定,一般疾病,只要针下得气,施术完毕后即可出针或酌留 15～20 min。对一些慢性、顽固性、疼痛性、痉挛性病证,可适当增加留针时间,并在留针期间间歇行针,以增强疗效。留针还可起到候气的作用。在临床上留针与否及留针时间的长短,应根据患者具体情况而定。

十、出针

出针又称起针、退针。当施行针刺手法或留针达到预定针刺目的和治疗要求后,即可出针。出针时,是以左手拇、食指持消毒干棉球按压在针刺部位,右手持针做轻微的小幅度捻转,并顺势将针缓慢提至皮下,静留片刻,然后出针。

出针后,一般要使用消毒棉球轻压针孔片刻,防治出血和针孔疼痛。当针退出后,要仔细查看针孔是否出血,特别是头部针刺起针后;询问针刺部位有无不适感;检查核对针的数目;注意有无晕针延迟反应现象。

十一、常见不良反应的处理和预防

毫针治疗虽然比较安全,但如果临床操作不慎,疏忽大意,或犯刺禁,或者针刺手法不当,或者对人体解剖部位缺乏全面的了解,也会出现一些不良反应。一旦发生,应妥善处理,否则将会给患者带来不必要的痛苦,甚至危及生命。因此,要随时加以预防。现将常见的针刺异常情况的原因、现象、处理和预防介绍如下。

（一）晕针

晕针是在针刺过程中病人发生晕厥的现象。

（1）原因 多因体质虚弱、精神紧张、劳累、饥饿、大汗后、大泻后、大出血后等引起,或因患者体位不当,施术者手法过重及治疗室内空气闷热或寒冷等引起。

（2）症状 轻度晕针,表现为精神疲倦,头晕目眩,恶心欲吐;重度晕针表现为心慌气短,面色苍白,四肢发冷,出冷汗,脉象细弱,甚则神志昏迷,唇甲青紫,血压下降,二便失禁,脉微欲绝等症状。

（3）处理 立即停止针刺,起出全部留针,扶患者平卧。轻者休息数分钟,饮用温开水或糖水后即可恢复。重者指掐或针刺人中、内关、足三里、合谷等穴,如仍昏迷不醒,需要采取急救措施。

（4）预防 对初诊者要消除其畏针心理。过饥、过饱、大失血患者不宜针刺。针刺时尽可能选用卧位,对体质较弱者选穴不宜太多,针刺手法宜轻,以患者能耐受为度。操作时应密切观察患者神色变化,一有晕针先兆应立即处理,切不可远离患者。

（二）滞针

（1）原因 患者精神紧张,导致肌肉强烈收缩,或捻转针时角度过大,或连续进行单向捻转,肌纤维缠绕针身,或留针时移动体位,均可造成滞针。

（2）现象 在行针或留针后,患者感到针下涩滞,捻转不动,提插、出针均感困难,若勉强捻转、提插时,则患者疼痛难忍。

（3）处理 若因患者精神紧张而致者,可对患者进行心理疏导,消除其紧张情绪,使肌肉放松,稍延长留针时间,或用手指在滞针腧穴附近进行揉按,或在附近再刺一针,以宣散气血而缓解肌肉的紧张。若手法不当单向捻针而致者,可向相反方向退转,将针捻回,并用刮柄、弹柄法,使缠绕在针身的肌肉组织回释,即可消除滞针。

（4）预防 针刺前应向患者做好解释工作,消除其思想顾虑,治疗师手法要熟练,减轻针刺疼痛,行针时捻转幅度、频率不宜过大过快,避免单向持续捻转。

（三）弯针

（1）原因 施术者手法不熟练,用力过猛,或因突然肌肉暂时痉挛,或针下碰到坚硬组织,或因留针时患者体位移动,或因针柄受到外物的碰撞、压迫,或发生滞针而未能及时处理造成。

（2）现象 针柄改变了进针或刺入留针的方向和角度,提插、捻转困难,患者感到针下疼痛。

（3）处理 发现弯针后,不可再行提插、捻转等手法。若针身轻微弯曲,应将针顺者针柄弯曲的方向慢慢拔出。若因患者移动体位肌肉痉挛所致,应使患者慢慢恢复原来的体位,放松肌肉,再将针缓缓拔出,切忌强行拔针,以防折针。

（4）预防 术者施术手法要熟练,指力要均匀轻巧,进针不要过猛过速,患者体位要舒适,不得随意改变体位,防止外物碰撞和压迫,如有滞针现象,应及时处理。

（四）出血与血肿

（1）原因 针尖弯曲带钩,或因提插捻转幅度过大,或因腧穴下毛细血管丰富,刺伤皮下血管。

（2）现象 出针后针孔出血或针刺部位肿胀疼痛,继则局部皮肤呈青紫色。

（3）处理 针孔出血者可用消毒干棉球按压针孔片刻,即可止血。若仅有微量的皮下出血,而局部稍青紫时,一般不必处理,可自行消退。若局部青紫肿胀疼痛较重,可先做冷敷止血,再做

101

热敷或在局部轻轻揉按,以促使局部瘀血吸收消散。

(4)预防　针刺前仔细检查针具,熟悉解剖部位,针刺时应尽量避开大血管,在血管丰富部位不宜实行提插、捻转等手法。出针时立即用消毒棉球按压针孔。

（五）气胸

(1)原因　针刺胸、背、腋、肋及锁骨上窝等部腧穴时,因角度和深度不当使空气进入胸膜腔而致创伤性气胸。

(2)现象　一旦发生气胸,轻者可见胸闷、胸痛、心慌、呼吸不畅,严重者则出现呼吸困难、心跳加速、唇甲发绀、出汗,血压下降等休克现象。

(3)处理　轻者可让患者半卧位休息,给予消炎、镇咳药物,休息5~7天,气体可自行吸收,严重者应立即采用急救措施,如胸膜腔抽气减压、吸氧、抗休克治疗等。

(4)预防　针刺胸、背、腋、肋及锁骨上窝等部腧穴时,要严格掌握针刺的角度和深度,不宜直刺过深和大幅度提插。

（六）折针

折针又称断针,是指针体折断在人体内。若能术前做好针具的检查和施术时加以注意,是可以避免的。

(1)原因　针具质量低劣;针根、针身处剥蚀损坏未被及时发现;强力提插、捻转,或用电针时骤然加大强度,导致肌肉强烈收缩;留针时体位改变;弯针、滞针时处理不当。

(2)现象　行针时或出针后发现针身折断,残留在患者体内。

(3)处理　发现折针后,治疗师应态度冷静、沉着,嘱患者不要移动体位,切勿惊慌乱动,以防断针向肌肉深层陷入。若断端外露,可用手指或镊子将针取出。如断端与皮肤相平或稍凹陷于皮内者,可用左手拇、食指垂直向下按压针孔两旁,使断端暴露体外,用右手持镊子将断针取出。若断针完全深入皮下或肌肉深层时,应在X线定位下手术取出。

(4)预防　针刺操作前认真检查针具,不符合要求的针具应弃之不用,针刺时不宜将针身全部刺入腧穴,在行针或留针时应嘱患者不得随意更换体位。避免过猛、过强的行针。在针刺过程中,如发现弯针,应立即退针。对于滞针、弯针,应及时处理,不可强拉硬拔。电针器在使用前要注意输出旋钮先置于最低位,切不可突然加大输出强度。

第二节　艾灸技术

一、概念

灸法在古代称为灸焫,是以艾绒和(或)药物作为主要灸材,点燃后直接或间接熏灼穴位或病变部位,通过其温特刺激及药物作用,温通经脉,调养气血,扶正祛邪,以达到防治疾病目的的一种技术。李梴的《医学入门》记载:药之不及,针之不到,必须灸之。这说明灸法具有独特的疗效。

二、艾灸的适应证与禁忌证

（一）适应证

根据艾灸的作用特点,其适应证以阴证、寒证、虚证为主,对慢性病及阳气虚寒者效果尤佳。而根据所使用的方法及应用的药物不同,适应证有所不同。

(1)温通经脉　寒凝血瘀、经络痹阻之风寒湿痹、痛经、闭经、腹痛等。

（2）祛风解表　外感风寒所致表证，脾胃寒盛之胃痛、呕吐、泄泻等。

（3）温肾健脾　脾肾阳虚之阳痿、遗精、早泄、久泻、久痢等。

（4）回阳固脱　阳气虚脱之四肢厥冷、大汗淋漓、脉微欲绝等。

（5）益气升阳　中气下陷之脱肛、内脏下垂、阴挺等。

（6）祛瘀散结、拔毒泄热　疮疡、痈疽初起，疖肿未化脓者；瘰疬及疮疡溃后久不愈合者。

（7）防病保健　灸法能够提高人体免疫力，起到防病保健的作用。

（二）艾灸的禁忌证

（1）颜面部、大血管部及关节活动皮肤皱折处不宜使用直接灸；心尖搏动处、阴部、乳头、睾丸及皮薄肌少筋肉聚集部位不可灸。

（2）妇女妊娠期小腹部和腰骶部不宜灸。

（3）脉象数疾者禁灸。

（4）高热、抽搐、极度衰竭或形瘦骨弱者，不宜灸。

（5）过饥、过饱、极度疲劳和对灸法恐惧者慎用灸法。

三、艾灸的分类

灸法分为艾灸法和非艾灸法两大类。艾灸法以艾绒为灸材，是灸法的主要内容，包括艾炷灸和艾条灸等；非艾灸法以药物或除艾叶以外的其他方法为灸材，包括天灸、长蛇灸等。灸疗分类详见图 3-20。

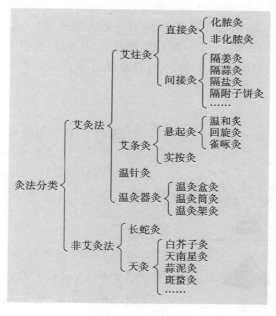

图 3-20　灸法分类

四、常用艾灸技术及操作

（一）艾条灸

艾条灸常分为悬起灸和实按灸两类。

1. 悬起灸　将艾条一端点燃，不与皮肤接触，而是对准施灸部位进行熏灼的一种方法，称为悬起灸。其操作方法分为温和灸、回旋灸和雀啄灸。

（1）温和灸　将艾条一端点燃，置于皮肤上方，对准施灸部位，距离皮肤 2～3 cm 进行熏灼，使患者局部有温热感而无灼痛为宜(图 3-21)。一般每处每次灸 10～15 min,至局部皮肤红晕为度。此法应用广泛,适用于一切灸法适应证。对于昏厥、局部感觉迟钝的患者,医者可将中、食指分开,置于施灸部位的两侧,这样可以通过医者手指的感觉来测知患者局部的受热程度,能够随时通过调整施灸的距离和防止烫伤患者。

(2)回旋灸　点燃艾条,悬于施灸部位上方 2～3 cm 高处,做左右往返移动或反复划圆旋转,使皮肤有温热感而无灼痛感(图 3-22)。一般每处每次灸 10～15 min。移动范围控制在 3 cm 左右。此法灸治部位较大,故适用于病变部位面积较大的皮肤病、风寒湿痹及软组织损伤等。

(3)雀啄灸　点燃艾条,悬于施灸部位上方 2～3 cm 高处,艾条一起一落,忽近忽远上下移动,如鸟雀啄食一般,称为雀啄灸(图 3-23)。一般每处每次灸 15～20 min。此法刺激量较大,常用于治疗昏厥急救、小儿疾病、无乳等。

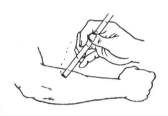
图 3-21　温和灸

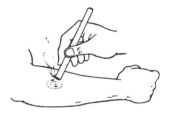
图 3-22　回旋灸

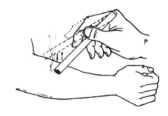
图 3-23　雀啄灸

2. 实按灸

与悬起灸不同,实按灸操作并非悬于施灸部位上方,而是要实按于施灸部位。施灸时,先在施灸部位垫上 6～7 层布或纸,然后将药物艾条(常用的有雷火神针、太乙神针)的一端点燃,如执笔状趁热按在施术部位上,停顿 1～2 s,使药气温热透达深部,待患者自觉烫不可忍,略提起艾条,热减后再行按压。每处每次按灸 7～10 次,以皮肤红晕为度。此法适用于风寒湿痹、痿证及顽固性疼痛等。

(二)艾炷灸

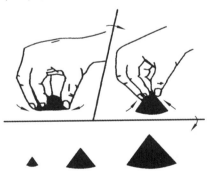
图 3-24　艾炷的制作

1. 艾炷　以艾绒为原材料制成圆锥形艾团,称为艾炷。灸完 1 个艾炷称为 1 壮。

(1)艾炷的规格　①小艾炷:炷高及炷底直径均为 0.3～0.8 cm。②中艾炷:炷高及炷底直径均为 1～1.5 cm。③大艾炷:炷高及炷底直径均为 2～3 cm。

(2)艾炷的制作方法　取适量艾绒放在左手手掌心或平板上,用右手拇、食二指或拇、食、中三指往一个方向用力搓捏,制成上尖下平的大小适宜的圆锥形艾团(图 3-24)。

2. 艾炷灸法

根据艾炷是否直接接触皮肤分为直接灸和间接灸两大类。

1)直接灸　将艾炷直接置于皮肤上施灸的一种方法,又称明灸、着肤灸。根据灸后有无化脓,又分为化脓灸和非化脓灸两种。

(1)化脓灸　又称瘢痕灸,指灸后局部组织烫伤并产生无菌性化脓现象。施术前,先制作好大小合适的艾炷(常用小艾炷)。选择好体位及施灸部位,要求体位平正而舒适。在施灸部位涂上少量大蒜汁或凡士林,以增加黏附作用。放置艾炷,将艾炷从上端点燃施灸。若待每壮艾炷燃尽后,除去灰烬,加炷再灸,称为间断法;若不待艾炷燃尽,当其将灭之时,即在余烬上加炷再灸,称为连续法。一般灸 7～9 壮。灸毕,可在施灸部位用 75% 酒精棉球擦拭干净,然后贴敷灸疮膏,1～2 天更换一次膏药。或者除尽灰烬,覆盖干敷料即可。

在施灸过程中,当施灸部位出现灼热疼痛时,可用手拍打施灸部位周围,以缓解疼痛。施灸部位 5～7 天后逐渐出现化脓,此时,应每天更换膏药一次,创面需注意清洁干净。灸疮 30～40 天结痂脱落并可在局部留下瘢痕。此法适用于全身各系统的顽固性疾病,如哮喘、肺结核、顽痹、癫痫、慢性肠胃病等。但因灸后在局部会留有瘢痕,故在施灸前须征得患者同意。

（2）非化脓灸　又称无瘢痕灸。灸后不留瘢痕,不化脓。将小艾炷从上端点燃放置在施灸部位皮肤上,当燃烧至剩下约 2/5 时,或当患者感到有灼痛感时,即用镊子移去未燃尽的艾炷,另换炷再灸。一般灸 3～7 壮,以不烫伤皮肤或起疱为度。此法适用于慢性虚寒性、气血虚弱及小儿发育不良性疾病等。

2）间接灸　将皮肤与艾炷用物隔开而施灸的一种方法,又名隔物灸、间隔灸。此法具有艾灸与药物的双重功效。根据间隔物不同,临床常用的间接灸法有如下几种。

（1）隔姜灸　将鲜生姜切成厚 0.2～0.3 cm 薄片(姜片直径略大于艾炷直径),中间以针扎数孔,放置于施灸部位上,将艾炷点燃置于姜片中心施灸。当患者自觉有灼痛时,可将姜片缓慢移动或向上提起片刻,以减轻不适感。一般灸 5～10 壮,以皮肤潮红为度。此法具有温中、止呕、散寒、解表的功效,适用于虚寒性疾病。

（2）隔盐灸　因本法只用于脐部,故又称"神阙灸"。用纯净干燥的食盐将脐部填平,上置大艾炷施灸,若患者自觉有灼痛时,即换炷再灸。亦可于食盐上放置姜片后再施灸。此法具有回阳、救逆、固脱的功效,适用于急性寒性腹痛、吐泻、痢疾、中风脱证、四肢厥冷等。

（3）隔蒜灸　将鲜大蒜头切成厚 0.2～0.3 cm 的薄片,中间以针扎数孔,放置于施灸部位上,将艾炷点燃置于蒜片中心施灸。此法具有消肿、止痛、拔毒、散结功效,适用于肺结核、痈、疽、蛇蝎毒虫咬伤等。

（4）隔附子饼灸　以附子药饼作为间隔物。药饼的制作是:将附子研末,以黄酒调和制饼,直径约 3 cm,厚约 0.4 cm,中间以针扎数孔,放置于施灸部位上,将大艾炷点燃置于附子饼中心施灸。注意在施灸时附子饼干焦后要更换新饼,灸至肌肤内温热、局部肌肤红晕为度。每日灸 1 次。此法具有温肾壮阳的功效,适用于阳痿、早泄、遗精、宫寒不孕及疮疡久溃不敛等。

（三）温针灸

温针灸是毫针刺与艾灸相结合应用的一种方法。适用于既需要留针又需施灸的疾病。操作方法是,针刺得气后,在针柄上端搓捏少许艾绒,或将长约 2 cm 艾条套在针柄上,从下端点燃施灸(图 3-25)。直待燃尽,除去灰烬,将针取出。此法是一种简便易行的针灸并用的方法,能使热力通过针身而透达体内,发挥针刺和艾灸的作用,从而达到治疗目的。

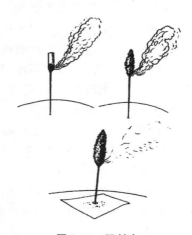

图 3-25　温针灸

（四）温灸器灸

温灸器是一种专门用于施灸的器具,用温灸器施灸的方法称为温灸器灸。临床常用的温灸器有温灸盒、温灸筒和温灸架等。

（1）温灸盒灸　将适量艾绒放于温灸盒的金属网上,点燃后将温灸盒置于施灸部位上施灸,待艾绒燃尽取下温灸盒即可。适用于腰背、腹部等面积较大部位的治疗(图 3-26)。

（2）温灸筒灸　将适量的艾绒放于温灸筒内,点燃后盖上灸筒盖,握住筒柄于施灸部位施灸即可(图 3-27)。

（3）温灸架灸　操作方法是,将长约 3 cm 的艾条一端点燃,燃烧端插入温灸架的顶孔中,对准病变部位或穴位进行施灸,并用橡皮带予以固定,施灸完毕,取下温灸架即可(图 3-28)。适用于全身各部位,尤其是体表穴位的治疗。此法在临床上最为常用,目前临床上应用的温灸架又称艾灸盒,有多种型号,根据顶孔个数不同,分为单孔、双孔、三孔、四孔、六孔艾灸盒等。

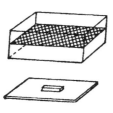
图 3-26　温灸盒

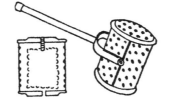
图 3-27　温灸筒

图 3-28　温灸架

（五）天灸

天灸又称为药物灸、发疱灸,是使用对皮肤有较强刺激性的药物敷贴于穴位或病变部位,使其局部充血、潮红,甚至起疱、化脓的一种方法。近年来,天灸被广泛重视,目前临床上常用的“三伏贴”“三九贴”就属于天灸。所用药物大多为单味中药,也有使用复方者。天灸的种类很多,根据所用药物不同,主要有以下几种。

（1）白芥子灸　将适量白芥子研末,水调成糊状,敷于腧穴或病变部位,以胶布固定。贴敷 1～3 h,以局部充血、潮红或皮肤起疱为度。适用于风寒湿痹痛、哮喘、疮疡、口眼歪斜等病症。

（2）天南星灸　将适量天南星研末,用姜汁调成糊状,敷于腧穴或病变部位,以胶布固定。贴敷 1～3 h,以局部皮肤灼热疼痛为度。如敷颊车、颧髎穴治疗面神经麻痹等。

（3）斑蝥灸　将斑蝥研末成细粉,与 1 倍量的白及粉调成膏状,将黄豆大小的膏块敷于腧穴或病变部位上,以胶布固定,贴敷 3～5 h。适用于治疗哮喘、梅核气、风湿痹证等。

（4）蒜泥灸　将大蒜捣烂如泥,取 3～5 g 敷于穴位上,以胶布固定。贴敷 1～3 h,以局部皮肤灼热疼痛为度。适用于治疗牙痛、疮疡、疟疾等。

（六）长蛇灸

长蛇灸是我国浙江地区针灸工作者从传统及民间的方法中挖掘和总结出来的一种灸疗方法,又名铺灸、蒜泥铺灸。取穴多用大椎至腰俞间督脉段,可灸全段或分段。临床上主要用于类风湿关节炎、强直性脊柱炎、顽固性哮喘及慢性肝炎等。

操作方法:准备好蒜泥、蒜汁、艾绒、镊子、75％酒精棉球等用具。嘱患者取俯卧位,暴露腰背部皮肤。用镊子夹取 75％酒精棉球对大椎至腰俞间督脉段的脊柱区进行常规消毒后,涂上蒜汁。在脊柱正中线撒上斑麝粉 1～1.8 g,粉上铺以 5 cm 宽、2.5 cm 高的蒜泥条,蒜泥条上再铺 3 cm 宽、2.5 cm 高的艾绒,下宽上尖,形成长蛇形艾炷。点燃艾炷头、身、尾三点,让其自然烧灼。待艾炷燃尽后,再铺上艾绒复灸,据具体病情灸 2～3 壮。灸毕,移去蒜泥,用湿热纱布轻轻揩干施灸部位皮肤。

灸后皮肤出现深色潮红,让其自然出水疱,嘱患者不可自行弄破,防止感染。至第 3 日,用消毒针具引出水疱液,覆盖 1 层消毒纱布。隔日 1 次涂以龙胆紫药水,直至结痂脱落愈合,一般不留瘢痕。灸后调养 1 个月。

五、艾灸意外情况的预防和处理

灸法的意外情况,是指在灸疗过程中及灸疗过后发生的特殊现象,如烫伤、感染、晕灸、过敏等。

（一）烫伤

（1）原因　由于治疗师操作不当、灸疗部位选择不当、灸量过大、灸材劣质或患者本身昏迷、反应迟钝或局部感觉减退等，均可导致烫伤。

（2）现象　轻微者施灸局部出现红肿、水疱，严重者在局部会出现大水疱及疼痛感。

（3）处理　在局部出现红肿、小水疱现象，可不必处理，嘱患者勿抓破水疱，待其自行愈合即可；水疱较大者，应用消毒针刺破水疱，将液体放出，然后局部使用 75％的酒精棉球擦拭干净，涂龙胆紫再敷上纱布。

（4）预防　操作者应熟练掌握操作技术，操作前选择合适的部位及灸材（艾叶以 3 年以上陈艾为佳），并注意评估患者的个人情况。

（二）感染

（1）原因　瘢痕灸及烫伤后处理不当。

（2）现象　在施灸局部出现红、肿、热、痛，局部形成脓肿、溃疡，甚至出现坏死，伴随全身感染征象（如发热、全身不适等）。

（3）处理　感染较轻者，可口服或局部应用抗感染药物；有脓肿形成者，应切开排脓再局部敷药。

（4）预防　针对瘢痕灸及施灸后有烫伤的患者，应严格做好烫伤处理。

（三）晕灸

（1）原因　患者在灸疗时，精神过度紧张，过度劳累、过饥、过饱、大泻后、大汗出、大失血后、体质过度虚弱、体位不适等可导致暂时性脑缺血。

（2）现象　患者在灸疗过程中突然出现面色苍白、冷汗出、眼花头晕、精神疲乏、心慌气短、恶心欲呕；严重者出现神志昏迷、四肢厥冷、猝然仆倒、大汗淋漓、二便失禁、唇甲青紫、脉细微欲绝。

（3）处理　轻微晕灸者，应立即停止施灸，让患者去枕平卧，头稍低，抬高下肢，解开衣领，注意通风，给予患者温开水或糖开水，静卧片刻即可缓解；较严重者，立即停止施灸后，将患者平卧，刺激人中、素髎、十宣等急救穴，待患者苏醒后让其继续卧床休息，并注意解开患者衣领及让患者饮用糖开水或温开水，若患者仍未苏醒，应当予以西医抢救措施抢救。

（4）预防　对初次接受灸疗患者，应事先做好解释工作，解除恐惧心理；对过度劳累、过饥、过饱患者，应推迟灸疗时间；对大泻后、大汗出、大失血后患者，应待其体液补充充分后再施灸；对体质虚弱的患者，应采取合适体位进行施灸。在施灸过程当中，要注意室内通风，避免过冷，密切观察并询问患者的变化及感觉。

（四）过敏

（1）原因　过敏原因有两个，一是灸法所应用的灸材都属于药物，本身含有或燃烧后产生可导致过敏的物质；二是体质原因，导致过敏反应的主要原因是患者本身具有过敏体质，多有哮喘、荨麻疹史或对多种药物、花粉等过敏。

（2）现象　灸法导致的过敏反应较为少见。以过敏性皮疹最为常见，表现为局限性的红色小疹，或全身性的风团样丘疹，往往瘙痒难忍、浑身发热，重者可伴有面色苍白，大汗淋漓，脉象细微，胸闷，呼吸困难等。

（3）处理　轻者停止（脱离）灸疗后，无须治疗，可自行缓解；重者需抗过敏治疗。

（4）预防　详细询问病史，了解有无过敏史；施灸过程中注意观察患者反应，如出现过敏反应先兆时，应立即停止灸疗。

第三节 耳 针

在耳郭穴位上用针刺或其他方法进行刺激,防治疾病的方法称为耳针。

耳针治疗范围较广,操作简便,且有一定的疾病诊断意义。我国利用耳穴诊治疾病的历史已十分悠久。《灵枢·五邪》载:邪在肝,则两胁中痛……取耳间青脉以去其掣。《灵枢·厥病》载:耳聋无闻,取耳中。这是运用耳穴诊治疾病。唐代《千金要方》载有取耳中穴治疗马黄、黄疸、寒暑疫毒等病。历代医学文献也有用针、灸、熨、按摩、耳道塞药、吹药等方法刺激耳郭以防治疾病,以望、触耳郭诊断疾病的论述,并一直在临床中应用。

一、耳与脏腑经络的关系

耳与经络之间联系密切,2000 多年前的《阴阳十一脉灸经》记述了"耳脉",《黄帝内经》对耳与经脉、经别、经筋的关系做了较详细的阐述。《灵枢·口问》说:耳者,宗脉之所聚也。十二经脉都直接或间接上达于耳。手太阳小肠经、手少阳三焦经和足少阳胆经、手阳明大肠经等经脉、经别都入耳中;足阳明胃经、足太阳膀胱经的经脉则分别上耳前、至耳上角,和耳发生联系;六阴经虽不直接入耳,但通过经别与阳经相合,而与耳发生联系。奇经八脉中阴跷脉、阳跷脉也并入耳后,阳维脉循头入耳。

据《黄帝内经》《难经》等记载,耳与五脏均有生理功能上的联系。如《灵枢·脉度》说:肾气通于耳,肾和则耳能闻五音矣。《难经·四十难》说:肺主声,令耳闻声。后世医家在论述耳与脏腑的关系时更为详细,如《证治准绳》说:肾为耳窍之主,心为耳窍之客。说明耳与脏腑在生理功能上是息息相关的。

耳不仅与人体脏腑的生理活动相关,同时也与其病理变化关系密切。人体的内脏或躯体发病时,往往会在耳郭的相应部位出现压痛敏感、皮肤电特异性改变和脱屑、变形、变色等反应。临床上可以参考这些现象来诊断疾病,也通过刺激这些部位防治疾病。

二、耳郭表面解剖

1. 耳郭 分为凹面的耳前和凸面的耳背,其体表解剖见图 3-29。

2. 耳郭的解剖结构名称 具体如下(图 3-29)。

耳轮 耳郭卷曲的游离部分。

耳轮结节 耳轮后上部的膨大部分。

耳轮尾 耳轮向下移行于耳垂的部分。

耳轮脚 耳轮深入耳甲的部分。

对耳轮 与耳轮相对呈"Y"字形的隆起部,由对耳轮体、对耳轮上脚和对耳轮下脚三部分组成。

对耳轮体 对耳轮下部呈上下走向的主体部分。

对耳轮上脚 对耳轮向上分支的部分。

对耳轮下脚 对耳轮下向前分支的部分。

三角窝 对耳轮上、下脚与相应耳轮之间的三角形凹窝。

耳舟 耳轮与对耳轮之间的凹沟。

耳屏 耳郭前方呈瓣状的隆起。

屏上切迹 耳屏与耳轮之间的凹陷处。

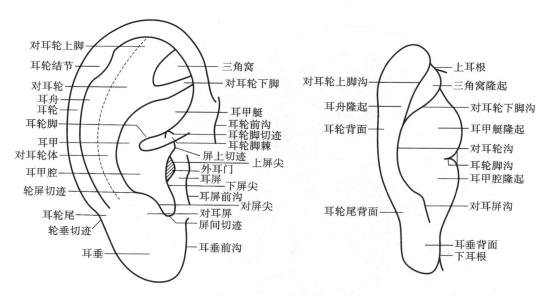

图 3-29 耳郭表面解剖

对耳屏　耳垂上方、与耳屏相对的瓣状隆起。

屏间切迹　耳屏和对耳屏之间的凹陷处。

轮屏切迹　对耳轮与对耳屏之间的凹陷处。

耳垂　耳郭下部无软骨的部分。

耳甲　部分耳轮和对耳轮、对耳屏、耳屏及外耳门之间的凹窝。由耳甲艇、耳甲腔两部分组成。

耳甲腔　耳轮脚以下的耳甲部。

耳甲艇　耳轮脚以上的耳甲部。

外耳门　耳甲腔前方的孔窍。

三、耳穴的分布规律

耳朵上的穴位称之为耳穴，耳穴分布在耳郭上的一些特定区域。耳穴在耳郭的分布规律是：总体分布如同子宫中的胎儿。具体而言，与头面相应的穴位分布在耳垂，与上肢相应的穴位分布在耳舟，与躯干和下肢相应的穴位分布在对耳轮体部和对耳轮上、下脚，与内脏相应的穴位集中分布在耳甲，见图 3-30。

四、耳穴的部位和主治

为了方便准确规范取穴，我国制定了《耳穴名称与部位的国家标准方案》，按耳的解剖将每个部位划分成若干个区，共计有 91 个穴位。

（一）耳轮部穴位

耳轮分为 12 个区。耳轮脚为耳轮 1 区。耳轮脚切迹到对耳轮下脚上缘之间的耳轮分为 3 等份，自下向上依次为耳轮 2 区、3 区、4 区；对耳轮下脚上缘到对耳轮上脚前缘之间的耳轮为耳轮 5 区；对耳轮上脚缘到耳尖之间的耳轮为耳轮 6 区；耳尖到耳轮结节上缘为耳轮 7 区；耳轮结节上缘到耳轮结节下缘为耳轮 8 区。耳轮结节下缘到轮垂切迹之间的耳轮分为 4 等份，自上而下依次为耳轮 9 区、10 区、11 区和 12 区（表 3-4）。

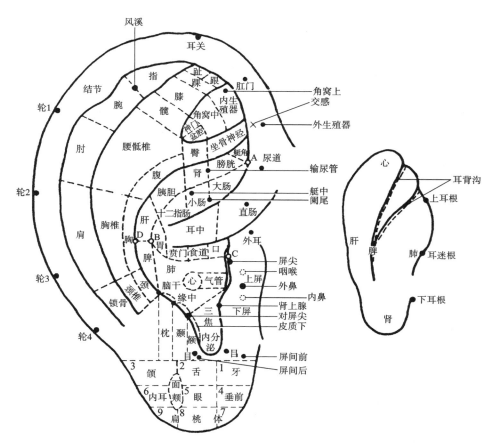

图 3-30　耳穴分布规律图

表 3-4　耳轮穴位部位及主治

穴名	部位	主治
耳中	在耳轮脚处,即耳轮 1 区	呃逆、荨麻疹、皮肤瘙痒症、小儿遗尿、咯血、出血性疾病
直肠	在耳轮脚棘前上方的耳轮处,即耳轮 2 区	便秘、腹泻、脱肛、痔疮
尿道	在直肠上方的耳轮处,即耳轮 3 区	尿频、尿急、尿痛、尿潴留
外生殖器	在对耳轮下脚前方的耳轮处,即耳轮 4 区	睾丸炎、附睾炎、外阴瘙痒症
肛门	在三角窝前方的耳轮处,即耳轮 5 区	痔疮、肛裂
耳尖	在耳郭向前对折的上部尖端处,即耳轮 6、7 区交界处	发热、高血压、急性结膜炎、麦粒肿、牙痛、失眠
结节	在耳轮结节处,即耳轮 8 区	头晕、头痛、高血压
轮 1	在耳轮结节下方的耳轮处,即耳轮 9 区	发热、扁桃体炎、上呼吸道感染
轮 2	在轮 1 区下方的耳轮处,即耳轮 10 区	发热、扁桃体炎、上呼吸道感染
轮 3	在轮 2 区下方的耳轮处,即耳轮 11 区	发热、扁桃体炎、上呼吸道感染
轮 4	在轮 3 区下方的耳轮处,即耳轮 12 区	发热、扁桃体炎、上呼吸道感染

(二) 耳舟部穴位

将耳舟分为 6 等份,自上而下依次为耳舟 1 区、2 区、3 区、4 区、5 区、6 区(表 3-5)。

表 3-5　耳舟穴位部位及主治

穴名	部位	主治
指	在耳舟上方处,即耳舟 1 区	甲沟炎、手指麻木和疼痛
腕	在指区的下方处,即耳舟 2 区	腕部疼痛
风溪	在耳轮结节前方,指区与腕区之间,即耳舟 1、2 区交界处	荨麻疹、皮肤瘙痒症、过敏性鼻炎
肘	在腕区的下方处,即耳舟 3 区	肱骨外上踝炎、肘部疼痛
肩	在肘区的下方处,即耳舟 4、5 区	肩关节周围炎、肩部疼痛
锁骨	在肩区的下方处,即耳舟 6 区	肩关节周围炎

(三) 对耳轮部穴位

将对耳轮部分为 13 区。

对耳轮上脚分为上、中、下 3 等份;下 1/3 为对耳轮 5 区,中 1/3 为对耳轮 4 区;再将上 1/3 分为上、下 2 等份,下 1/2 为对耳轮 3 区,再将上 1/2 分为前后 2 等份,后 1/2 为对耳轮 2 区,前 1/2 为对耳轮 1 区。

对耳轮下脚分为前、中、后 3 等份,中、前 2/3 为对耳轮 6 区,后 1/3 为对耳轮 7 区。

对耳轮体从对耳轮上、下脚分叉处至轮屏切迹分为 5 等份,再沿对耳轮耳甲缘将对耳轮体分为前 1/4 和后 3/4 两部分,前上 2/5 为对耳轮 8 区,后上 2/5 为对耳轮 9 区,前中 2/5 为对耳轮 10 区,后中 2/5 为对耳轮 11 区,前下 1/5 为对耳轮 12 区,后下 1/5 为对耳轮 13 区(表 3-6)。

表 3-6　对耳轮穴位部位及主治

穴名	部位	主治
跟	在对耳轮上脚前上部,即对耳轮 1 区	足跟痛
趾	在耳尖下方的对耳轮上脚后上部,即对耳轮 2 区	甲沟炎、趾部疼痛
踝	在趾、跟区下方处,即对耳轮 3 区	踝关节扭伤
膝	在对耳轮上脚中 1/3 处,即对耳轮 4 区	膝关节疼痛、坐骨神经痛
髋	在对耳轮上脚的下 1/3 处,即对耳轮 5 区	髋关节疼痛、坐骨神经痛、腰骶部疼痛
坐骨神经	在对耳轮下脚的前 2/3 处,即对耳轮 6 区	坐骨神经痛、下肢瘫痪
交感	在对耳轮下脚末端与耳轮内缘相交处,即对耳轮 6 区前端	胃肠痉挛、心绞痛、胆绞痛、输尿管结石、自主神经功能紊乱
臀	在对耳轮下脚的后 1/3 处,即对耳轮 7 区	坐骨神经痛、臀筋膜炎
腹	在对耳轮体前部上 2/5 处,即对耳轮 8 区	腹痛、腹胀、腹泻、急性腰扭伤、痛经、产后宫缩痛
腰骶椎	在腹区后方,即对耳轮 9 区	腰骶部疼痛
胸	在对耳轮体前部中 2/5 处,即对耳轮 10 区	胸胁疼痛、肋间神经痛、胸闷、乳腺炎
胸椎	在胸区后方,即对耳轮 11 区	胸痛、经前乳房胀痛、乳腺炎、产后泌乳不足
颈	在对耳轮体前部下 1/5 处,即对耳轮 12 区	落枕、颈椎疼痛
颈椎	在颈区后方,即对耳轮 13 区	落枕、颈椎综合征

（四）三角窝穴位

将三角窝由耳轮内缘至对耳轮上、下脚分叉处分为前、中、后 3 等份,中 1/3 为三角窝 3 区;再将前 1/3 分为上、中、下 3 等份,上 1/3 为三角窝 1 区,中、下 2/3 为三角窝 2 区;再将后 1/3 分为上、下 2 等份,上 1/2 为三角窝 4 区,下 1/2 为三角窝 5 区(表 3-7)。

表 3-7　三角窝穴位部位及主治

穴名	部位	主治
角窝上	在三角窝前 1/3 的上部,即三角窝 1 区	高血压
内生殖器	在三角窝前 1/3 的下部,即三角窝 2 区	痛经、月经不调、白带过多、功能性子宫出血、阳痿、遗精、早泄
角窝中	在三角窝中 1/3 处,即三角窝 3 区	哮喘
神门	在三角窝后 1/3 的上部,即三角窝 4 区	失眠、多梦、戒断综合征、癫痫、高血压、神经衰弱
盆腔	在三角窝后 1/3 的下部,即三角窝 5 区	盆腔炎、附件炎

（五）耳屏穴位

将耳屏分成 4 区。耳屏外侧面分为上、下 2 等份,上部为耳屏 1 区,下部为耳屏 2 区。将耳屏内侧面分为上、下 2 等份,上部为耳屏 3 区,下部为耳屏 4 区(表 3-8)。

表 3-8　耳屏穴位部位及主治

穴名	部位	主治
上屏	在耳屏外侧面上 1/2 处,即耳屏 1 区	咽炎、鼻炎
下屏	在耳屏外侧面下 1/2 处,即耳屏 2 区	鼻炎、鼻塞
外耳	在屏上切迹前方近耳轮部,即耳屏 1 区上缘处	外耳道炎、中耳炎、耳鸣
屏尖	在耳屏游离缘上部尖端,即耳屏 1 区后缘处	发热、牙痛、斜视
外鼻	在耳屏外侧面中部,即耳屏 1、2 区之间	鼻前庭炎、鼻炎
肾上腺	在耳屏游离缘下部尖端,即耳屏 2 区后缘处	低血压、风湿性关节炎、腮腺炎、链霉素中毒、眩晕、哮喘、休克
咽喉	在耳屏内侧面上 1/2 处,即耳屏 3 区	声音嘶哑、咽炎、扁桃体炎、失语、哮喘
内鼻	在耳屏内侧面下 1/2 处,即耳屏 4 区	鼻炎、上颌窦炎、鼻衄
屏间前	在屏间切迹前方耳屏最下部,即耳屏 2 区下缘处	咽炎、口腔炎

（六）对耳屏穴位

将对耳屏分为 4 区。由对屏尖及对屏尖至轮屏切迹连线之中点,分别向耳垂上线作两条垂线,将对耳屏外侧面及其后部分成前、中、后 3 区,前为对耳屏 1 区、中为对耳屏 2 区、后为对耳屏 3 区。对耳屏内侧面为对耳屏 4 区(表 3-9)。

表 3-9　对耳屏穴位部位和主治

穴名	部位	主治
额	在对耳屏外侧面的前部,即对耳屏 1 区	偏头痛、头晕
屏间后	在屏间切迹后方对耳屏前下部,即对耳屏 1 区下缘处	额窦炎
颞	在对耳屏外侧面的中部,即对耳屏 2 区	偏头痛、头晕

续表

穴名	部位	主治
枕	在对耳屏外侧面的后部,即对耳屏 3 区	头晕、头痛、癫痫、哮喘、神经衰弱
皮质下	在对耳屏内侧面,即对耳屏 4 区	痛证、间日疟、神经衰弱、假性近视、失眠
对屏尖	在对耳屏游离缘的尖端,即对耳屏 1、2、4 区交点处	哮喘、腮腺炎、睾丸炎、附睾炎、神经性皮炎
缘中	在对耳屏游离缘上,对屏尖与轮屏切迹之中点处,即对耳屏 2、3、4 区交点处	遗尿、内耳性眩晕、尿崩症、功能性子宫出血
脑干	在轮屏切迹处,即对耳屏 3、4 区之间	眩晕、后头痛、假性近视

（七）耳甲穴位

将耳甲用标志线、点分为 18 个区。在耳轮的内缘上,设耳轮脚切迹至对耳轮下脚间中、上 1/3 交界处为 A 点;在耳甲内,由耳轮脚消失处向后作一水平线与对耳轮耳甲缘相交,设交点为 D 点;设耳轮脚消失处至 D 点连线中、后 1/3 交界处为 B 点;设外耳道口后缘上 1/4 与下 3/4 交界处为 C 点;从 A 点向 B 点作一条与对耳轮耳甲艇缘弧度大体相仿的曲线;从 B 点向 C 点作一条与耳轮脚下缘弧度大体相仿的曲线。

将 BC 线前段与耳轮脚下缘间分成 3 等份,前 1/3 为耳甲 1 区,中 1/3 为耳甲 2 区,后 1/3 为耳甲 3 区。ABC 线前方,耳轮脚消失处为耳甲 4 区。将 AB 线前段与耳轮脚上缘及部分耳轮内缘间分成 3 等份,后 1/3 为 5 区,中 1/3 为 6 区,前 1/3 为 7 区。

将对耳轮下脚下缘前、中 1/3 交界处与 A 点连线,该线前方的耳甲艇部为耳甲 8 区。将 AB 线前段与对耳轮下脚下缘间耳甲 8 区以后的部分,分为前、后 2 等份,前 1/2 为耳甲 9 区,后 1/2 为耳甲 10 区。在 AB 线后段上方的耳甲艇部,将耳甲 10 区后缘与 BD 线之间分成上、下 2 等份,上 1/2 为耳甲 11 区,下 1/2 为耳甲 12 区。由轮屏切迹至 B 点作连线,该线后方、BD 线下方的耳甲腔部为耳甲 13 区。以耳甲腔中央为圆心,圆心与 BC 线间距离的 1/2 为半径作圆,该圆形区域为耳甲 15 区。过耳甲 15 区最高点及最低点分别向外耳门后壁作两条切线,切线间为耳甲 16 区。耳甲 15、16 区周围为耳甲 14 区。将外耳门的最低点与对耳屏耳甲缘中点相连,再将该线以下的耳甲腔部分为上、下 2 等份,上 1/2 为耳甲 17 区,下 1/2 为耳甲 18 区(表 3-10)。

表 3-10　耳甲穴位部位及主治

穴名	部位	主治
口	在耳轮脚下方前 1/3 处,即耳甲 1 区	面瘫、口腔炎、胆囊炎、胆石症、戒断综合征、牙周炎、舌炎
食道	在耳轮脚下方中 1/3 处,即耳甲 2 区	食管炎、食管痉挛
贲门	在耳轮脚下方后 1/3 处,即耳甲 3 区	贲门痉挛、神经性呕吐
胃	在耳轮脚消失处,即耳甲 4 区	胃痉挛、胃炎、胃溃疡、消化不良、恶心呕吐、前额痛、牙痛、失眠
十二指肠	在耳轮脚及部分耳轮与 AB 线之间的后 1/3 处,即耳甲 5 区	十二指肠溃疡、胆囊炎、胆石症、幽门痉挛、腹胀、腹泻、腹痛
小肠	在耳轮脚及部分耳轮与 AB 线之间的中 1/3 处,即耳甲 6 区	消化不良、腹痛、腹胀、心动过速

穴名	部位	主治
大肠	在耳轮脚及部分耳轮与 AB 线之间的前 1/3 处,即耳甲 7 区	腹泻、便秘、咳嗽、牙痛、痤疮
阑尾	在小肠区与大肠区之间,即耳甲 6、7 区交界处	单纯性阑尾炎、腹泻
艇角	在对耳轮下脚下方前部,即耳甲 8 区	前列腺炎、尿道炎
膀胱	在对耳轮下脚下方中部,即耳甲 9 区	膀胱炎、遗尿、尿潴留、腰痛、坐骨神经痛、后头痛
肾	在对耳轮下脚下方后部,即耳甲 10 区	腰痛、耳鸣、神经衰弱、肾盂肾炎、遗尿、遗精、阳痿、早泄、哮喘、月经不调
输尿管	在肾区与膀胱区之间,即耳甲 9、10 区交界处	输尿管结石绞痛
胰胆	在耳甲艇的后上部,即耳甲 11 区	胆囊炎、胆石症、胆道蛔虫症、偏头痛、带状疱疹、中耳炎、耳鸣、急性胰腺炎
肝	在耳甲艇的后下部,即耳甲 12 区	胁痛、眩晕、经前期紧张症、月经不调、更年期综合征、高血压、近视、单纯性青光眼
艇中	在小肠区与肾区之间,即耳甲 6、10 区交界处	腹痛、腹胀、胆道蛔虫症
脾	在 BD 线下方,耳甲腔的后上部,即耳甲 13 区	腹胀、腹泻、便秘、食欲不振、功能性子宫出血、白带过多、内耳性眩晕
心	在耳甲腔正中凹陷处,即耳甲 15 区	心动过速、心律不齐、心绞痛、无脉证、神经衰弱、癔病、口舌生疮
气管	在心区与外耳门之间,即耳甲 16 区	哮喘、支气管炎
肺	在心、气管区周围处,即耳甲 14 区	咳嗽、胸闷、声音嘶哑、皮肤瘙痒症、荨麻疹、便秘、戒断综合征
三焦	在外耳门后下,肺与内分泌区之间,即耳甲 17 区	便秘、腹胀、上肢外侧疼痛
内分泌	在屏间切迹内,耳甲腔的前下部,即耳甲 18 区	痛经、月经不调、更年期综合征、痤疮、间日疟、甲状腺功能减退症或亢进症

(八) 耳垂穴位

在耳垂上线至耳垂下缘最低点之间划两条等距离平行线,于上平行线上引两条垂直等份线,将耳垂分为 9 个区:上部由前到后依次为耳垂 1 区、2 区、3 区;中部由前到后依次为耳垂 4 区、5 区、6 区;下部由前到后依次为耳垂 7 区、8 区、9 区(表 3-11)。

表 3-11 耳垂穴位部位及主治

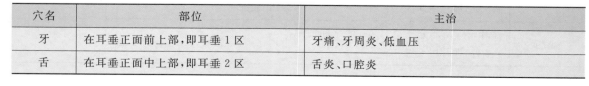

穴名	部位	主治
牙	在耳垂正面前上部,即耳垂 1 区	牙痛、牙周炎、低血压
舌	在耳垂正面中上部,即耳垂 2 区	舌炎、口腔炎

续表

穴名	部位	主治
颌	在耳垂正面后上部,即耳垂3区	牙痛、颞颌关节功能紊乱症
垂前	在耳垂正面前中部,即耳垂4区	神经衰弱、牙痛
眼	在耳垂正面中央部,即耳垂5区	急性结膜炎、电光性眼炎、麦粒肿、近视
内耳	在耳垂正面后中部,即耳垂6区	内耳性眩晕症、耳鸣、听力减退、中耳炎
面颊	在耳垂正面与内耳区之间,即耳垂5、6区交界处	面瘫、三叉神经痛、痤疮、扁平疣、面肌痉挛、腮腺炎
扁桃体	在耳垂正面下部,即耳垂7、8、9区	扁桃体炎、咽炎

（九）耳背穴位

将耳背分5个区。分别过对耳轮上、下脚分叉处耳背对应点和轮屏切迹耳背对应点作两条水平线,将耳背分为上、中、下三部,上部为耳背1区,下部为耳背5区,再将中部分为内、中、外三等份,内1/3为耳背2区、中1/3为耳背3区、外1/3为耳背4区(表3-12)。

表3-12 耳背穴位部位及主治

穴名	部位	主治
耳背心	在耳背上部,即耳背1区	心悸、失眠、多梦
耳背肺	在耳背中内部,即耳背2区	哮喘、皮肤瘙痒症
耳背脾	在耳背中央部,即耳背3区	胃痛、消化不良、食欲不振
耳背肝	在耳背中外部,即耳背4区	胆囊炎、胆石症、胁痛
耳背肾	在耳背下部,即耳背5区	头痛、头晕、神经衰弱
耳背沟	在对耳轮沟和对耳轮上、下脚沟处	高血压、皮肤瘙痒症

（十）耳根穴位

见表3-13。

表3-13 耳根穴位部位及主治

穴名	部位	主治
上耳根	在耳根最上处	鼻衄
耳迷根	在耳轮脚后沟的耳根处	胆囊炎、胆石症、胆道蛔虫症、腹痛、腹泻、鼻塞、心动过速
下耳根	在耳根最下处	低血压、下肢瘫痪、小儿麻痹后遗症

五、耳穴的临床应用

（一）耳穴的适应证

（1）疼痛性疾病　如头痛、各部位扭挫伤和神经性疼痛等。

（2）功能紊乱性疾病　如心律不齐、高血压、眩晕症、多汗症、遗尿、神经衰弱、癔病、月经不调等。

（3）过敏及变态反应性疾病　如过敏性鼻炎、过敏性结肠炎、荨麻疹、哮喘、过敏性紫癜等。

（4）内分泌代谢紊乱性疾病　如甲状腺功能亢进或低下症、肥胖症、糖尿病、更年期综合征等。

（5）炎性疾病及传染病　如急慢性结肠炎、牙周炎、扁桃体炎、咽喉炎、腮腺炎、胆囊炎、流感、百日咳、细菌性痢疾等。

（6）其他　有催产、催乳，预防和治疗输液、输血反应的作用，还有美容、戒毒、戒烟、延缓衰老、防病保健等作用。

（二）选穴原则

（1）按脏腑辨证选穴　据脏腑学说理论，按各脏腑的生理功能和病理反应进行辨证取穴。如脱发取"肾"穴，皮肤病取"肺""大肠"穴等。

（2）按相应部位选穴　当机体患病时，在耳郭的相应部位上有一定的敏感点，即为本病的首选穴位，如胃痛取"胃"，胆绞痛取"胆"等。

（3）按经络辨证选穴　即根据十二经脉循行和其病候选取穴位。如牙痛取"大肠"穴，坐骨神经痛取"膀胱"或"胰胆"穴等。

（4）按西医理论选穴　耳穴中一些穴名是根据西医学理论命名的，如"肾上腺""交感""内分泌"等。这些穴位的功能基本上与西医学理论一致，故在选穴时应考虑其功能，如炎性疾病取"肾上腺"穴。

（5）按临床经验选穴　临床实践发现有些耳穴具有治疗本部位以外疾病的作用，如"外生殖器"穴可以治疗腰腿痛。

（三）操作方法

耳穴的刺激方法较多，仅介绍临床常用方法。

1. 压丸法　在耳穴表面贴敷压丸的一种简易疗法称为压丸法。既能持续刺激穴位，又安全无痛，无副作用，目前广泛应用于临床。压丸所选材料常为王不留行、油菜籽、小米、白芥子等。临床上多用王不留行，因其表面光滑，大小和硬度适宜。应用前用沸水烫洗，晒干装瓶备用。应用时，将王不留行贴附在 0.6 cm×0.6 cm 大小胶布中央，用镊子挟住，贴敷在选用的耳穴上，每日自行按压 3～5 次，每次每穴按压 30～60 s，3～7 日更换 1 次，双耳交替。刺激强度以患者情况而定，一般儿童、孕妇、年老体弱、神经衰弱者用轻刺激法，急性疼痛性病证宜用强刺激法。

2. 毫针法　利用毫针针刺耳穴，治疗疾病的一种常用方法称为毫针法。其操作程序如下。

（1）定穴和消毒　按照耳穴选穴原则选定耳穴作为针刺点，也可以使用探棒或耳穴探测仪按压耳部所获得敏感点。耳穴针刺前必须严格消毒，先用 2.5% 碘酒消毒，再用 75% 的乙醇脱碘，待乙醇干后施针。

（2）体位和进针　常采用坐位，但如遇年老体弱、病重或精神紧张者宜采用卧位。针具选用 26～30 号粗细的 0.5 寸长的不锈钢针。进针时，治疗师左手拇、食二指固定耳郭，中指托着针刺部的耳背，既可以掌握针刺的深度，又可以减轻针刺疼痛。然后，用右手拇、食二指持针，用快速插入的速刺法或慢慢捻入的慢刺法进针均可。刺入深度应视患者耳郭局部的厚薄灵活掌握，一般刺入 2～3 分，达软骨后毫针站立不摇晃为准。刺入耳穴后，如局部感应强烈，患者症状往往有即刻减轻感，如局部无针感，可调整针刺的方向、深度和角度。刺激强度和手法依病情、体质、证型、耐受度等综合考虑。

（3）留针和出针　留针时间一般 15～30 min，慢性病、疼痛性疾病留针时间适当延长。留针期间，每隔 10 min 行针 1 次。出针是一次治疗的结束动作，治疗师左手托住耳郭，右手迅速将毫针垂直拔出，再用消毒干棉球压迫针眼。

3. 电针法　针刺获得针感后，接上电针机两个极，具体操作参照电针法。通电时间一般以 10～20 min 为宜。适用于神经系统疾病、内脏痉挛、哮喘等。

（四）注意事项

（1）因耳郭暴露在外，表面凹凸不平，结构特殊，耳穴操作时，一定要严格消毒，防止感染。

有创面和炎症部位禁针,针刺后如针孔发红、肿胀,应及时涂 2.5％碘酒,防止化脓性软骨膜炎的发生。

（2）对扭伤和运动障碍的患者,进针后应嘱患者适当活动患部,有助于提高疗效。

（3）有习惯性流产的孕妇应禁针。

（4）患有严重器质性病变和伴有高度贫血者不宜针刺,对严重心脏病、高血压者不宜用强刺激法。

（5）耳针治疗时也要注意防止发生晕针,一旦发生应及时处理。

第四节　皮肤针法

皮肤针,又称"梅花针""七星针""罗汉针",是以多支短针组成,用来叩刺人体一定部位或穴位的一种针具。运用皮肤针叩击人体的一定部位或穴位,激发经络功能,调整脏腑气血的治疗方法称为皮肤针法。

皮肤针法源于古代的"半刺""扬刺""毛刺"等刺法,《灵枢·官针》记载:半刺者,浅内而疾发针,无针伤内,如拔毛状,以取皮气。扬刺者,正内一,傍内四而浮之,以治寒气之博大者也。毛刺者,刺浮痹皮肤也。上述诸法同属浅刺皮肤的针刺方法。《素问·皮部论》说:凡十二经脉者,皮之部也,是故百病之始生也,必先于皮毛。说明十二皮部与经络、脏腑的密切联系。

一、皮肤针针具

皮肤针的针头呈小锤样,针柄一般长 15～19 cm,一端附有莲蓬样的针盘,针盘下面散嵌着不锈钢短针（图 3-31）。根据所嵌不锈钢短针的数目不同,又分别称为梅花针（五支针）、七星针（七支针）、罗汉针（十八支针）等,针尖呈松针形,不宜太锐,全束针平齐,防止偏斜、钩曲、锈蚀和缺损,针柄要坚固具有弹性。

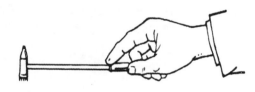

图 3-31　常用皮肤针针具

临床上对皮肤针针具进行发展,还有一种滚刺筒,是用金属制成的筒状皮肤针,具有刺激面广、刺激量均匀、使用简便等优点。

二、操作方法

1. 叩刺部位　皮肤针的叩刺部位,一般可分局部叩刺、穴位叩刺、循经叩刺三种。

（1）局部叩刺　在患部进行反复叩刺的一种操作方法。常用于扭伤后局部的瘀肿疼痛及顽癣等,可在局部进行围刺或散刺。

（2）穴位叩刺　根据腧穴的主治作用,选择适当的穴位进行叩刺治疗,临床上常用各种特定穴、华佗夹脊穴、阿是穴等。

（3）循经叩刺　循着经脉进行叩刺的一种操作方法。常用于项背腰骶部的督脉和足太阳膀胱经。因为督脉为阳脉之海,能调节一身之阳气;五脏六腑之背俞穴,皆分布于膀胱经,故其治疗范围广泛。也用于四肢肘膝以下的各经原穴、络穴、郄穴等,治疗相应脏腑经络的疾病。

2. 刺激强度与疗程　刺激的强度,是根据刺激的部位、患者的体质和病情的不同而决定的,一般分轻、中、重三种。

（1）轻度　用力较小,皮肤仅现潮红、充血为度。常适用于头面、老弱妇女患者,以及病属虚证、久病的患者。

117

（2）重度　用力较大，以皮肤有明显潮红，并有微出血为度。常适用于压痛点、背部、臀部、年轻体壮患者，以及病属实证、新病者。

（3）中度　介于轻刺与重刺之间，以局部有较明显潮红，但不出血为度，适用于一般部位，以及一般患者。

叩刺治疗，每日或隔日1次，10次为1个疗程，疗程间可间隔3～5日。

3. 操作方法

（1）叩刺　针具和叩刺部位用乙醇消毒后，以右手拇指、中指、无名指握住针柄，食指伸直按住针柄中段，针头对准皮肤叩击，运用腕部的弹力，使针尖叩刺皮肤后，立即弹起，如此反复叩击。叩击时针尖与皮肤必须垂直，弹刺要准确，强度要均匀，可根据病情选择不同的刺激部位或刺激强度。

（2）滚刺　用特制的滚刺筒，经乙醇消毒后，手持筒柄，将针筒在皮肤上来回滚动，使刺激范围成为一个狭长的面，或扩展成一片广泛的区域。

三、适应范围

皮肤针的临床适应范围很广，常用于近视、视神经萎缩、急性扁桃体炎、感冒、咳嗽、头痛、失眠、腰痛、慢性肠胃病、便秘、皮神经炎、斑秃、痛经等。

四、注意事项

（1）要经常检查皮肤针针具，注意针尖有无毛钩，针面是否平齐；滚刺筒转动是否灵活。

（2）叩刺时动作要轻捷，正直无偏斜，以免造成患者疼痛；滚刺筒不要在骨骼突出部位处滚动，以免产生疼痛或出血。

（3）局部如有溃疡或损伤者不宜使用本法，急性传染性疾病和急腹症也不宜使用本法。

（4）叩刺局部和穴位，若手法重而出血者，应进行清洁和消毒，注意防止感染。

第五节　皮内针法

皮内针法是将特制的小型针具固定于腧穴部位的皮内作较长时间留针的一种治疗方法，又称"埋针法"。针刺入皮肤后，固定留置一定的时间，给皮肤以长时间的刺激，能够调整经络脏腑功能，达到防治疾病的目的。《素问·离合真邪论》记载有"静以久留"的刺法，本法是古代针刺留针方法的进一步发展。

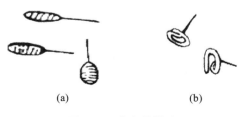

（a）　　　　　　　　（b）

图 3-32　皮内针针具

一、皮内针针具

常用的皮内针的针具有两种。一种呈麦粒型，或称颗粒型，一般长1 cm，针柄形似麦粒，针身与针柄成一直线（图 3-32（a））。一种呈图钉型，或称揿钉型，长0.2～0.3 cm，针柄呈环形，针身与针柄呈垂直状（图 3-32（b））。

二、操作方法

1. 部位选择　皮内针针刺选穴多以不妨碍正常的活动处腧穴为主，一般多选用背俞穴、四肢穴和耳穴等。

2．进针方法

皮内针、镊子和埋针部皮肤严密消毒后，进行针刺。

（1）麦粒型皮内针　用镊子挟住针柄，对准腧穴，沿皮下横向刺入，针身可刺0.5～0.8 cm，针柄留于皮外，然后用胶布顺着针身进入的方向粘贴固定。

（2）图钉型皮内针　用镊子挟住针圈，对准腧穴，直刺揿入，然后用胶布固定。也可将针圈贴在小块胶布上，手执胶布直压揿入所刺穴位。

3．留针时间　皮内针的留针时间可根据病情决定其留针时间的长短，一般为 3～5 日。若夏季天气炎热，以防感染，留针时间可缩短，以 1～2 日为好。在留针期间，可每隔 4 h 用手按压埋针处 1～2 min，以加强刺激，提高疗效。

三、适应范围

皮内针法临床上多用于某些需要久留针的疼痛性疾病和久治不愈的慢性病证，常见的有哮喘、面神经麻痹、神经衰弱、高血压、神经性头痛、胆绞痛、腰痛、痹证、痛经、产后宫缩疼痛、小儿遗尿等。

四、注意事项

由于关节附近常会活动，此处不可埋针，否则活动时会疼痛。胸腹部因呼吸时会活动，亦不宜埋针。埋针后，如患者感觉疼痛或妨碍肢体活动时，应将针取出，改选穴位重埋。埋针期间，针处不可着水，避免感染。热天出汗较多，埋针时间勿过长，以防感染。

［附］皮下留针法

将普通 30～32 号韧性强、不易折断的毫针，刺入选定的腧穴，施行手法后将针提至皮下，再沿皮刺入，最后用胶布固定贴牢，使针不易脱落。一般可留针 2～3 日。应用此法，所选毫针均不宜过长。

第六节　头　　针

头针是在头部特定的穴线进行针刺以防治疾病的一种方法，又称头皮针。

一、概述

头针的主要理论依据：一是根据传统的脏腑经络理论；二是根据大脑皮层的功能定位在头皮的投影，选取相应的头穴线。

头针是在传统的针灸理论基础上发展起来的，早在《素问·脉要精微论》中就指出"头为精明之府"。头为诸阳之会，手足六阳经皆上循于头面，六阴经中手少阴与足厥阴经直接循行于头面部，所有阴经的经别和阳经相合后上达于头面。有关头针治疗各种疾病，《黄帝内经》有所记载，后世《针灸甲乙经》《针灸大成》等文献中，记载头部腧穴治疗全身各种疾病的内容则更加丰富。

二、标准头穴线

选用 1984 年世界卫生组织西太区会议上正式通过的《头皮针穴名标准化国际方案》（以下简称"标准化方案"）。标准头穴线均位于头皮部位，按颅骨的解剖名称额区、顶区、颞区、枕区 4 区，14 条标准线（左侧、右侧、中央共 25 条）。现将定位及主治分述如下。

（一）额区

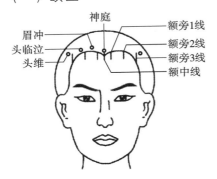

图 3-33　标准化方案额区

1. 额中线

【部位】在头前部，从督脉神庭穴向前引一直线，长 1 寸（图 3-33）。

【主治】癫痫、精神失常、鼻病等。

2. 额旁 1 线

【部位】在头前部，从膀胱经眉冲穴向前引一直线，长 1 寸。

【主治】失眠及鼻病、冠心病、支气管哮喘、支气管炎等。

3. 额旁 2 线

【部位】在头前部，从胆经头临泣穴向前引一直线，长 1 寸。

【主治】急慢性胃炎、胃和十二指肠溃疡、肝胆疾病等。

4. 额旁 3 线

【部位】在头前部，从胃经头维穴内侧 0.75 寸起向下引一直线，长 1 寸。

【主治】功能性子宫出血、阳痿、遗精、尿频、尿急、子宫脱垂等。

（二）顶区

1. 顶中线

【部位】在头顶部，从督脉百会穴至前顶穴之段（图 3-34，图 3-35）。

【主治】腰腿足病，如瘫痪、麻木、疼痛，以及皮层性多尿、脱肛、小儿夜尿、高血压、头顶痛等。

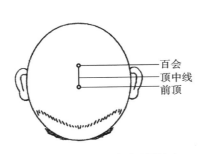

图 3-34　标准化方案顶区（a）

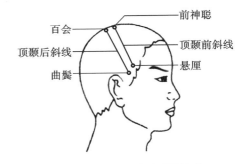

图 3-35　标准化方案顶区（b）

2. 顶旁 1 线

【部位】在头顶部，督脉旁 1.5 寸，从膀胱经通天穴向后引一直线，长 1.5 寸（图 3-36）。

【主治】腰腿病证，如瘫痪、麻木、疼痛等。

3. 顶旁 2 线

【部位】在头顶部，督脉旁开 2.25 寸，从胆经正营穴向后引一直线，长 1.5 寸到承灵穴（图 3-36）。

【主治】肩、臂、手等病证，如瘫痪、麻木、疼痛等。

（三）枕区

1. 枕上正中线

【部位】在后头部，即督脉强间穴至脑户穴一段，长 1.5 寸（图 3-37）。

【主治】眼病、足癣等。

Note

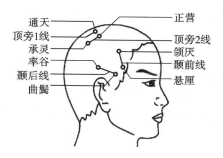

图 3-36　标准化方案顶区与颞区

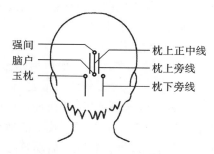

图 3-37　标准化方案枕区

2. 枕上旁线

【部位】在后头部，由枕外粗隆督脉脑户穴旁开 0.5 寸起，向上引一直线，长 1.5 寸（图 3-37）。

【主治】皮层性视力障碍、白内障、近视等。

3. 枕下旁线

【部位】在后头部，从膀胱经玉枕穴向下引一直线，长 2 寸（图 3-37）。

【主治】小脑疾病引起的平衡障碍、后头痛等。

（四）颞区

1. 顶颞前斜线

【部位】在头顶部，头侧部，从头部经外奇穴前神聪（百会前 1 寸）至颞部胆经悬厘引斜线（图 3-35）。

【主治】全线分 5 等份，上 1/5 治疗对侧下肢和躯干瘫痪，中 2/5 治疗上肢瘫痪，下 2/5 治中枢性面瘫、运动性失语、流涎、脑动脉粥样硬化等。

2. 顶颞后斜线

【部位】在头顶部，头侧部，顶颞前斜线之后 1 寸，与其平行的线。从督脉百会至颞部胆经曲鬓穴引一斜线（图 3-35）。

【主治】全线分 5 等份，上 1/5 治疗对侧下肢和躯干感觉异常，中 2/5 治疗上肢感觉异常，下 2/5 治疗头面部感觉异常。

3. 颞前线

【部位】在头的颞部，从胆经颔厌穴至悬厘穴连一直线（图 3-36）。

【主治】偏头痛、运动性失语、周围性面经神麻痹和口腔疾病。

4. 颞后线

【部位】在头的颞部，从胆经率谷穴向下至曲鬓穴连一直线（图 3-36）。

【主治】偏头痛、耳鸣、耳聋、眩晕等。

三、头针的适应证

头针临床多用于治疗脑源性疾病，如中风偏瘫、肢体麻木、失语、皮层性多尿、眩晕、耳鸣、舞蹈病、癫痫、脑瘫、震颤麻痹、假性球麻痹、小儿弱智等。此外，也可治疗头痛、脱发、脊髓性截瘫、高血压病、精神病、失眠、眼病、鼻病、肩周炎、腰腿痛、各种疼痛性疾病等常见病和多发病。

四、头针操作方法

1. 选区　根据病情，明确诊断，选定头穴线。

2. 体位　取得患者合作后，取坐位或卧位，局部常规消毒。

3. 进针　一般选用 28～30 号长 1.5～3 寸的毫针，针与头皮成 30°，快速将针刺入头皮下，当针尖达到帽状腱膜下层时,指下感到阻力减小,然后使针与头皮平行,继续捻转进针,根据不同穴区可刺入 0.5～3 寸。

4. 针刺手法

(1)快速捻转手法 一般以拇指掌面和食指桡侧面挟持针柄,以食指的掌指关节快速连续屈伸,使针身左右旋转,捻转速度每分钟 200 次左右。进针后持续捻转 2～3 min,留针 20～30 min,留针期间反复操作 2～3 次即可起针。按病情需要可适当延长留针时间,偏瘫患者留针期间嘱其活动肢体(重症患者可做被动活动),有助于提高疗效。一般经 3～5 min 刺激后,部分患者在病变部位会出现热、麻、胀、抽动等感应。

(2)抽添手法 根据汪机所著的《针灸问对》中抽添法演化而成,分为抽气法和进气法两种,以向外抽提、"一抽数抽"或向内进插、"一按数按"的手法动作为主要特点,实属小幅度提插手法的范畴。抽气法是针体进入帽状腱膜下层,针体平卧,用右手拇、食指紧捏针柄,左手按压进针点处以固定头皮,用爆发力将针迅速向外抽提 3 次,然后再缓慢地向内退回原处(插至 1 寸处),以紧提慢按为主,是为泻法。进气法是针体进入帽状腱膜下层,针体平卧,右手拇、食指紧捏针柄,左手按压进针点以固定头皮,用爆发力将针迅速向内进插 3 次,然后再缓慢地向外退回原处(提至 1 寸处),以紧按慢提为主,是为补法。

以上方法可反复施行,每次行针 0.5～1 min。一是要用全身力量带动肩、肘、腕,运气于指,行抽提或进插;二是每次抽提或进插都要迅速,针体勿左右转动。值得指出的是,用上法时并不要求频率,而着重于瞬间速度,因此术者手指并不疲劳,病人局部亦较少疼痛,能在短时间内达到有效刺激量,从而迅速取得相应效果。

5. 起针 刺手挟持针柄轻轻捻转松动针身,押手固定穴区周围头皮,如针下无紧涩感,可快速抽拔出针,也可缓慢出针。出针后需用消毒干棉球按压针孔片刻,以防出血。

五、注意事项

(1)头部有毛发,必须严格消毒,以防感染。

(2)由于头针的刺激较强,刺激时间较长,治疗师必须注意观察患者表情,以防晕针。

(3)中风患者,急性期如因脑出血引起昏迷、血压过高时,暂不宜用头针治疗,须待血压和病情稳定后方可做头针治疗。如因脑血栓形成引起偏瘫者,宜及早采用头针治疗。凡有高热、急性炎症和心力衰竭等症时,一般慎用头针治疗。婴儿由于颅骨缝骨化不完全,不宜采用头针治疗。

(4)由于头皮血管丰富,容易出血,故出针时必须用干棉球按压针孔 1～2 min。

(5)头针刺激线上常用毫针刺激,临床上也可配合电针、艾灸、按压等法进行施治。

第七节 穴位注射

穴位注射法是将药物注入穴位以防治疾病的一种治疗方法。它可将针刺刺激和药物的治疗作用及对穴位的渗透作用相结合,发挥其综合效应,故对某些疾病有特殊的疗效。

一、操作方法

(1)针具 一次性或消毒的注射器和针头,可根据需要选用不同型号。

(2)穴位选择 选穴原则同针刺法,但作为本法的特点,常结合经络、穴位、按诊法以选取阳性反应点。如在背部、胸腹部或四肢的特定穴部位,出现的条索、结节、压痛,以及皮肤的凹陷、隆起、色泽变异等,软组织损伤可选取最明显的压痛点。一般每次 2～4 穴,不宜过多,以精为要。

（3）注射剂量　应根据药物说明书规定的剂量，不能过量。进行小剂量注射时，可用原药物剂量的 1/5～1/2。一般以穴位部位来分，耳穴可注射 0.1 mL，头面部可注射 0.3～0.5 mL，四肢部可注射 1～2 mL，胸背部可注射 0.5～1 mL，腰臀部可注射 2～5 mL 或 5%～10%葡萄糖液 10～20 mL。

（4）操作　首先使患者取舒适体位，选择适宜的消毒注射器和针头，抽取适量的药液，在穴位局部消毒后，右手持注射器对准穴位或阳性反应点，快速刺入皮下，然后将针缓慢推进，达一定深度后产生得气感应，如无回血，便可将药液注入。凡患急性病、体强者可用较强刺激，推液可快；患慢性病、体弱者，宜用较轻刺激，推液可慢；一般疾病，则用中等刺激，推液也宜中等速度。如所用药液较多时，可由深至浅，边推药液边退针，或将注射针向几个方向注射药液。

（5）疗程　急症患者每日 1～2 次，慢性病一般每日或隔日 1 次，6～10 次为 1 个疗程。反应强烈者，可隔 2～3 日 1 次，穴位可左右交替使用。每个疗程间可休息 3～5 日。

二、适应范围

穴位注射法的适应范围很广，凡是针灸治疗的适应证大部分均可采用本法，如痹证、腰腿痛等。

三、常用药物

凡是可供肌内注射用的药物，都可供穴位注射法使用。常用的中药注射液有红花、复方当归、板蓝根、徐长卿、灯盏花、补骨脂、柴胡、复方丹参、川芎等；西药有 25%硫酸镁、维生素 B_1、维生素 B_{12}、维生素 C、维生素 K_3、0.25%～2%盐酸普鲁卡因、利多卡因、阿托品、利血平、安络血、麻黄素、抗生素、胎盘组织液、生理盐水、风湿宁、骨宁等。

四、注意事项

（1）严格消毒，防止感染，如注射后局部红肿、发热等，应及时处理。

（2）治疗前应对患者说明治疗特点和注射后的正常反应。如注射后局部可能有酸胀感，48 h 内局部有轻度不适，有时持续时间较长，但一般不超过 1 日。

（3）注意药物的性能、药理作用、剂量、配伍禁忌、副作用、过敏反应及药物的有效期，药液有无沉淀变质等情况，凡能引起过敏反应的药物，如青霉素、链霉素、普鲁卡因等，必须先做皮试，阳性反应者不可应用。副作用较强的药物，使用亦当谨慎。

（4）一般药液不宜注入关节腔、脊髓腔和血管内，否则会导致不良后果。此外，应注意避开神经干，以免损伤神经。

（5）孕妇的下腹部、腰骶部和三阴交、合谷穴等，不宜用穴位注射法，以免引起流产。年老、体弱者，选穴宜少，药液剂量应酌减。

第八节　电　　针

电针是将针刺入腧穴得气后，在针具上通以接近人体生物电的微量电流，利用针和电两种刺激相结合，以防治疾病的一种治疗方法。

一、操作方法

（1）配穴处方　电针法的处方配穴与针刺法相同。一般选用其中的主穴，配用相应的辅助穴位,多选同侧肢体的 1～3 对穴位为宜。

(2)电针方法 针刺入穴位有得气感应后,将输出电位器调至"0"位,负极接主穴,正极接配穴,将两根导线连接在两个针柄上,然后打开电源开关,选好波型,慢慢调高至所需输出电流量。通电时间一般为 5～20 min,如感觉弱时,可适当加大输出电流量,或暂时断电 1～2 min 后再行通电。当达到预定时间后,先将输出电位器退出"0"位,然后关闭电源开关,取下导线,最后按一般起针方法将针取出。临床实际中,不同类型电针机的操作有一定的区别,需参照具体使用说明。

(3)电流的刺激强度 当电流开到一定强度时,患者有麻、刺感,这时的电流强度称为"感觉阈"。如电流强度再稍增加,患者会突然产生刺痛感,能引起疼痛感觉的电流强度称为电流的"痛阈"。强度因人而异,在各种病理状态下其差异也较大。一般而言,在感觉阈和痛阈之间的电流强度,是治疗最适宜的刺激强度。

二、电针作用和适应范围

电针可调整人体生理功能,有镇静、止痛,促进气血循环,调整肌张力等作用。

电针的适应范围较广,临床上常用于各种痛证、痹证和心、胃、肠、胆、膀胱、子宫等器官的功能失调,以及癫狂和肌肉、韧带、关节的损伤性疾病等,并用于针刺麻醉。

脉冲电是指在极短时间内出现的电压或电流的突然变化,即电容的突然变化构成了电的脉冲。一般电针仪输出的基本波形就是这种交流脉冲,称之为双向尖脉冲。常见的调制脉冲波为疏密波、断续波,不受调制的基本脉冲波称作连续波。

(1)疏密波 疏波、密波自动交替出现的一种波形。疏、密交替持续的时间各约 1.5 s,能克服单一波形人体易产生适应性的缺点。动力作用较大,治疗时兴奋效应占优势。能增加代谢,促进气血循环,改善组织营养,消除炎性水肿。常用于止血、扭挫伤、关节周围炎、气血运动障碍、坐骨神经痛、面瘫、肌无力、局部冻伤等。

(2)断续波 有节律地时断、时续自动出现的一种波形。断时,在 1.5 s 时间内无脉冲电输出;续时,是密波连续工作 1.5 s。断续波形,机体不易产生适应,其动力作用颇强,能提高肌肉组织的兴奋性,对横纹肌有良好的刺激收缩作用。常用于治疗痿证、瘫痪等。

(3)连续波 亦称为可调波,是单个脉冲采用不同方式组合而形成的波。频率有每分钟几十次至每秒钟几百次不等。频率快的叫密波(或叫高频连续波),一般在 50～100 次/秒;频率慢的叫疏波(或叫低频连续波),一般是 2～5 次/秒。可用频率旋钮任意选择疏密波形。高频连续波易产生抑制反应,常用于止痛、镇静、缓解肌肉和血管痉挛等。低频连续波,兴奋作用较为明显,刺激作用强,常用于治疗痿证和各种肌肉关节、韧带、肌腱的损伤等。

三、注意事项

(1)电针设备在使用前须检查性能是否完好,如电流输出时断时续,须注意导线接触是否良好,应检查修理后再用。干电池使用一段时间如输出电流微弱,须更换新电池。

(2)电针刺激量较大,需要防止晕针,体质虚弱、神经过敏者,尤应注意电流不宜过大。

(3)调节电流时,不可突然增强,以防止引起肌肉强烈收缩,造成弯针或折针。

(4)电针器使用时,最大输出电流一定要限制在 1 mA 以内,防止触电。

(5)心脏病患者,应避免电流回路通过心脏。尤其是安装心脏起搏器者,应禁止应用电针。在接近延髓、脊髓部位使用电针时,电流量宜小,切勿通电太强,以免发生意外。孕妇亦当慎用电针。

Note

第九节　火　　针

火针疗法,是将针在火上烧红后,快速刺入人体,以治疗疾病的一种治疗方法,也称"焠刺""烧针"等。

火针疗法历史源远流长,《灵枢·寿夭刚柔》曰:刺布衣者,以火焠之。《灵枢·官针》曰:焠刺者,刺燔针则取痹也。张仲景《伤寒论》也有"烧针令其汗""火逆下之,因烧针烦躁者""表里俱虚,阴阳气并竭,无阳则阴独,复加烧针……"的记载。直到唐代医家孙思邈《千金要方》才将其命名为"火针"。在明代杨继洲的《针灸大成》中火针的记载较为详细,如"频以麻油蘸其针,针上烧令通红,用方有功。若不红,不能去病,反损于人"。

一、常用火针

火针为一种用钨合金等耐高温材料特制的针具。常见的火针有单头火针(分粗、中、细)、平头火针、三头火针等。临床上也可以使用较粗的不锈钢针代替,例如圆利针或 24 号 2 寸不锈钢针等。

二、操作方法

(1) 在患部及其周围用碘酒、酒精消毒。必要时,可用 2％～10％利多卡因作浸润麻醉。

(2) 选用 22～28 号不锈钢火针,针柄用布包裹,以不导热为宜。施术时,将针在酒精灯上烧红,左手固定患部,右手持针。迅速刺入患部或其周围,然后立即将针拔出。

(3) 针刺的深度,视溃疡种类和病变深浅而定。每次针数的多少,根据病变局部面积的大小而定,一般 1～3 针。

(4) 针刺间隔,视具体病症而定,一般 1～2 周针 1 次为宜。

三、作用及临床应用

(1) 止痛止痒　火针能够治疗寒、湿或风邪引起的肿痛,如痹证、风湿性关节炎、腰腿疼痛,尤其是顽固性风湿病等。火针还可以治疗以痒为主要症状的皮肤病,如神经性皮炎、牛皮癣等。

(2) 止麻止挛　火针能够引阳达络,助阳化气,解除麻木,如面肌及腿部痉挛,神经麻痹的晚期痉挛现象等。

(3) 泻火解毒　治疗带状疱疹、丹毒、小儿腮腺炎、乳腺炎等各种红肿热痛的热性病。

(4) 去瘀除腐、散结消癥　治疗外科疾病,如对静脉曲张、血栓性静脉炎、痤疮、痈疮、痔疮、象皮腿等有一定的疗效,同时对一些瘤体包块也有一定治疗作用,如血管瘤、脂肪瘤、纤维瘤、扁平疣、痣,及腱鞘囊肿、子宫肌瘤、卵巢囊肿、乳癖等。

(5) 能够温经散寒、通经活络,临床上多用以治疗虚寒性的痈肿、风湿痛、肌肤冷麻等。

(6) 壮阳补虚　火针具有壮阳补虚的作用。能够治疗子宫下垂、腰膝酸软、阳痿遗精、痛经、乱经,脾胃气虚引起的胃下垂、肌肉麻痹、萎缩等。

四、注意事项

(1) 火针刺激强烈,孕妇及年老体弱者禁用;火热证候和局部红肿者不宜用;高血压、心脏病、恶性肿瘤等禁用。

(2) 用本法治疗前,要做好病人思想工作,解除思想顾虑,消除紧张心理,取得病人配合,然后方可进行治疗。

（3）临床操作时必须细心慎重。火针必须把针烧红，速刺速起，不能停留，深浅适度。动作敏捷、准确，一定要避开血管、肌腱、神经干及内脏器官，以防损伤。

（4）施行火针后，针孔要用消毒纱布包敷，以防感染。

思 考 题

1. 什么是得气？
2. 简述临床上针刺时常用的体位。
3. 简述常用的毫针行针手法。
4. 简述晕针的症状、常用处理和预防。
5. 简述灸法的分类。
6. 简述耳穴的分布规律。
7. 皮肤针的常用操作有哪些方法？

（郭新荣）

第四章 推拿技术

学习目标

1. 知识目标：掌握推拿技术的基本要求，适应证及禁忌证；掌握常用成人推拿手法的动作要领和注意事项。熟悉推拿手法的分类；小儿推拿的动作要领及注意事项。了解常用推拿诊断方法，了解推拿介质的种类及运用。

2. 能力目标：能够对康复科常见慢性病拟定推拿治疗方案并准确实施治疗。

3. 素质目标：培养以患者为中心的职业精神，注重患者生理、心理和社会适应状态良好的整体健康观念。

推拿技术是指在中医基础理论的指导下，治疗师用手或肢体其他部位按照规范的动作要领施术于患者身体，从而达到防病治病或保健目的的方法。治疗师的手法熟练程度，功力深浅，如何恰当选择手法及灵活运用，都直接影响治疗效果。因此，只有规范地掌握手法要领，熟练操作和长期临床实践才能掌握其精髓，正如《医宗金鉴》所说：一旦临证，机触于外，巧生于内，手随心转，法从手出。

推拿技术具有操作方便、疗效显著、施术安全、容易推广等特点。

第一节　成人常用手法

本节 PPT

一、推拿的基本要求

1. **持久**　在手法操作过程中，能够严格按照规定的技术要求和操作规范持续运用，保持足够的时间，注意动作和力量的连贯性，从而达到调整身体机能、防病治病的目的。

2. **有力**　包括手法直接作用于受术者体表的力（刺激量）和维持手法所需的力两个方面。这种力量是技巧之力而不是蛮力和暴力。正确的施术姿势既可以起到事半功倍的效果又能保护施术者。

3. **均匀**　手法操作时用力的轻重、速度的快慢、动作摆动的幅度都必须保持相对的平稳性和节奏性，速度不能时快时慢，用力不能时轻时重。根据不同的部位选择相应的力量，通过节律性的良性刺激，从而达到舒适、良好的效果。

4. **柔和**　手法操作前首先要询问受术者对力量的承受力，操作时动作要轻柔灵活，变换手法时要自然协调，达到轻而不浮，重而不滞，刚柔相济。治疗疼痛部位时力量由轻到重，先周围后痛点，如果是慢性疼痛则可加大力量刺激痛点，可选用弹拨、拨揉等手法。

5. **深透**　在手法治疗过程中，患者对手法刺激的感应和手法对机体的治疗效应，要求手法

Note

克服各种阻力后作用于体表,使力透皮入内,直达组织深层,同时避免对正常组织造成损伤。操作手法时强调吸定施术部位,力量集中并维持足够的治疗时间。

总之,持久、有力、均匀、柔和、深透是互相渗透、密切相关的。有力是手法最基本条件;持续运用的手法可以降低肌张力和加快新陈代谢,促进炎症介质的分解和排泄;均匀、柔和的手法更有利于治疗效应深透、持久,从而达到良好的治疗效果。

二、推拿的作用

1. 疏通经络 推拿手法直接作用于经穴,主要是通过激发经气的运行,从而起到疏通经络作用。《素问·血气形志》曰:经络不通,病生于不仁,治之以按摩。

2. 行气活血 气血运行于经脉之中,推拿手法作用于体表,直接刺激经穴,通过激发经气,调整局部气血运行;通过调动与经络相连的脏腑功能,尤其是心肺功能,推动全身的气血运行,从而实现其行气活血的作用。

3. 调整脏腑 一是通过对经络的刺激,直接调整与之相连的脏腑功能;二是通过对背俞穴和腹穴的刺激,调整对应脏腑的功能;三是通过对特定穴的作用,综合调整内在脏腑的功能。

4. 理筋散结 通过力的直接作用,可使挛缩、结聚的筋脉得以松解,并使之复位,从而实现其理筋散结的作用。

5. 正骨复位 推拿手法的力学作用,可使错位的骨关节得以矫正,谓之正骨复位作用。

三、推拿的分类

(一) 按其动作成分分类

推拿按动作成分分为单式手法与复式手法。以一种动作成分为基本结构单元的手法为单式手法,也是推拿基本手法,是临床防病治病最常用的手法;运用两种及两种以上单式手法结合的动作称为复式手法,如点揉、推揉、拨揉、按揉、拿揉等。

(二) 按其动作形态分类

推拿按动作形态分为摆动类、摩擦类、挤压类、振动类、叩击类、运动关节类六大类手法,这是最常用的分类手法。

1. 摆动类手法 以指或掌、腕关节做协调的连续摆动动作,使其产生一定的功力持续作用于人体的手法,包括一指禅推法、㨰法和揉法等。

2. 摩擦类手法 以掌、指或肘贴附在体表上做直线或环旋移动的手法,包括摩法、擦法、推法、搓法、抹法等。

3. 挤压类手法 用指、掌或肢体其他部位按压或对称挤压体表的手法,包括按、点、拿、提、挤、捻、弹拨、掐、踩跷等。

4. 振动类手法 以较高频率的节律轻重交替刺激,持续作用于人体的手法,包括抖法、振法等。

5. 叩击类手法 用手掌、拳背、手指、掌侧面和桑枝棒等叩打体表的手法,包括拍法、击法等。

6. 运动关节类手法 使关节做被动活动的一类手法,包括摇法、扳法、拔伸(牵拉)法等。

(三) 根据治疗作用特点分类

推拿根据治疗作用分为兴奋类、镇静类和松动类。兴奋类手法是施加于肌肉、关节、肌腱等部位,以促进虚弱的神经、肌肉功能恢复的一类手法,包括推法、捏法、拍法、拨法等。镇静类手法是施加于肌肉、关节、肌腱等部位,以抑制亢进的神经、肌肉功能恢复的一类手法,包括按法、抹法、点法、摩法、理法等。松动类手法是促进关节功能恢复、放松的一类手法,包括摇法、抖法、搓法、扳法、拿法、揉法、搓法等。

四、推拿体位与推拿介质

（一）推拿体位

推拿体位既要方便治疗师操作，又要让患者安全、舒适，能够得到放松。

1. 治疗师体位　一般来说主要根据患者体位和被操作部位而定。治疗师可以选取站立位和坐位两种方式，最常用的是站立位，又可分为正立、马步、弓步等。在具体操作时，可交替运用。在不影响治疗效果的前提下，要注意保护自己，防止职业损伤。

2. 患者的体位　根据疾病类型和施术部位，可以选取仰卧位、俯卧位、端坐位、俯坐位。

（二）推拿介质

为减少对皮肤的摩擦损害或增强疗效，推拿时可在推拿部位的皮肤上涂些液体、膏剂或洒些粉末，这种液体、膏剂或粉末通称为推拿介质。常用的有粉剂（如滑石粉）、油剂（如精油、红花油）、水剂（如薄荷水、木香水）以及各种药酒等。

五、推拿常用诊断方法

具体包括望诊、触诊、特殊检查。现将颈部、腰部、肩肘部常见特殊检查方法介绍如下。

（一）颈部特殊检查

主要有扣顶试验、压顶试验、臂丛神经牵拉试验。

1. 颈椎间接叩击试验（叩顶试验）　患者取坐位，治疗师左手垫在病人头顶上，用右手叩击，若颈部有疼痛或伴有上肢放射状为阳性，提示颈椎骨病变；颈椎间盘、后关节病变。对怀疑有颈椎结核者，应慎用，以免引起病性骨折或脱位。

2. 颈椎间孔挤压试验（压顶试验）　患者取坐位或站位，头稍上仰并偏向患侧，治疗师用手在其头顶上向下按压，或者手指交叉，站于病人后侧，手放于头顶，向下缓压，持续一段时间再放手。若颈病疼痛剧烈或向同侧上肢部发射痛为阳性，提示颈椎病（神经根型）或颈椎间盘突出症。

3. 臂丛神经牵拉试验　患者取坐位或站位，颈部前屈，头向健侧侧弯，治疗师一手抵住病人患侧的头部，另一手握患肢腕部，反方向牵拉，颈部及患肢有疼痛或麻木感为阳性，提示臂丛神经受压。

（二）腰部特殊检查

主要有直腿抬高试验、直腿抬高加强试验、踇趾背伸跖屈试验、仰卧位屈颈试验、"4"字试验、仰卧挺腹试验。

1. 直腿抬高试验　患者仰卧，两下肢伸直，患肢伸直高举，若患侧下肢抬高达不到正常高度，并有腰痛和股后的放射痛为阳性，提示坐骨神经根受压。操作时患者臀部必须贴住床面，下肢必须伸直，不能屈膝，尤其是高举的下肢更要注意。应与健侧对比。

2. 直腿抬高加强试验　患者仰卧，直腿抬高出现腰腿痛时放低 5°～10°后腰腿痛消失，迅速背伸踝关节又出现腰腿痛为直腿抬高加强试验阳性，多提示腰椎间盘突出症。

3. 踇趾背伸跖屈试验　患者仰卧，下肢伸直，踇趾用力背伸，治疗师用两手指下压两踇趾甲，两者对抗力，测试肌力大小并两侧对比，若患侧踇趾背伸力下降为阳性，提示腰 4、5 椎间神经根受压；踇趾用力跖屈，治疗师用两手指在拇指掌侧，两者对抗用力测试肌力大小并两侧对比，若患侧踇趾跖屈力下降为阳性，提示腰 5、骶 1 神经根受压。

4. 仰卧位屈颈试验　患者仰卧，治疗师一手托起病人的头部，另一手压住病人的胸部，持续 60 s，若发生腰腿痛为阳性，提示腰部神经根受压。

Note

5."4"字试验　患者仰卧,患侧下肢髋、膝关节屈曲外旋,将其外踝置于伸直的膝关节上,治疗师一手压住对侧髂前上棘,另一手在患侧膝部向下压,若骶髂关节疼痛为阳性,提示骶髂关节病变。

6.仰卧挺腹试验　患者仰卧,两下肢伸直,双脚根用力,使腹部挺起,腰部离开床面,同时用力咳嗽,若引起腰腿痛为阳性,提示腰神经根受压。

(三)肩肘部

1.肩关节外展试验　患者做主动肩外展:外展开始时不痛,越接近水平位越痛提示肩粘连;外展过程中痛,上举反而不痛提示三角肌下滑囊炎、肩峰下滑囊炎;外展到上举 60°～120°时痛,过后不痛提示冈上肌肌腱炎;外展到上举过程中痛提示肩周炎。

2.搭肩试验　患侧手搭在对侧肩上,正常肘部能贴着胸;手达不到对肩或肘不能贴胸时为阳性,提示肩关节脱位。

3.肱二头肌长腱试验　患者坐位,屈肘,前臂旋前位,治疗师一手与其相握,另一手拇指放在结节间沟处,嘱患者用力旋后,治疗师握紧其手相对抗,使其肱二头肌收缩紧张,若结节间沟痛为阳性,提示肱二头肌长腱肌腱炎、腱鞘炎。

4.网球肘试验(Mill氏试验)　患者屈肘,治疗师一手固定其肘部不使其上臂转动,另一手握住其腕部,从屈肘位拉到伸肘位,同时使前臂旋前和屈腕,若肱骨外上髁处疼痛为阳性,提示肱骨外上髁炎(网球肘)。

5.抗阻力屈腕试验　肱骨内上髁炎(学生肘)患者伸肘,握拳,手背贴在桌面上,治疗师压住其全掌面,以对抗其屈腕(使前臂屈肌群紧张),若肱骨内上髁处疼痛为阳性,提示肱骨内上髁炎(学生肘)。

六、推拿适应证、禁忌证、注意事项

(一)适应证

推拿的治病范围很广,适用于骨伤、内、外、妇、儿、五官科疾病,还可用于保健、美容、减肥等领域。

1.骨伤科疾病　各种闭合性软组织损伤如落枕、急性腰扭伤、肩周炎、臀中肌损伤、梨状肌综合征、滑囊炎、腱鞘炎等。颈椎病、腰椎间盘突出症、轻度腰椎滑脱、退行性脊柱炎、类风湿关节炎、骨折后遗症等。

2.内科疾病　高血压、头痛、失眠、肺气肿、哮喘、胃脘痛、便秘、腹泻、呃逆、中风后遗症、冠心病、糖尿病等。

3.外科疾病　乳痈初期、压疮及手术后肠粘连等。

4.妇科疾病　痛经、闭经、月经不调、慢性盆腔炎、妇女绝经期综合征、产后耻骨联合分离症等。

5.儿科疾病　小儿肌性斜颈、脑瘫、发热、咳嗽、惊风、夜啼、遗尿、斜视、呕吐、腹泻、便秘等。

6.五官科疾病　慢性鼻炎、慢性咽炎、近视、耳鸣耳聋、面瘫等。

7.其他　保健、美容、减肥。

(二)禁忌证

(1)各种急慢性传染病。

(2)各种恶性肿瘤的局部、溃疡的局部、烧伤和烫伤的局部、皮肤病。

(3)各种感染性化脓性疾病和结核性关节炎。

(4)诊断不明确的急性脊柱损伤或伴有脊髓症状患者,手法可能加剧损伤。

(5)胃、十二指肠等急性穿孔,各种出血性疾病。

（6）严重的心脑血管疾病。

（7）醉酒者、严重的（不能合作、不能安静）精神病患者。

（8）经期、妊娠期妇女的腹部和腰骶部禁用推拿。

（9）年老体弱、经不起重手法刺激者。

（10）极度疲劳和空腹饥饿时，不宜推拿。

（三）注意事项

推拿治疗各科疾病比较安全、可靠，但还应注意以下几个问题。

（1）推拿前术者一定要修剪指甲，不戴戒指、手链、手表等硬物，以免划破患者皮肤，并注意清洁卫生。

（2）推拿前患者要排空大、小便，穿好舒适的衣服，需要时可裸露部分皮肤，以利于推拿。

（3）推拿前术者要审证求因，明确诊断，全面了解患者的病情，排除推拿禁忌证。患者过于饥饿、饱胀、疲劳、精神紧张时，不宜立即进行推拿。

（4）推拿时术者要随时调整合适姿势，有利于发力和持久操作。也要让患者保持一个舒适放松的体位，有利于推拿治疗的顺利进行。推拿时术者要保持身心安静、注意力集中，在轻松的状态下操作，也可以播放一些轻松的音乐。

（5）推拿时，治疗师用力不要太大，并注意观察患者的全身反应，一旦出现头晕、心慌、胸闷、四肢冷汗、脉细数等现象，应立即停止推拿，采取休息、饮水等对症措施。为了避免推拿时过度刺激施术部位暴露的皮肤，可以选用一些润滑剂。

（6）急性软组织损伤，局部疼痛肿胀较甚，瘀血甚者，宜选择远端穴位进行操作，当病情缓解后，再进行局部操作。

（7）推拿时要保持一定的室温和清洁肃静的环境，以防患者感冒和影响推拿的效果。推拿后，患者若感觉疲劳，可以休息片刻，然后再做其他活动。

（8）推拿的疗程一般以 10～15 次为宜，疗程之间宜休息 2～3 日。

七、推拿异常情况的预防和处理

推拿简便、安全、舒适，易被人接受。但如果推拿手法不当，也会引起病人痛苦或造成施术困难。所以，认真做好推拿前准备工作，制定科学的推拿方案，熟练的操作，主动观察和询问病人的感受，都非常重要。一旦发生异常情况发生，须及时处理。

1. 晕厥 在推拿过程中，如果病人突然感到头晕、恶心，继而面色苍白，四肢发凉，出冷汗，神呆目定，甚至意识丧失而昏倒，可判断为病人发生晕厥。原因可能是病人过于紧张、体质虚弱、疲劳或饥饿，加上推拿手法过重或时间过长而引起。一旦病人出现晕厥，应立即停止推拿，让病人平卧于空气流通处，头部保持低位，经休息后，一般就会自然恢复。如果病人严重晕厥，可采取掐人中、拿肩井、合谷，按涌泉等方法，促使其苏醒。如为低血糖引起的晕厥，可让受术者喝些糖水。

2. 破皮 在使用擦法或其他手法时，因操作不当有时可导致受术者皮肤破损，此时应做一些外科处理，且避免在破损处操作，并防止感染。使用擦法时，不可硬性摩擦。

3. 皮下出血 推拿一般不会导致皮下出血，若病人局部皮肤出现青紫现象，可能是由于推拿手法太重或病人有易出血的疾病。出现皮下出血，应立即停止推拿，一般出血会自行停止，2～3 天后，可在局部进行推拿，也可配合湿敷，使其逐渐消散。

4. 骨折 推拿手法过重或粗暴，病人可能发生骨折，对怀疑有骨折的病人，就立即诊治。对小孩、老年人推拿时手法不能过重。做关节活动时，手法要由轻到重，活动范围应由小到大（不能超过正常生理幅度），并要注意病人的耐受情况，以免引起骨折。

八、单一手法

（一）滚法

用手背近小指部或小指、无名指和中指掌指关节部着力于一定的部位或穴位上，通过腕关节的连续屈伸连同前臂的内外旋动作，产生功力轻重交替、持续不断地作用于治疗部位的方法，称为滚法。

1. 操作手法

（1）小鱼际滚法　掌指自然微屈，以小指掌指关节背侧作为基本吸定点着力于治疗部位上，以肘关节的主动屈伸，带动腕关节屈伸与前臂旋转的复合运动，使掌背尺侧部在受术部位做有节律的来回滚动（图4-1）。

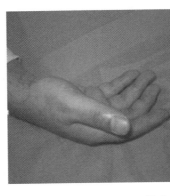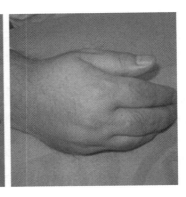

图 4-1　滚法

（2）指间关节滚法　以2～5指第一指间关节背侧为着力部位，腕关节略趋向尺侧，进行往返滚动操作。

（3）拳滚法　手半握拳，以2～5指第一指间关节、掌指关节、指背为着力部位，进行往返滚动操作。

2. 操作要领

（1）肩部放松，上臂不要紧贴胸壁。肘关节的夹角为90°～120°，肘部与胸壁相距5～10 cm，肘部相对固定，不要大幅度地前后移动，也不要有明显的肩外展内收动作。

（2）在来回滚动的全过程中，小指掌指关节背侧都应吸定于受术部位。

（3）压力要均匀，动作要协调而有节奏，不可忽快忽慢或时轻时重，滚动频率为每分钟120～160次。

（4）指掌关节应放松，手指自然弯曲，掌背保持微曲面。若指掌过分紧张，掌背形成平面，则都会影响手法的柔和性。

（5）前臂与受术部位的夹角一般为30°～60°，若欲加强刺激量可大于70°，如欲柔和舒适可减小夹角而加大小鱼际肌的接触面。滚法的压力是在腕、臂节律性摆动过程中自然形成的，不可一味追求力量，而使劲顶压治疗部位。

3. 注意事项　在进行滚法操作时要吸定施术部位，不能拖动、跳动和摆动。在滚法进行移动操作时，移动的速度不宜过快，在不改变治疗频率的情况下缓慢移动。操作时压力、频率、摆动幅度要均匀，动作要灵活协调。

4. 临床运用　滚法压力较大，但以掌背面着力，接触面也较大，所以又十分柔和舒适，适用于项肩部、背部、腰臀和四肢等肌肉丰厚部位。滚法有活血化瘀、疏通经络、舒筋利节等功效。可用于治疗局部扭挫伤、肌肉痉挛、关节屈伸不利、颈项强痛、落枕、肩周炎、急性腰扭伤、腰肌劳损、半身不遂、颈椎病、腰椎间盘突出症等。

（二）一指禅推法

以拇指指端、指腹或偏锋着力于一定部位或穴位上，以肘关节为支点，通过前臂、腕关节连续协调的摆动和拇指关节的屈伸运动，使其产生的力通过拇指连续不断地作用于施术部位的手法，称为一指禅推法。

1. 操作方法

（1）一指禅指峰推法　以拇指指端或螺纹面着力，通过腕部摆动带动拇指关节的屈伸活动，使轻重交替且持续作用于施术部位（图 4-2）。

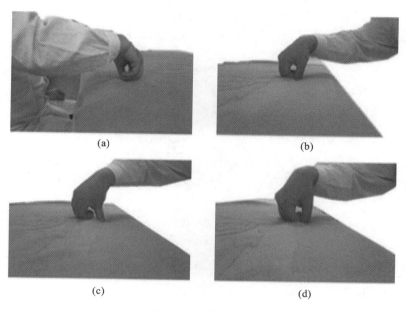

图 4-2　一指禅推法

注：(a)坐位姿势；(b)悬腕、手握空拳，拇指着力；(c)腕部向外摆动；(d)腕部向内摆动。

（2）一指禅偏锋推法　以拇指桡侧偏锋部为着力面，动作要求同前。

（3）一指禅屈指推法　拇指屈曲，指端顶于食指桡侧缘或螺纹面压在食指的指背上，余指握拳，以拇指指间关节桡侧或背侧着力于施术部位或穴位上。又称跪推法，运动要求同前。

2. 操作要领　上肢肌肉放松，不可用蛮劲，手掌虚握拳。

（1）沉肩　肩关节放松，不要耸起，不要外展。

（2）垂肘　肘部自然下垂，使肘尖处于最低点，肘尖距胸壁 10～15 cm。

（3）悬腕　腕关节自然垂曲、放松，不可将腕关节用力屈曲，否则影响摆动。腕关节悬曲以接近 90°为宜。

（4）掌虚　半握拳，拇指指间关节的掌侧与食指远节的桡侧轻轻接触。

（5）指实　拇指自然着力，在操作时要吸定一点，不能滑动、摩擦或离开治疗部位。

（6）蓄力于掌，着力于指，着力于螺纹面　力量从掌而发，通过手指，传达至螺纹面并作用于患者体表，如此使力含而不露。

3. 注意事项　手握空拳，拇指自然伸直盖住拳眼，使拇指位于食指第二指节处。紧推慢移：紧推是指摆动的频率略快，一般每分钟 120～160 次；慢移是指从一个治疗点到另一个治疗点时应缓慢移动。压力、摆动的幅度要均匀。

4. 临床运用　本法刺激量中等，属于平补平泻手法，接触面积较小，作用深透。适用于全身各部穴位。常用于头面部、颈项部、胸腹部、肩背部、腰骶部及四肢关节处。具有舒经活络、调和

Note

营卫、祛瘀消积、开窍醒脑等功能。临床上对内、外、妇、儿、伤各科的许多疾病均可用本法治疗。例如,头痛、失眠、面瘫、高血压、胃脘痛、腹痛及关节筋骨酸痛等常用本法治疗。

（三）揉法

用手掌大鱼际、掌根或手指螺纹面吸定于体表施术部位或穴位上,通过腕关节和前臂的摆动,做轻柔和缓的揉动,并带动吸定部位组织运动,称揉法。

1．操作方法

（1）大鱼际揉法　沉肩、垂肘、腕关节放松,呈微屈或水平状。拇指自然内收,其余四指伸直,用大鱼际附着于施术部位上做轻柔和缓的揉动,并带动吸定部位组织一起运动(图4-3(a))。

（2）掌根揉法　肘关节微屈,腕关节放松并略背伸,手指自然弯曲,以掌根部附着于施术部位,以肘关节为支点,前臂做主动运动,带动腕及手掌连同前臂做小幅度的揉动,并带动该处皮下组织一起运动(图4-3(b))。

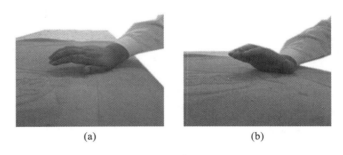

(a)　　　　　　　　　　(b)

图 4-3　揉法

注：(a)大鱼际揉法;(b)掌根揉法。

（3）指揉法　手指伸直,腕关节微屈,手指螺纹面着力于治疗部位或穴位上,前臂作主动运动,通过腕关节使手指螺纹面在施术部位上做轻柔和缓的环旋运动。

2．操作要领

（1）手指指面、掌根或鱼际着力于施术部位并吸定,术中不可滑动和摩擦,用力宜轻快柔和、均匀深透,所施压力不宜过大。

（2）以肘关节为支点,前臂做主动运动,带动腕或手指做轻柔和缓的摆动或环动。

（3）带动皮下组织一起运动,往返移动时应在吸定的基础上进行。

（4）动作要灵活,有节奏性,频率为每分钟 120～160 次。

3．注意事项　揉法操作时应吸定施术部位,并带动皮下组织一起运动,不能在体表摩擦。大鱼际揉法操作时前臂应有推旋动作;指揉法时腕关节要保持一定的紧张度,且轻快;掌根揉法时压力可稍重些,腕关节略背伸,松紧适度。

4．临床运用　揉法是常用手法之一,常和按法、捏法、搓法等结合运用。本法刺激轻柔和缓,适用于头面部、胸腰部、腰背部及四肢部,尤其多用于全身穴位。具有宽胸理气、健脾和胃、活血散瘀、消肿止痛、调节胃肠功能等作用。常用于头痛眩晕、脘腹胀满、胸闷胁痛、口眼歪斜以及软组织损伤等。

（四）按法

用手指或掌着力于一定部位或穴位上,沿体表垂直方向向深部逐渐用力,按而留之,称为按法。按法可分为指按法和掌按法。

1．操作方法

（1）指按法　以拇指螺纹面着力于施术部位,其余四指张开,置于相应位置以支撑助力,腕关节屈曲 40°～60°。拇指主动发力,垂直向下按压,当按压力达到所需力度时,要稍停片刻,即

"按而留之",然后缓慢撤力,如此反复操作(图 4-4(a))。

（2）掌按法　以单手或双手掌面叠置于施术部位,以肘关节为支点,利用身体上半部的重量,通过上、前臂传至手掌部,垂直向下按压,用力原则同指按法(图 4-4(b))。

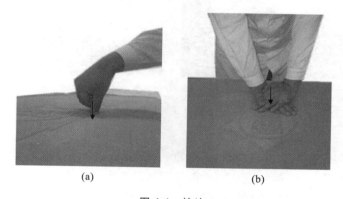

(a)　　　　　　　　(b)

图 4-4　按法
注:(a)指按法;(b)掌按法。

2. 操作要领

（1）指按法以腕关节为支点,腕关节悬屈,掌指部发力,当按压力达到所需力度时要稍停片刻。

（2）掌按法以肩关节为支点,利用身体上半部的重量施术。

（3）按压用力的方向多为垂直向下或与受力面相垂直。

（4）用力宜由轻到重,稳而持续,使刺激充分达到肌肉组织深部。

3. 注意事项

（1）按压部位要准确,着力部紧贴体表,指按法接触面积小,刺激较强,常在按后施以揉法,有"按一揉三"之说。

（2）不论是指按法还是掌按法,其用力原则均由轻到重,停留片刻,再由重到轻。手法操作忌突发突止、暴起暴落,应逐渐施力并逐渐减轻按压的力量。

（3）掌握好患者的骨质情况,诊断明确,避免造成骨折。

（4）施力过程中一定要询问患者的感受,以便及时调整手法的刺激量,按压胸胁部、腹部时配合患者的呼吸施术。

4. 临床运用　按法亦是临床常用手法之一,刺激量大。指按法适用于全身各部,尤以全身经穴及痛点常用,掌按法适于背部、腰部、下肢后侧及胸腹部。具有活血通络、行气止痛、解痉散结、调节脏腑、矫正畸形等作用。常用于头痛、腰背痛、腹痛、下肢痛等各种痛证及软组织损伤、风寒感冒等。

（五）点法

用指端或屈曲的指间关节等部位着力,对施术部位进行持续性的点压,称为点法。点法主要分拇指点、屈指点、中指点等(图 4-5)。

1. 操作方法

（1）拇指指端点法　手握空拳,拇指伸直并紧贴于食指中节的桡侧面,以拇指指端为着力点,持续点压于治疗部位。

（2）屈食指点法　以手握拳并屈曲食指,用食指第一指间关节突起部为着力点,持续点压于治疗部位。

（3）中指点法　分为中指指端点法和屈中指点法,基本操作同上。

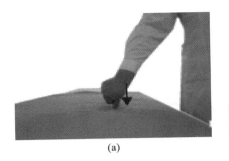
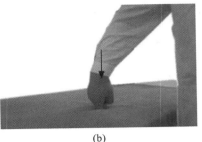

图 4-5　点法

2. 操作要领

（1）着力部位下压，点后加旋转动作，一般旋转 90°左右。

（2）用力由轻到重，稳而持续，患者有"得气"感，以能耐受为度。

（3）可点后加揉，缓解刺激，避免造成局部软组织伤。

3. 注意事项　点法操作时术者要呼吸自然，不可突施暴力，收放自如。年老体弱、久病虚衰的患者要慎用点法，心功能弱者禁用。

4. 临床运用　本法从按法演变而来，着力面小、刺激量大，适用于全身各部穴位、痛点，有"以痛止痛"的功效，具有开通闭塞、活血止痛、舒筋活络等作用，用于治疗各种痹症、痛症，如腰腿痛等。

（六）捏法

以拇指和其他手指相对用力，将皮肤及少量皮下组织捏起，随即放松，称为捏法。根据拇指与其他手指配合数量的多少，可分为两指捏法、五指捏法等（图 4-6）。

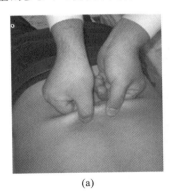
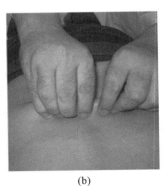

图 4-6　捏法

注：（a）两指捏；（b）五指捏。

1. 操作方法

（1）两指捏　手握空拳状，用食指中节和拇指指腹相对，拇指在前，挟提皮肤，双手交替捻动，向前推进。

（2）五指捏　用拇指和其余四指相对，挟提皮肤，双手交替捻动，向前推进。

2. 操作要领

（1）捏动时以腕关节用力为主，指关节做连续不断灵活轻巧的挤捏，双手同时操作时要协调。

（2）用力均匀柔和，速度可快可慢，快者每分钟 100～120 次，慢者每分钟 30～60 次。

3. 注意事项　操作时要注意指间距离，指间靠拢，紧而不滞。持续用力 1～3 s，患处有酸胀

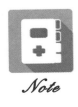

感更好。捏挤的动作灵活、均匀而有节律性,移动时应顺着皮肤、肌肉的外形轮廓循序进行。不可用指甲掐压肌肤。

4. 临床运用　捏法俗称翻皮,多用于颈项部、背脊部、四肢部。具有调和阴阳、增补元气、健脾和胃、疏通经络、行气活血的作用。常用于治疗小儿积滞、疳证、腹泻、呕吐、消化不良、颈部及四肢肌肉酸痛等。

（七）拿法

用拇指和其他手指相对用力,夹持施治部位的肌肤筋膜,捏而提之,称为拿法(图 4-7)。

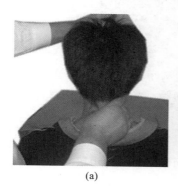
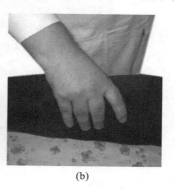

(a)　　　　　　　(b)

图 4-7　拿法

注:(a)拿项肌;(b)拿腓肠肌。

1. 操作方法　拇指和其他手指相对用力,夹住治疗部位进行轻重交替、连续不断的提捏并施以揉动。以拇指与食指、中指指面为着力部位的推拿手法称三指拿法;以拇指与食、中、无名指指面为着力部位的推拿手法称四指拿法;以拇指与其余四指为着力部位的推拿手法称五指拿法。

2. 操作要领

(1)拿法操时肩臂要放松,腕要灵活,以腕关节和掌指关节活动为主,以指峰和指面为着力点。

(2)施术者使用指腹夹住施术部位后,逐渐用力内收,将肌肤筋膜提起做轻重交替而连续一紧一松的提捏或揉捏。

3. 注意事项　操作动作要缓和,有连贯性,不能断断续续。捏拿软组织宜多,捏提中宜含有揉动之力。拿法可结合捏、提、揉法。操作时不可使用指端、爪甲内抠,不可突然用力或使用暴力。拿后需配合揉摩,以缓解刺激引起的不适之感。拿捏时间不可过长,次数不宜过多。

4. 临床运用　拿法是推拿临床常用手法之一,拿法刺激量较强,常与其他手法配合应用,应用于颈项、肩背及四肢肌肉丰厚处。具有舒筋通络、解表发汗、镇静止痛、开窍提神等功效。用于颈椎病、腰腿痛、四肢关节肌肉酸痛、伤风感冒初期等。

（八）捻法

用拇指螺纹面与食指螺纹面或食指桡侧缘相对捏持施术部位,稍用力做对称性快速捻线状搓揉动作,称为捻法。

1. 操作方法　用拇指螺纹面与食指螺纹面或食指桡侧缘相对捏持施术部位,拇、食指主动运动,稍用力做快速对称性的捏揉搓捻的动作(图 4-8)。

2. 操作要领

(1)施术者拇、食指主动运动,力量轻柔。

(2)边捻边移,捻动的速度宜快,移动要慢。

3. 注意事项　捻动时要轻快柔和,灵活连贯,每分钟约 200 次;用力要对称、均匀,不可呆滞。

Note

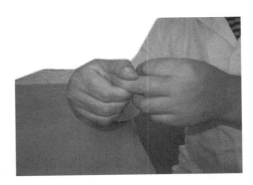

图 4-8　捻法

4. 临床运用　捻法刺激较轻,适用于四肢小关节部,具有理筋通络、滑利关节、消肿止痛等作用,常用于指(趾)间关节疼痛、肿胀或屈伸不利等。本法常与搓法、抖法等手法配合,作为治疗的结束手法。

（九）弹拨法

用拇指指端等部位着力,深按施术部位,弹而拨之的一种手法称为弹拨法。该法又称为指拨法、拨络法,可分为拇指拨法、肘拨法。

1. 操作方法

（1）拇指拨法　用拇指指端着力于施治部位的一侧,其余手指置于另一侧。拇指用力下压至产生一定的酸胀感,再做与肌腱、韧带或经络垂直的方向的来回拨动(图4-9)。

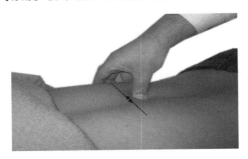

图 4-9　拇指拨法

（2）肘拨法　用肘尖着力于施治部位的一侧,其他动作要求同上。

2. 操作要领

拇指深按程度依病变组织而定,一般要深按至所需治疗的肌肉、肌腱或韧带组织,待出现有酸胀、疼痛的指感后,再做与上述组织成垂直方向的往返拨动。在单手拇指指力不足时,可以双手拇指重叠进行弹拨。

3. 注意事项

（1）明确施治部位:一般找痛点、结节状物、条索状物等阳性反应点。

（2）施力的大小应根据部位而定,拨动时指下应有弹动感,不能在皮肤表面摩擦。

（3）弹拨法刺激量大,以患者能耐受为度,不可反复使用,术后应用轻柔的手法放松肌肉。

4. 临床运用　弹拨法刺激量较大,适用于全身肌筋丰厚处。具有解痉止痛、松解粘连、舒展肌筋、通经活络等作用。常用于治疗肩周炎、网球肘、腰椎间盘突出症、肌腱滑脱、梨状肌综合征及各种外伤后期局部组织粘连。

（十）踩跷法

治疗师使用自身的重力,双脚着力于施治部位进行踩踏的操作手法称为踩跷法(图4-10)。

1. 操作方法　患者俯卧,在胸部和大腿部各垫 3～4 个枕头,使腰部腾空。治疗师双手扶住预先设置好的横木,以控制自身体重和踩踏时的力量,同时用脚踩踏患者腰部并做适当弹跳动作,弹跳时足尖不要离开腰部。

2. 操作要领

(1)治疗师双手抓稳横木,以控制踩踏力量。

(2)在患者腰部做弹跳动作时,足尖不能离开腰部。

(3)嘱患者随着弹跳的起落,配合呼吸,跳起时患者吸气,踩踏时患者呼气。踩踏速度要均匀有节奏。

3. 注意事项　操作时注意观察、询问患者的感受,如有不适立即停止操作。注意踩踏时的节律、频率。体质虚弱者或脊椎骨质有病变者均不可使用本法。

4. 临床运用　临床常用于腰椎间盘突出症的治疗及医疗保健。

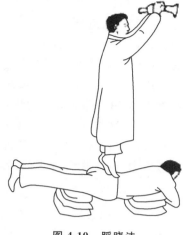

图 4-10　踩跷法

(十一) 擦法

用指或掌或大、小鱼际部分着力于体表施术部位,做较快速的直线往返运动使之摩擦生热的手法称为擦法。分为掌擦法、大鱼际擦法、指擦法、小鱼际擦法。

1. 操作方法　掌擦法是用全掌面着力,以肘或肩关节为支点,前臂或上臂做主动运动,使手的着力部分在体表做均匀的上下或左右直线往返摩擦移动,使施术部位产生一定的热量(图 4-11 (a))。其他擦法类似。

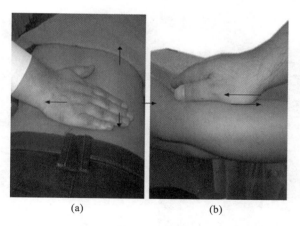

(a)　　　　　　　(b)

图 4-11　擦法

注:(a)掌擦法;(b)大鱼际擦法。

2. 操作要领

(1)上肢放松,腕关节自然伸直,用全掌、大鱼际或小鱼际为着力点,作用于治疗部位,以上臂的主动运动,带动手做上下方向或左右方向的直线往返摩擦移动,不得歪斜。更不能以身体的起伏摆动去带动手的运动。

(2)摩擦时往返距离要拉得长,而且动作要连续不断,如拉锯状,不能有间歇停顿。如果往返距离太短,容易擦破皮肤;如果动作有间歇停顿,就会影响到热能的产生和渗透,从而影响治疗效果。

(3)压力要均匀而适中,以摩擦时不使皮肤起皱褶为宜。

(4)以透热为度,摩擦频率一般每分钟 100 次左右。

Note

3. **注意事项**   治疗师气沉丹田,呼吸均匀自然,不可屏气。手法操作时施术部位应暴露,施术前可在局部涂抹适量润滑剂,避免皮肤损伤,力量适中。着力部分要紧贴皮肤,压力适度,擦动时运行的线路必须直线往返,不可歪斜。操作由慢到快,连续不断。擦法操作时,以感觉擦动所产生的热徐徐进入受术者体内为宜。擦法多于手法结束之前使用,因此,擦法操作完毕,所擦之处不宜再用其他手法以免损伤皮肤。

4. **临床运用**   擦法柔和温热,适用于全身各部较为平坦处。其中指擦法主要用于颈、肋间部;掌擦法用于胸腹、胁肋部;大鱼际擦法主要用于四肢,尤以上肢多用;小鱼际擦法用于背部、腰骶部及小腹部。擦法具有健脾和胃、温阳益气、温肾壮阳、祛风活血、消瘀止痛等作用。临床上常用于体虚乏力、脘腹胀痛、月经不调、腰背风湿痹痛等疾病。

(十二) 推法

以指、掌、拳或肘部着力于体表一定部位或穴位上,做单方向的直线(或弧线)推动,称为推法。临床上分为指推法、掌推法、拳推法、肘推法等。

1. **操作方法**

(1) 拇指推法   用拇指面着力,其余四指分开助力,按经络循行路线或与肌纤维方向平直向前呈单方向推移,称为拇指推法(图 4-12(a))。

(2) 掌推法   推者用手掌着力,紧贴于治疗部位或穴位上,以掌根部为重点向一定方向推进,谓之掌推法(图 4-12(c))。

(3) 拳推法   推者平握拳状,以食、中、无名、小指的指间关节突起处着力或以拇指第二节桡侧面和食、中、无名、小指第二节着力,向一定方向推进。谓之拳推法。

(4) 肘推法   推者屈肘,以鹰嘴突出部着力,向一定方向推进,称为肘推法(图 4-12(d))。

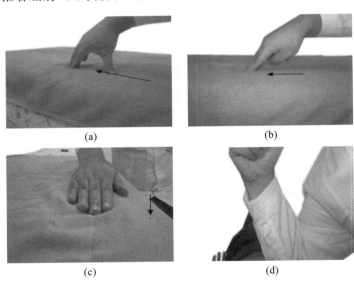

(a)   (b)

(c)   (d)

图 4-12   推法

注:(a)拇指推法;(b)剑指推法;(c)掌推法;(d)肘推法。

2. **操作要领**

(1) 着力部位紧贴体表,一般宜顺肌纤维走行方向直线推进。

(2) 推进的速度缓慢均匀,压力轻重适度。

(3) 拇指推法推动的距离宜短,其他推法宜长。

3. **注意事项**   推法操作时为了防止推破皮肤,一般要使用润滑剂,如凡士林等。着力部要紧贴体表,呈单方向直线推移;推进的速度缓慢均匀,宜慢不宜快,压力不可过重或过轻。

Note

4. 临床运用 本法适用于全身各部,其中指推法多用于头面、颈项、手足部;掌推法用于腰背、胸腹及大腿等部位;拳推法用于肩背部、腰臀部及四肢肌肉较丰厚处等部位;肘推法多用于体形肥胖者,尤以背脊部、腰臀部、大腿部等部位多用。推法具有舒筋通络、行气活血、消瘀止痛、理筋整复、缓解软组织痉挛疼痛等作用。临床上主要用于头痛、失眠、颈肩腰腿痛、伤风感冒、胸胁胀满、肌肉痉挛、风湿痹痛、外伤肿痛等疾病。

（十三）搓法

用双侧手掌掌面相对用力对称性地夹住肢体一定部位,做相反方向的快速搓动,称为搓法。

1. 操作方法 以双手掌面夹住施术部位,令受术者肢体放松,上臂与前臂主动施力,做相反方向的快速搓动,同时做上下往返移动(图 4-13)。

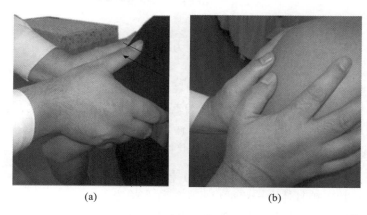

(a)　　　　　　　　　(b)

图 4-13 搓法
注:(a)搓上肢;(b)搓肩部。

2. 操作要领

（1）沉肩、垂肘,腕关节放松,动作协调连贯。

（2）用力宜均匀柔和,由轻渐重,速度由慢渐快,上下来回 3～5 遍。

3. 注意事项 操作时双手用力要对称,两手夹持不宜太紧,避免造成手法滞涩。搓动速度应快,移动速度宜慢。施术者要呼吸自然,不可屏气发力。

4. 临床运用 搓法刺激较为温和,可和揉法结合运用,常作为结束手法使用,适用于四肢、胁肋部。具有疏经通络、调和气血、松解痉挛等作用。常用来治疗四肢关节酸痛、关节活动不利及胸胁屏伤等疾病。

（十四）抹法

用单手或双手的指面,掌面着力紧贴皮肤,做上下、左右或弧形的往返移动,称为抹法。可分指抹法、掌面抹法两种。

1. 操作方法

（1）指抹法 用拇指螺纹面紧贴体表做上下、左右或弧线呈单向或任意往返的移动(图 4-14)。

（2）掌抹法 以单手或双手掌面紧贴皮肤,做轻重适宜上下、左右或弧形呈单向或任意往返的移动。

2. 操作要领

（1）操作时手指螺纹面或掌面紧贴施术部位皮肤。

（2）用力轻柔和缓,动作灵活。

（3）方向可取上下、左右往返或单向均可。

Note

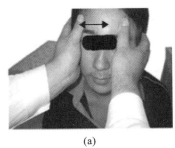 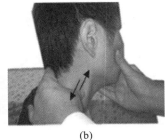 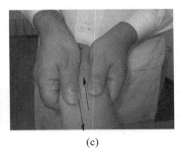

(a)   (b)   (c)

图 4-14 抹法

注:(a)抹前额;(b)推桥弓;(c)推抹手腕。

3. 注意事项

（1）注意抹法与推法的区别:虽然有"推之轻为抹"之说,但推法运动是单向、直线运动,用力较抹法重,而抹法运动方向是灵活的。

（2）抹法操作时压力要均匀,动作要和缓,即轻而不浮、重而不滞。

4. 临床运用 抹法是一种辅助手法,常作为起始手法或结束手法。指抹法适用于头面、颈项、手腕部;掌抹法适用于胸腹、腰背部。抹法具有开窍镇静、安神明目、疏经通络、舒筋活血、散瘀止痛等作用,主要用于治疗感冒、头痛、面瘫及肢体酸痛等疾病。

（十五）拍法

用虚掌或特制的拍子拍打体表一定部位的手法称为拍法。

1. 操作方法 操作者用拇指腹或手掌腹面着力,五指自然并拢,掌指关节微屈,使掌心空虚,然后用虚掌有节律地拍击治疗部位(图 4-15)。

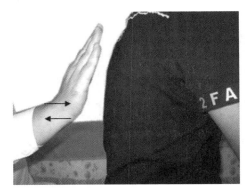

图 4-15 拍法

2. 操作要领 肩肘、腕部放松,以掌指部着力,五指并拢微屈,手腕发力,着力轻巧而有弹性。

3. 注意事项 拍打时要使掌、指周边同时接触施术部位,声音清脆而无疼痛感。腕关节要放松,拍打时用力宜先轻后重;拍打后要迅速提起,不可在拍打部位停顿。双手拍打时可交替进行。一般拍打 3～5 次即可,对肌肤感觉迟钝麻木者,可拍打至表皮微红充血为度。

4. 临床运用 常用于肩背、腰骶及四肢部。具有消除疲劳、行气活血、解痉止痛等作用。用于治疗急性损伤、慢性劳损、腰椎间盘突出症等疾病时,拍法宜常作为推拿结束手法和保健手法使用。

（十六）击法

术者用拳、指尖、手掌侧面、掌根,或桑枝棒击打一定部位或穴位上的推拿手法,称为击法。

1．操作方法

（1）拳击法 握拳，腕关节稍背屈，不可屈伸，前臂外旋，通过肘关节的屈伸使拳背有节律地平击在施治部位上（图4-16(a)）。

（2）掌击法 五指微屈，手指自然分开，背伸腕关节，以掌根着力，通过肘关节的屈伸使掌根有节律地击打在施治部位（图4-16(b)）。

（3）侧击法 五指自然并拢，掌指部伸直，腕关节伸直稍桡偏，通过肘关节的屈伸使单手或双手小鱼际部有节律地击打在施治部位（图4-16(c)）。

（4）指尖击法 拇指伸直，其余四指自然分开屈曲，腕关节放松，通过前臂的主动运动带动腕关节的屈伸，以使四指尖有节律地击打在施治部位（图4-16(d)）。

（5）桑枝棒击法 手握桑枝棒一端，通过前臂的主动运动，带动腕关节的反复屈伸，使棒有节律地击打在施治部位。

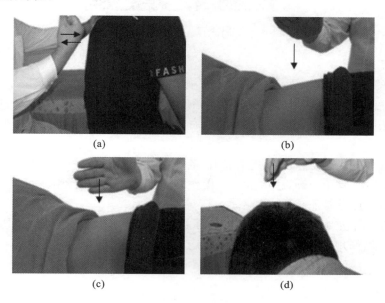

图4-16 击法

注：(a)拳击法；(b)掌击法；(c)侧击法；(d)指尖击法。

2．操作要领

（1）击打时用力要稳，含力蓄劲，收发灵活。

（2）击打时着力短暂而迅速，要有反弹感，即一击到体表就迅速收回，不可有停顿和拖拉。

（3）击打的方向要与体表垂直。

（4）操作时肩、肘、腕放松，用力均匀，动作连续而有节奏感，击打的部位有一定的顺序。

（5）击打的速度快慢适中，击打的力量应因人、因病、因部位而异。

3．注意事项 避免暴力击打，用力应先轻后重，棒击时不可有抽拖动作且棒体与施术部位尽量平行。年老体弱者、婴幼儿禁用。

4．临床运用 拳击法多用于颈背部；掌击法适用于脊柱及臀部、下肢后侧；侧击法多用于四肢部、肩颈部；指尖击法适用于头顶；桑枝棒击法多用于肩胛区、腰臀部及下肢后侧。击法具有舒筋通络、缓解痉挛、消瘀止痛等作用。临床用于颈腰椎疾病引起的肢体酸痛麻木、风湿痹痛、肌肉萎缩等疾病。

（十七）抖法

用双手或单手握住肢体远端进行上下小幅度、连续不断的抖动，称为抖法。临床上一般以抖上肢、抖下肢常用。

1. 操作方法 受术者放松肢体,治疗师用双手握住其肢体的远端,缓慢将被抖动的肢体向前外方牵拉保持紧张感,然后两前臂微用力做连续的小幅度的上下抖动,使之产生的振动波似波浪般传向肢体的近端(图 4-17)。

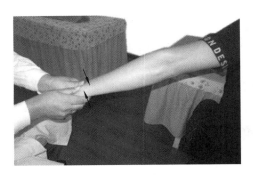

图 4-17 抖法

2. 操作要领

(1) 被抖动的肢体要伸直,处于放松状态。施术者站在其前外侧,取马步式。身体略前倾。

(2) 抖动的幅度要小,频率要快,一般抖动幅度在 3～5 cm;上肢抖法频率一般在每分钟 200 次左右;下肢抖法频率一般在每分钟 100 次左右。抖动所产生的振动波要从肢体的远端传向近端。

3. 注意事项 嘱患者放松肢体,配合治疗,否则无法进行。抖法动作宜快速均匀,使力量持续不断地向近端传递,宜用巧劲,忌用蛮力。操作时施术者要呼吸自然,不可屏气。受术者有四肢关节习惯性脱位、严重骨质疏松者禁用。

4. 临床运用 抖法刺激温和,常作为结束手法使用,适用于四肢及腰部。具有舒筋活络、滑利关节、放松肌肉等作用。临床上常作为颈椎病、肩周炎、腰椎间盘突出症等疾病的辅助治疗手法。

(十八) 振法

振法是以掌或指在体表施以振动的方法,称为振法,也称震颤法。振法分为掌振法和指振法两种。

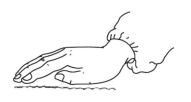

图 4-18 振法

1. 操作方法 受术者放松,施术者注意力集中在指或掌部,前臂屈肌群和伸肌群交替性静止性发力,产生快速而强烈的振动作用于受术者体表部位或穴位上(图 4-18)。

2. 操作要领

(1) 掌指部与前臂部须静止性用力。以指掌部自然压力为度,不施加额外压力。所谓静止性用力,是将手部与前臂肌肉绷紧,但不做主动运动。

(2) 注意力要高度集中在掌指部。古有意到气到、意气相随之说。

(3) 应有较高的振动频率。

3. 注意事项 操作时指、掌不可故意摆动,也不要向受术部位施压。施术者其他部位要尽量放松,呼吸自然,不可屏气以免造成身体损伤。

4. 临床运用 本法一般常用单手操作,也可双手同时操作,适用于全身各部位和穴位。具有祛瘀消积、和中理气、消食导滞、调节肠胃功能等作用。

（十九）摇法

用一手握住或扶住被摇关节的近端肢体（有时起固定肢体的作用），另一手握住关节的远端肢体，做缓和的环转运动，使关节产生顺时针方向或逆时针方向的转动，称为摇法。

1. 操作方法

1）颈项部摇法　受术者取坐位，颈项部放松，施术者立于一侧，一手扶住受术者头顶，另一手托其下颌双手相对用力做顺时针或逆时针方向的环形运动，使受术者头颈得以环转摇动（图 4-19）。

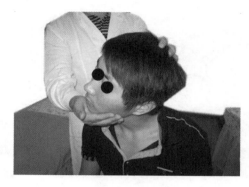

图 4-19　颈项部摇法

2）肩关节摇法　常用的有握手摇肩法和托肘摇肩法两种。

（1）握手摇肩法　受术者取坐位，肩部放松，上肢尽量伸直，施术者位于受术者侧后方，一手固定肩部，一手抓握受术者腕部，适当牵拉上肢保持一定的紧张度协同施力，做肩关节的环转摇动（图 4-20），顺时针和逆时针方向交替进行 5～8 次。

（2）托肘摇肩法　受术者取坐位，肩部放松，自然屈肘，施术者一手固定受术者肩部，一手托起受术者肘部，使之前臂搭于施术者前臂部，做肩关节顺时针或逆时针方向的环转摇动（图 4-21）。

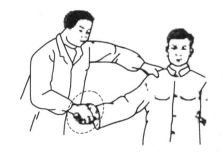

图 4-20　握手摇肩法

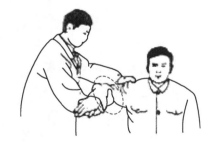

图 4-21　托肘摇肩法

3）肘关节摇法　受术者取坐位或仰卧位，自然屈肘，施术者一手固定受术者肘关节近端，另一手抓握腕部，使肘关节做顺时针或逆时针的环转摇动。

4）腕关节摇法　受术者取坐位或卧位，施术者一手固定受术者腕关节近端，另一手抓握受术者手掌部做顺时针或逆时针的环转摇动。

5）腰部摇法　常用的有仰卧位摇腰法和坐位摇腰法。

（1）仰卧位摇腰法　受术者取仰卧位，双下肢并拢，屈髋屈膝。施术者一手固定双膝，另一手固定双踝部，将受术者双下肢向腹部适当施压，协调用力，做顺时针或逆时针方向环转摇动（图 4-22）。

（2）坐位摇腰法　受术者取端坐位，施术者站在一旁，以一腿放置其两腿之间，固定其腿部，稍下蹲,一手推受术者肩胛部,另一手从腋后穿过抱住肩前,双手对称用力做腰部旋转摇动(图 4-23)。

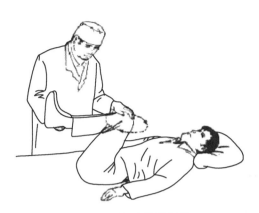

图 4-22　仰卧位摇腰法

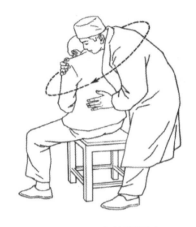

图 4-23　坐位摇腰法

　　6)髋关节摇法　受术者取仰卧位,健侧下肢伸直,患肢屈髋屈膝,施术者站于患侧,一手扶住膝部,另一手抓握足踝部,屈髋屈膝 90°左右,两手协同用力,使髋关节做顺时针或逆时针方向的环转摇动(图 4-24)。

　　7)踝关节摇法　受术者取仰卧位,下肢自然伸直。施术者一手固定踝关节近端,一手抓握足跖趾部,顺时针或逆时针方向环转摇动(图 4-25)。

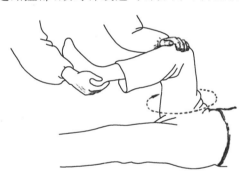

图 4-24　髋关节摇法

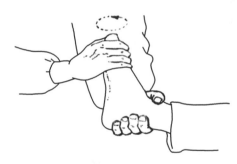

图 4-25　踝关节摇法

　　2. 操作要领

(1)摇转的幅度应由小到大,逐渐增加。

(2)按施术部位选择好受术者的体位,摇动的速度宜慢,以受术者能耐受为度。

　　3. 注意事项　施术之前先用其他手法对施术部位进行放松,在关节正常活动范围内进行摇转。力量应由轻到重,幅度由小到大。严格掌握适应证、禁忌证,对椎体滑脱、外伤、骨折、严重骨质疏松等疾病禁用摇法。

　　4. 临床运用　摇法适用于全身各关节部,具有舒筋活络、滑利关节、松解粘连等作用。颈部摇法适用于颈部,临床上主要用于治疗颈椎病、落枕等。

　　(二十)扳法

　　术者用双手或借助身体其他部位,向同一方向或相反方向用力,使关节伸展或旋转,进行扳动肢体,称为扳法。临床上常用的有颈部扳法、肩关节扳法、胸背部扳法和腰部扳法。

　　1. 操作方法

　　1)颈部扳法　颈部扳法常用的有颈部斜扳法、颈椎旋转定位扳法。

（1）颈部斜扳法　受术者取坐位，头略前俯，颈部放松，施术者站于其侧后方，用一手扶住其后脑部，另一手托起下颌部，两手协同操作，使头向患侧慢慢旋转（即左侧病变，向左侧旋转；右侧病变，向右侧旋转）。当旋转到一定幅度（即有阻力时）稍停顿片刻，随即用劲再做一个有控制的稍增大幅度（5°～10°）的快速扳动，此时常可听到"咔嗒"的响声，一达到目的，随即松手（图4-26）。

（2）颈椎旋转定位扳法　受术者取坐位，头略向前屈。施术者站于患者侧后部，用一手拇指抵住偏歪的棘突（向左偏歪用右手，向右偏歪用左手），一手扶住对侧的下颌部，将头旋转至最大限度（棘突左偏头左旋，右偏则右旋），双手同时用力推扳，听到"咔嗒"的响声，随即松手（图4-27）。

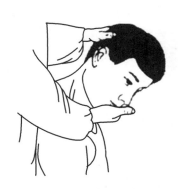

图 4-26　颈部斜扳法

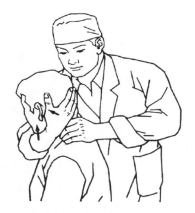

图 4-27　颈椎旋转定位扳法

2）肩关节扳法　肩关节扳法根据关节活动受限部位可分为肩关节前屈扳法、肩关节外展扳法、肩关节内收扳法、肩关节旋内扳法、肩关节上举扳法。

（1）肩关节前屈扳法　受术者取坐位，施术者立于受术者身后，一手固定受术者患侧肩部，另一手抓握患侧肘关节近端，缓慢前屈患臂至手下阻力感明显时，快速地做前屈扳动。

（2）肩关节外展扳法　受术者取坐位，患侧手臂外展45°左右，施术者半蹲于患肩外侧，将其患侧肘关节上部置于施术者肩上，以两手从前后方向将患肩扣住锁紧，然后施术者缓慢站立，使患肩外展到手下阻力感明显时，以巧力寸劲做一个增大幅度的快速肩关节外展扳动（图4-28）。

（3）肩关节内收扳法　受术者取坐位，患侧上肢屈肘，手搭于对侧肩部。施术者立于其身后，一手固定患侧肩部，另一手抓握受术者肘部并缓慢内收肩关节，待手下阻力感明显时以巧力寸劲做一个增大幅度的快速肩关节内收扳动（图4-29）。

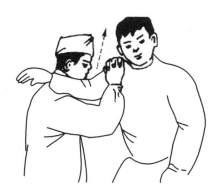

图 4-28　肩关节外展屈扳法

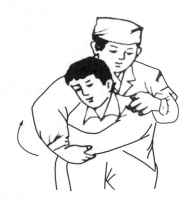

图 4-29　肩关节内收扳法

（4）肩关节旋内扳法　受术者取坐位，患侧上肢前臂置于腰部后侧，施术者立于其患侧的侧后方，一手固定患侧肩部，另一手抓握受术者肘腕部并缓慢上抬前臂做旋内动作，待手下阻力感明显时以巧力寸劲做一个增大幅度的快速肩关节旋内扳动(图4-30)。

（5）肩关节上举扳法　受术者取坐位，两臂自然下垂。施术者立于其患侧的侧后方，一手托握患侧上臂下段，另一手抓握其腕部，缓慢向上拔伸牵引，待手下阻力感明显时以巧力寸劲做一个快速有控制的向上拉扳(图 4-31)。

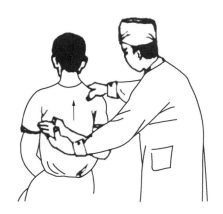

图 4-30　肩关节旋内扳法

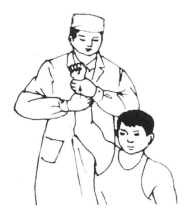

图 4-31　肩关节上举扳法

3）胸背部扳法　胸背部扳法常用的有扩胸牵引扳法和胸椎对抗复位法两种。

（1）扩胸牵引扳法　受术者取坐位，两手十指交叉扣紧并抱于后枕部，施术者站其后，用一侧膝关节顶于背部胸椎病变处，两手分别握其两肘部，令受术者做前俯后仰运动，并配合深呼吸(前俯时呼气，后仰时吸气)，反复数遍，待受术者身体后仰至最大限度时，施术者再以巧力寸劲将其两肘部向后方快速拉动，同时膝部向前顶，常可听到"咔咔"的弹响声(图4-32)。

（2）胸椎对抗复位法　受术者取坐位，两手十指交叉扣紧并抱于后枕部，施术者站其后，两手臂自受术者两腋下伸入并握其两前臂下段，用一侧膝关节顶于背部胸椎病变处，施术者两手用力向下压，两前臂则用力上抬，将受术者脊柱向上向后牵引，两手、两臂与膝部协同用力，以巧力寸劲做一个快速有控制的突发性扳动，常可听到"咔咔"的弹响声(图4-33)。

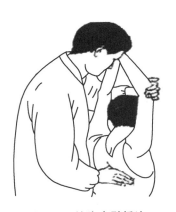

图 4-32　扩胸牵引扳法

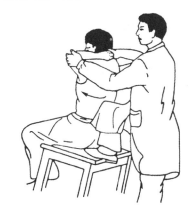

图 4-33　胸椎对抗复位法

4）腰部扳法　腰部扳法常用的有腰部斜扳法、腰部后伸扳法、直腰旋转扳法和腰椎旋转复位扳法四种。

（1）腰部斜扳法　受术者取健侧卧位，健侧下肢伸直，健侧上肢置于胸前。患侧下肢在上屈髋屈膝，紧靠健侧下肢。施术者面对患者而立，一手或肘部抵于受术者肩前部，另一手或肘部抵于臀部。两手或两肘部协调用力，先做数次小幅度的腰部扭转活动。待腰部完全放松后，再使腰部扭转至有明显阻力位时，以巧力寸劲做一个快速可控的扳动，常可听到"咔咔"的弹响声(图

Note

4-34)。

（2）**腰部后伸扳法**　受术者取俯卧位,双下肢伸直并拢。施术者一手固定腰部,另一手置于双下肢膝关节上段,并缓慢上抬使受术者腰部后伸,当后伸至最大限度时,两手协调用力,以巧力寸劲做一个快速可控的扳动(图 4-35)。

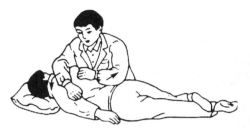

图 4-34　腰部斜扳法

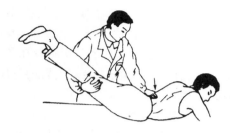

图 4-35　腰部后伸扳法

（3）**直腰旋转扳法**　受术者取坐位,两足分开,与肩同宽,以向右侧旋转扳动为例,施术者与其同向站立,两下肢夹住受术者左侧大腿部以固定,左手抵住其左肩部后侧,右手从右腋下伸出抓住受术者右肩部,左手向前推,右手向后拉,使腰部向右旋转至手下阻力感明显时,以巧力寸劲做一个快速可控的扳动(图 4-36)。

（4）**腰椎旋转复位扳法**　受术者取患者前屈(按需要角度)坐位,一助手按住其下肢及骨盆。施术者站于或坐于受术者后侧方,用一手拇指按住需要扳动的棘突,另一手从患者健侧腋下伸出,钩扶住其颈项部,将患者腰部从前屈位向健侧旋转。当旋转至最大限度时,一手用力扳动腰部,一手拇指同时用力推按其棘突,常可听到"咔咔"的弹响声(图 4-37)。

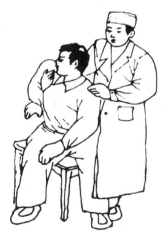

图 4-36　直腰旋转扳法

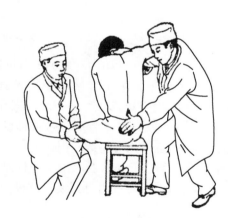

图 4-37　腰椎旋转复位扳法

2. 操作要领

（1）扳法一般按三个步骤进行:第一步,使关节放松;第二步,使受术关节在生理活动范围内极度伸展、屈曲或旋转;第三步,在保持第二步的基础上用巧力寸劲做一个可控制的稍增大幅度的快速突发性扳动。

（2）按施术部位选择好受术者的体位,操作手法要求做到轻巧、准确。

3. 注意事项　不可逾越关节运动的生理范围,不强求弹响声,不可使用暴力和蛮力。严格掌握适应证、禁忌证,椎体滑脱、外伤、骨折、严重骨质疏松等疾病禁用扳法。

4. 临床运用　扳法具有理筋整复、滑利关节、松解粘连等作用,适用于所有关节及微动关节,主治关节错位或关节功能障碍,如颈椎病、肩周炎、胸腰椎小关节错位、腰腿痛等疾病。

（二十一）拔伸法

使用对抗力量对关节或肢体进行牵拉，使关节伸展，称为拔伸法，又称拔法、牵拉法、牵引法，常用于颈腰部、四肢关节处。

1. 操作方法

1）颈椎拔伸法　主要有掌托拔伸法、肘托拔伸法和仰卧位拔伸法三种。

（1）掌托拔伸法　受术者正坐，施术者站在其后，以双手拇指顶住枕骨后方双侧风池穴处，食指放在下颌上方，其余手指附着在颈部两侧（注意别向下压），用两前臂分别压在受术者两肩。双手拇指的向上顶推力及双前臂的下压两肩的力，使颈椎处于持续的慢慢向上拔伸的力量中（图4-38）。

（2）肘托拔伸法　受术者取坐位，施术者一手扶住其后枕部，另一手上肢用肘弯部托住其下颌部，手掌扶住对侧头部，两手同时用力向上拔伸，牵引其颈部（图4-39）。

（3）仰卧位拔伸法　受术者仰卧，颈部放松。施术者站在其头顶侧，一手托住其下颌部，一手托于枕部，两手同时水平方向牵拉颈部（图4-40）。

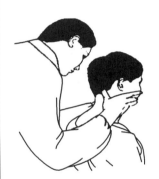
图4-38　掌托拔伸法

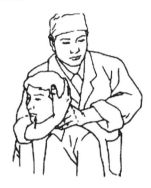
图4-39　肘托拔伸法

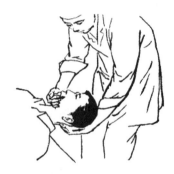
图4-40　仰卧位拔伸法

2）肩关节拔伸法　常用的有肩关节对抗拔伸法。受术者取坐位，助手双手从受术者对侧腋下伸出固定患侧腋下。施术者站于受术者侧方，双手抓握其腕部或前臂上段，于肩关节外展450°～600°逐渐用力牵拉，持续1～2 min（图4-41）。

3）肘关节拔伸法　受术者取坐位或仰卧位，上肢放松。施术者一手固定肘关节近端，另一手抓握前臂远端，逐渐用力持续牵引。

4）腕关节拔伸法　受术者取坐位或仰卧位，上肢放松。施术者一手固定腕关节近端，另一手抓握其手掌部，两手对抗用力持续牵拉拔伸腕关节（图4-42）。

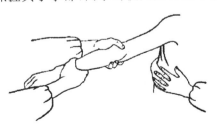
图4-41　肩关节拔伸法

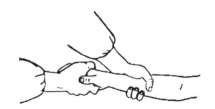
图4-42　腕关节拔伸法

5）掌指关节拔伸法和指间关节拔伸法　受术者取坐位或仰卧位，上肢放松。施术者一手固定腕部或手掌，另一手握紧受术者同手指的远端，两手对抗用力持续牵拉拔伸掌指或指间关节。

6）腰椎拔伸法　受术者取俯卧位，双手用力抓住床头，施术者站于其足端，双手分别抓握两踝部，逐渐用力向足端持续牵拉1～2 min。

7）髋关节拔伸法　受术者取仰卧位,患侧屈髋屈膝,助手双手按于受术者两髂前上棘以固定骨盆,施术者立于侧方,一手扶住膝部,另一侧上肢屈肘以前臂托住其腘窝部,两手臂协调用力,将髋关节持续向上拔伸。

8）膝关节拔伸法　受术者取仰卧位,下肢放松,助手双手握住受术者膝关节近端以固定大腿。施术者双手握其足踝部,向足端方向拔伸膝关节。

9）踝关节拔伸法　受术者取仰卧位,下肢放松,助手双手握住患侧踝关节近端以固定,施术者一手托住患肢足踝部,另一手抓握患肢跖趾部,两手同时用力对抗牵拉拔伸踝关节。

2. 操作要领

（1）需要固定关节一端,持续牵拉另一端。拔伸的力量由小到大,用力要均匀持续,一般需保持 30 s 至 2 min。

（2）拔伸结束时要缓慢撤力。

3. 注意事项　不可突发施力以免造成损伤。拔伸过程中要保持力量的持续性,不可忽大忽小。严格掌握适应证、禁忌证。

4. 临床运用　拔伸法具有理筋整复、滑利关节、松解粘连等作用,适用于全身关节处,临床上常用于关节错位、骨折的复位,颈腰椎间盘突出症,小关节紊乱等疾病的康复治疗。

九、复合手法

复合手法又称复式手法,其特点是将两种或两种以上单式手法动作结合运用。分为成人复式手法和小儿复式手法两大类。成人复式手法主要有拿揉法、捏揉法、按揉法、点揉法、拨揉法、掐揉法、扫散法、提捏搓捻法及运动关节类的牵抖法等。复合手法可以起到减轻患者痛苦、增加疗效等作用,但初学者必须在熟练掌握单式手法的基础上,循序渐进使用复合手法,不可急于求成。

（蒋宗伦）

第二节　小儿推拿技术

小儿推拿是指治疗师根据小儿的生理和病理特点,运用手法作用于小儿机体的某些部位和穴位,起到疏通经络、调和气血、平衡阴阳的一种中医外治疗法。

传统小儿推拿主要适用于 6 岁以下的儿童,因此,小儿推拿手法与成人手法有所不同。有的手法虽然在名称上和成人手法相同,但具体操作要求上却不同(如推法、捏法等)。相对而言,小儿推拿手法的种类较少,清·张筱衫在《厘正按摩要术》中首次将"按、摩、掐、揉、推、运、搓、摇"列为小儿推拿八法。随着小儿推拿的发展,许多成人推拿手法也运用到小儿推拿中来,成为小儿推拿常用手法。

本书介绍推、摩、按、揉、掐、捏、运、捣等 10 种常用单式操作手法和 8 种常用复式操作手法。

一、单式操作手法

（一）推法

推法又分为直推法、分推法、合推法、旋推法四种(图 4-43 至图 4-45)。

1. 直推法　用拇指桡侧边缘,或食、中指末节螺纹面,附着在穴位上做单方向直线推动,称

本节 PPT

小儿推拿单式
操作手法视频

Note

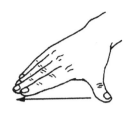
图 4-43　直推法

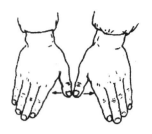
图 4-44　分推法

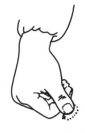
图 4-45　旋推法

直推法。

（1）操作要领　操作时宜做直线推动，不宜歪斜，同时可配用适量介质；推动时要有节律，频率为 200～300 次/分；用力均匀，始终如一。

（2）临床运用　本法主要用于线穴、面穴等小儿特定穴的操作，如推三关、推大肠、推脾经、推肺经、退六腑等。

2. 分推法　用两手拇指桡侧或指面，或两手食、中、无名、小指指面，自穴位中间向两旁作分向推动；或作"∧"形推动，称分推法。

（1）操作要领　作分向推动时，两手用力要均匀一致，操作的频率为 200～300 次/分；向两旁分推时，可直线分推也可弧线分推，直线分推频率稍快，弧线分推稍慢。

（2）临床运用　本法多用于面穴、线穴及平面部位穴位的操作，如分推膻中、分推腹阴阳、分推大横纹、推坎宫、分推肩胛骨等。

3. 合推法　合推法是与分推法相对而言的，又称合法、和法。

（1）操作要领　动作要求同分推法，只是推动方向相反；推动时勿向中间挤拢皮肤，无弧线合推。

（2）临床运用　主要用于大横纹的操作，称为合推大横纹。在临床上合推法常与分推法配合使用，一分一合起到相辅相成的作用。

4. 旋推法　以拇指指面在穴位上做顺时针或逆时针方向旋转推动。

（1）操作要领　操作速度较直推要慢，约 200 次/分，用力较指揉法轻，犹如用单指做摩法，不得带动皮下组织。

（2）临床运用　主要用于手指螺纹面等部位的穴位。如旋推肺经、旋推肝经等。

（二）摩法

以手掌面或食、中、无名指指面附着于一定部位或穴位上，以腕关节连同前臂做顺时针或逆时针方向环形移动摩擦，称为摩法，可分为指摩法和掌摩法（图 4-46）。

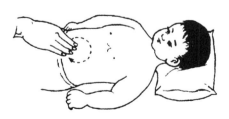
图 4-46　摩法

（1）操作要领　本法操作时手法要轻柔，速度要均匀协调，压力要大小适当，频率为每分钟 120～160 次。

（2）临床运用　摩法多用于头面部、胸腹部的"面"状及"点"状穴，如摩囟门、摩中脘、摩腹、摩脐等。在某些穴位上摩法的方向与补泻有关，使用时应根据不同穴位而定，如顺时针摩、揉腹

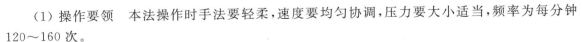

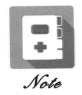

部有消食和胃通便的作用,逆时针摩、揉腹部有温中健脾止泻的作用。

（三）按法

以指、掌等节律性地按压施术部位,称为按法。按法一般以指按法与掌按法（图 4-47）应用较多。

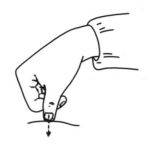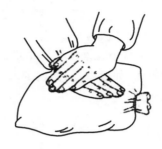

图 4-47　指按法和掌按法

1. 指按法　以拇指指端或螺纹面置于施术部位或穴位上,做与施术部位相垂直的逐渐向下按压。当按压力达到所需的力量时,要稍停片刻,即所谓的"按而留之",然后松劲撤力,再做重复按压,使按压动作既平稳又有节奏性。

2. 掌按法　以单手或双手掌面置于施术部位或穴位上,垂直逐渐向下按压。施力原则同指按法。

（1）动作要领　按法用力宜由轻到重,稳而持续,使刺激充分达到肌体组织的深部。按压的用力方向多为垂直向下或与受力面相垂直。手法操作要有缓慢的节奏性,不可突施暴力。

（2）临床应用　按法同摩法一样,具有刺激强而舒适的特点,易于被接受,可补虚泻实。指按法接触面积小,刺激较强,常在按后施以揉法,有"按一揉三"之说。一般多用于面部,亦可用于肢体穴位;掌按法面积较大,沉实有力,舒缓自然,多用于背腰部、下肢后侧、胸部及上肢部。

（四）揉法

以中指或拇指指端,或掌根,或鱼际,吸定于一定部位或穴位上,做顺时针或逆时针方向旋转揉动,称为揉法,亦可分别称为中指揉法、拇指揉法、掌根揉法、鱼际揉法（图 4-48）。

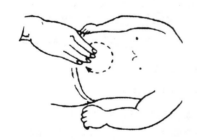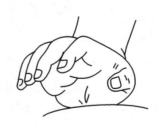

图 4-48　指揉法和掌揉法

（1）动作要领　操作时压力轻柔而均匀,手指不要离开接触的皮肤,使该处的皮下组织随手指的揉动而滑动,不要在皮肤上摩擦,频率为每分钟 200～300 次。

（2）临床应用　本法具有调和气血、祛风散热、理气消积等作用。指揉法常用于"点"状穴及经穴,鱼际揉和掌揉法适用于"面"状穴。

（五）掐法

用指甲重刺穴位称为掐法（图 4-49）。

（1）动作要领　掐法是强刺激手法之一。掐时要逐渐用力,达深透为止,注意不要掐破皮肤。掐后轻揉局部,以缓解不适之感,故临床上常与揉法配合应用,称掐揉法。

153

（2）临床应用　本法适用于头面部、手足部点状穴位,以救治小儿急性惊症,如掐人中、掐十宣等。具有定惊醒神、通关开窍的作用。

（六）运法

以拇指或中指指端在一定穴位上,由此往彼作弧形或环形推动称为运法(图4-50)。

（1）动作要领　运法宜轻不宜重,宜缓不宜急,要在体表旋绕摩擦推动,不带动深层肌肉组织,频率一般每分钟80～120次为宜。

（2）临床应用　运法是小儿推拿手法中最轻的一种,常用于线状穴、面状穴及点状穴等小儿头面及手部特定穴的操作,如运内八卦、运水入土、运太阳、运板门等。具有宽胸理气、调理脾胃、止咳化痰、清热安神等作用。

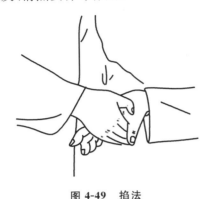

图 4-49　掐法

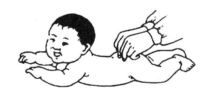

图 4-50　运法

（七）捏法

用拇指桡侧缘顶住皮肤,食、中指前按,三指同时用力提拿皮肤,双手交替捻动向前;或食指屈曲,用食指中节桡侧顶住皮肤,拇指前按,两指同时用力提拿皮肤,双手交替捻动向前(图4-51)。

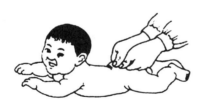

图 4-51　捏法

（1）动作要领　操作时捏起皮肤多少及提拿用力大小要适当,而且不可拧转。捏得太紧,不容易向前捻动推进,捏少了则不易提起皮肤,捻动向前时,需作直线前进,不可歪斜。

（2）临床应用　本法主要用于脊柱"线"状穴的操作,用于治疗疳积,故称为捏脊(积)。操作时,可捏三下提拿一下,称为"捏三提一法"。本法具有调阴阳、和脏腑、培元气、强身体、健脾胃、通经络、行气血等作用。

（八）捣法

用中指指端,或食、中指屈曲的指间关节,做有节奏的叩击穴位的方法,称为捣法(图4-52)。

（1）动作要领　操作时指间关节要自然放松,以腕关节屈伸为纽带,捣击时位置要准确,用力时腕部要富有弹性,捣后指端立即抬起。

（2）临床应用　本法常用于点状穴,如捣小天心等。具有镇惊安神、宁志明目及利尿清热等作用。

154

（九）搓法

用双手的掌面挟住一定部分,相对用力做快速的搓、转或搓摩,并同时做上下往返移动,称为搓法(图4-53)。

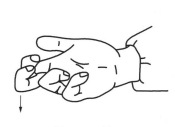

图4-52　捣法

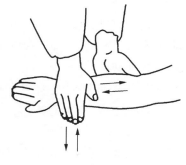

图4-53　搓法

（1）动作要领　双手用力要对称,搓动要快,移动要慢。搓法用于上肢时,要使上肢随手法而略微转动;搓法用于腰背、胁肋时,主要是搓摩动作。

（2）临床应用　搓法适用于腰背、胁肋及四肢部。一般常作为推拿治疗的结束手法。

（十）拿法

用大拇指和食、中两指,或用大拇指和四指做对称性用力,提拿一定部位和穴位,进行一紧一松的拿捏,称为拿法(图4-54)。

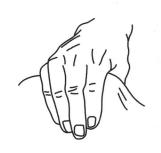

图4-54　拿法

（1）动作要领　拿法动作要缓和而有连贯性,不要断断续续,用劲要由轻到重,不可突然用力。

（2）临床应用　拿法刺激较强,常配合其他手法用于颈项、肩部和四肢等穴位。可发汗解表、止惊定搐,如治疗风寒、感冒、惊风等。常用的推拿法有拿肩井、拿风池、拿委中、拿承山等。

二、复式操作手法

小儿推拿的复式操作手法是用一种或几种手法在一个穴位或几个穴位上按照一定程序进行操作的一种成套手法。临床上常用的主要有以下几种。

（一）黄蜂入洞

黄蜂入洞是小儿推拿中常用的一种复式操作手法,该手法根据手法操作的动作形态来命名(图4-55)。

（1）动作要领　以一手轻扶患儿头部,使患儿头部相对固定,另一手食、中两指的指端着力,紧贴在患儿两鼻翼内侧下缘处(口禾髎),以腕关节为主动,带动着力部分作反复不间断揉动50～100次。

小儿推拿复式
操作手法视频

（2）临床应用 黄蜂入洞操作方法较为简单，单用揉法，但历代文献都将其作为复式操作法内容介绍。功能：开肺窍、通鼻息、发汗解表。临床上常用于外感风寒的发热无汗及急慢性鼻炎的鼻塞、呼吸不畅等症状。

（二）揉耳摇头

揉耳摇头，又称丹凤摇头。

（1）动作要领 先用两手拇、食两指指端着力，分别相对捻揉小儿两耳垂，再用两手捧住小儿头部左右轻轻摇动。

（2）临床应用 揉耳摇头，有镇惊、退热、祛风寒等功效，常用于发热或其他原因引起的惊风证。

（三）飞经走气

在前臂各经之间弹击如飞，并拿住阴阳二穴，将小儿右手四指一伸一屈的操作方法称为飞经走气。

（1）动作要领 用右手握住小儿右手四指，左手四指从小儿曲池穴起弹击至总筋穴，弹击数次，以前臂微红为度；用左手拿住小儿腕部阴池、阳池二穴，右手将小儿右手四指一伸一屈，连续操作 20 次左右。

（2）临床应用 有化痰定喘、清肺利咽的功效，临床上主要用于治疗咳嗽、失音、咽痛、外感风寒等疾病。

（四）运水入土

从肾经沿掌跟推向脾经的操作手法称为运水入土（图 4-56）。

（1）动作要领 左手拿住小儿四指，掌心向上，右手大拇指指端从小儿小指根推运起，经过掌小横纹、小天心到大指根止。操作 50～100 次。

（2）临床应用 运水入土，功能健脾助运，润燥通便。常用于久病、虚证，如因脾胃虚弱引起的消化不良、食欲不振、便秘、疳积、泻痢等。

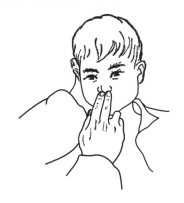

图 4-55 黄蜂入洞

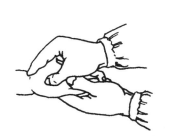
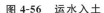

图 4-56 运水入土

（五）运土入水

从脾经沿掌跟推向肾经的操作手法称为运水入土。

（1）动作要领 左手拿住小儿四指，掌心向上，右手大拇指指端从小儿大指根推运起，经小天心、掌小横纹到小指根。操作 50～100 次。

（2）临床应用 功能利尿、清湿热、滋补肾水。常用于新病、实证，如因湿热内蕴而见少腹胀满、小便频数、赤涩等。

（六）水底捞明月

（1）动作要领　左手拿小儿四指,掌心向上,右手滴凉水于儿内劳宫处,用中指指端蘸水由小指根推运起,经掌小横纹、坎宫至内劳宫,边推运边吹凉气(图4-57)。又称水底捞月、水中捞月、水里捞月、水中捞明月。操作50~100次。

（2）临床应用　水底捞明月,水底穴在小指根,明月是指手心内劳宫。此法大寒大凉,功能清热凉血、宁心除烦,临床上主治高热大热,对于高热烦躁、神昏谵语,属于邪入营血的各类高热实证,尤为适宜。

（七）打马过天河

（1）动作要领　运内劳后用右手食、中二指指面蘸凉水,由总筋穴起,弹打至洪池(曲泽穴),边弹边打吹凉气,称为打过天河,又称打马过天河(图4-58)。操作10~20次。

（2）临床应用　打马过天河,性凉大寒,主治一切实热证。

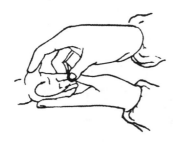

图 4-57　水底捞明月

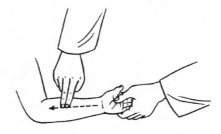

图 4-58　打马过天河

（八）按弦走搓摩

（1）动作要领　治疗师在小儿身后,用双掌在小儿两腋下胁肋处,自上而下搓摩,又称按弦搓摩。操作50~100次。

（2）临床应用　本法功能理气化痰,临床上主要用于积痰积气引起的胸闷痞积、咳嗽气急、痰喘不利。

三、小儿推拿常用穴位

小儿推拿常用穴位中部分属于十四经穴,其作用原理受经络学说的指导,但其具体功效因小儿生理、病理特点的不同而与成人经穴作用有所不同。同时,小儿推拿穴位主要应用特定穴,这些穴位不仅有"点"状,还有"线"状及"面"状。这些穴位以两手居多,正所谓"小儿百脉汇于两掌"(图4-59)。

小儿推拿特定穴临床应用时有以下特点:一是穴位与手法往往合起来称呼,如推三关、揉板门、掐老龙等。二是手法操作时间往往按"次数"计算。穴位中标示的"次数"仅作为6个月至1周岁患儿临床应用的参考,临诊时还要根据患儿年龄、身体强弱、病情轻重等情况而有所增减。三是小儿推拿操作的顺序,一般是先上肢,次头面,再胸腹、腰背,最后是下肢。也可根据病情轻重缓急或患儿体位而定先后顺序,年龄较大患儿可配合经穴使用。四是上肢特定穴位,习惯于推左手,一般不分男女。

下面根据人体部位介绍小儿推拿的常用穴位。

（一）头面部穴位(图4-60)

1. 攒竹(天门)

【定位】二眉之间至前发际成一直线。

【操作】两拇指由下至上交替直推。

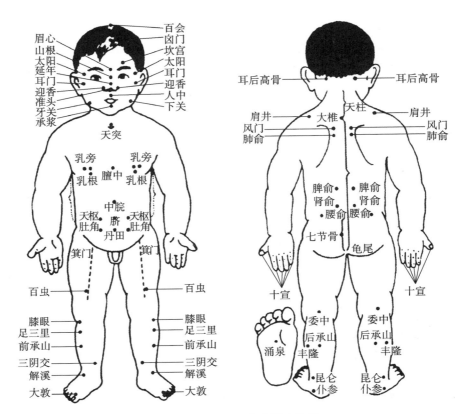

图 4-59　小儿正面和背面穴位图

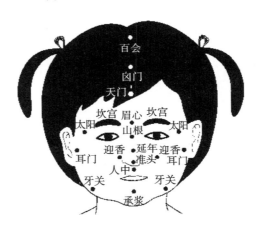

图 4-60　小儿推拿常用穴位：头面部

【频率】30～50 次。

【主治】发热、头痛、感冒、精神萎靡、惊烦不安等。

【临床应用】推攒竹能疏风解表、开窍醒脑、镇静安神。常用于外感发热、头痛等,多与推坎宫、揉太阳等合用；若惊烦不安、躁动不宁,多与清肝经、按揉百会等合用。

2. 坎宫(眉弓)

【定位】自眉头起沿眉梢成一横线。

【操作】两拇指自眉心向眉梢分推。

【频率】30～50 次。

【主治】外感发热、惊风、头痛、目赤痛。

【临床应用】推坎宫能疏风解表、醒脑明目、止头痛。常用于外感发热、头痛,多与推攒竹、揉太阳等合用;若用于治疗目赤痛,多与清肝经、掐揉小天心、清河水等合用。亦可推后点刺出血或用掐按法,以增强疗效。

3. 山根(山风)

【定位】两目内眦之间。

【操作】拇指甲掐。

【频率】3~5 次。

【主治】惊风、抽搐。

【临床应用】掐山根有开窍醒脑、定神的作用。对惊风、昏迷抽搐等症,多与掐人中、掐老龙等合用。本穴用于治疗疾病外,还和年寿、准头等穴配合用于诊断,如见山根处青筋显露为脾胃虚寒或惊风。

4. 颊车(牙关)

【定位】耳下一寸下颌骨凹陷上方的咬肌中。

【操作】拇指按或中指揉。

【频率】5~10 次。

【主治】牙关紧闭,口眼歪斜。

【临床应用】按颊车主要用于牙关紧闭,若口眼歪斜则多用揉颊车。

5. 囟门

【定位】前发际正中直上两寸,百会前骨陷中。

【操作】两手扶儿脱,两拇指自前发际向该穴轮换推之(囟门未合时,仅推至边缘)称推囟门。拇指指端轻揉囟门。

【频率】推或揉,各 50~100 次。

【主治】头痛、惊风、神昏、烦躁、鼻塞、衄血等。

【临床应用】推揉囟门能镇惊安神、通窍,多于头痛惊风、鼻塞等症。正常前颅在出生后 12 至 18 月之间闭合,故临床方法时手法需注意不可用力按压。

6. 耳后高骨

【定位】耳后入发际高骨下凹陷中。

【操作】两拇指或中指指端揉。

【频率】30~50 次。

【主治】头痛、惊风、烦躁不安。

【临床应用】推耳后高骨能疏风解表。治感冒头痛。多与推天门、坎宫等合用。能安神除烦,可治疗神昏烦躁等症。

7. 天柱(颈骨)

【定位】颈后发际正中至大椎穴成一直线。

【操作】用拇指或食、中指自上向下直推称推天柱,或用瓷汤匙的边蘸水自上而下刮。

【频率】推 100~500 次,刮至皮下轻度瘀血即可。

【主治】恶心、呕吐、项强、发热、惊风、咽痛等症。

【临床应用】推、刮天柱能降逆止呕、祛风散寒,主要用于治疗恶心、呕吐、外感发热、项强等症。治疗呕吐多与横纹推向板门、揉中脘等合用。单用本法亦有效,但推拿频率需快才行;治疗外感发热、项强等多与拿风池、掐揉二扇门等合用。

（二）胸腹部穴位(图 4-61)

1. 天突

【定位】在胸骨切迹上缘凹陷正中。

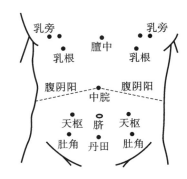

图 4-61　小儿推拿常用穴位：胸腹部

【操作】用中指指端按揉，称为按揉天突，用双手拇、食两指对称挤捏，称为挤捏天突。

【频率】按揉 15～30 次，挤捏 1～3 次。

【主治】咳喘胸闷、恶心呕吐、咽痛等症。

【临床应用】按揉、挤捏天突，能理气化痰、降逆止呕，对因气机不利、痰涎壅盛或胃气上逆所引起的痰喘、呕吐有效，若配合按揉膻中、运八卦、揉中脘等效果更佳。

2. 膻中

【定位】胸骨正中，两乳头连线中点。

【操作】用中指指端按揉，称揉膻中；用两拇指从本穴分推至两乳头，称分推膻中；用食、中两指自胸骨切迹向下推至剑突，称推膻中。

【频率】100～300 次。

【主治】胸闷、痰鸣、喘咳、呕吐、呃逆等症。

【临床应用】膻中穴为气之会穴，居胸中，胸背属肺，推揉之能宽胸理气、止咳化痰。对各种原因引起的胸闷、吐逆、喘咳均有效。治疗呕吐、呃逆、嗳气常与运内八卦、横纹推向板门、分腹阴阳等合用；治疗喘咳常与推肺经、揉肺俞等合用；治疗痰吐不爽常与揉天突、按弦走搓摩、按揉丰隆等合用。

3. 乳旁

【定位】乳头外侧旁开 0.2 寸。

【操作】用中指指端揉，称揉乳旁。

【频率】30～50 次。

【主治】胸闷、咳嗽、痰鸣、呕吐等症。

【临床应用】揉乳旁能理气化痰、止咳，常用于治疗胸闷、喘咳等症，临床上多与揉乳中同时使用，以增强其治疗效果。

4. 胁肋

【定位】从腋下两胁至两髂前上棘。

【操作】用两手掌从两胁下搓摩至髂前上棘处，称为搓摩胁肋，又称按弦走搓摩。

【频率】50～100 次。

【主治】胸闷、胁痛、痰喘气急、疳积等症。

【临床应用】搓摩胁肋，能顺气化痰、除胸闷、消积滞，对小儿因食积、痰壅气逆所致的胸闷、腹胀、气喘等有效。

5．中脘

【定位】脐上 4 寸,位于剑突与脐连线的中点处。

【操作】用指端或掌根按揉,称为揉中脘。用掌心或四指摩,称为摩中脘。自喉向下推至中脘,称推中脘。

【频率】揉或推 100～300 次,摩 5 min。

【主治】腹胀、腹痛、呕吐、泻泄、食欲不振等症。

【临床应用】揉、摩中脘能健脾和胃、消食和中,对腹胀、腹痛、泻泄、呕吐、食欲不振等有效,多与按揉足三里、推脾经合用。推中脘能降逆止呕,常用于治疗胃气上逆、嗳气呕恶等症。

6．腹

【定位】腹部。

【操作】自剑突下到脐,用两拇指从中间向两旁分推,称为分推腹阴阳。用掌或四指沿脐周围摩,称为摩腹。

【频率】腹胀、腹痛、疳积、呕吐、便秘等症。

【临床应用】分推腹阴阳能消食理气且降气,善治乳食停滞或胃气上逆引起的恶心、呕吐、腹胀等症,多与推脾经、运内八卦、按揉足三里等合用。

7．脐

【定位】肚脐。

【操作】用中指指端或掌根揉,称为揉脐。用掌摩称为摩脐。

【频率】揉 100～300 次,摩 5 min。

【主治】腹胀,腹痛,泄泻,便秘,疳积等。

【临床应用】此穴能补能泻,补之能温阳补虚,治疗因寒湿、脾虚、肾虚引起的泄泻、消化不良、痢疾、脱肛等;泻之能消能下,治疗因湿热引起的泄泻、痢疾、便秘等。

8．天枢

【定位】脐旁 2 寸。

【操作】用食、中二指揉,称为揉天枢。

【频率】100～200 次。

【主治】腹胀,腹痛,腹泻,便秘等症。

【临床应用】揉天枢能理气消滞、调理大肠,多用于治疗因急慢性胃肠炎及消化功能紊乱引起的腹泻、呕吐、食积、便秘等症。临床上多与揉脐同时使用,以中指按脐,食指和无名指各按两则天枢穴,同时揉动。

9．丹田

【定位】脐下 2.5 寸。

【操作】用掌揉或摩,称为揉丹田或摩丹田。

【频率】揉 100～300 次,摩 5 min。

【主治】腹泻、遗尿、脱肛、尿潴留等。

【临床应用】揉、摩丹田能温肾固本、温补下元、分清别浊,多用于小儿先天不足、寒凝少腹及腹痛、遗尿、脱肛等症,常与补肾经、推三关、揉外劳等合用;用于尿潴留,常与清小肠、推箕门等合用。

10．肚角

【定位】脐下 2 寸,石门穴旁开 2 寸大筋处。

【操作】用拇、食、中三指,由脐向两旁深处拿捏,一拿一松为一次,称为拿肚角。

【频率】3～5 次。

【主治】腹痛、腹泻、便秘等。

【临床应用】拿捏肚角是止腹痛的要法,对各种原因引起的腹痛均可应用,特别是对寒痛、伤食痛效果更佳。

（三）腰背部穴位(图 4-62)

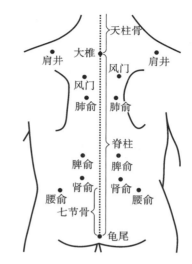

图 4-62　小儿推拿常用穴位:腰背部

1. 大椎

【定位】第七颈椎与第一胸椎棘突之间。

【操作】用中指指端揉,称揉大椎。

【频率】30～50 次。

【主治】发热、咳嗽、项强等。

【临床应用】揉大椎有清热解表作用,主要用于感冒、发热等症。此外,以屈曲的食、中指蘸清水在穴位上提捏,至皮下轻度瘀血,对百日咳有一定疗效。

2. 肩井

【定位】在大椎与肩峰连线之中点,肩部筋肉处。

【操作】用拇指与食、中二指对称用力提拿,称拿肩井;用指端按其穴,称按肩井。

【频率】拿 3～5 次,按揉 10～30 次。

【主治】感冒、发热、上肢抬举不利等症。

【临床应用】拿、按肩井能宣通气血、发汗解表,临床上常与四大手法配合,治疗外感发热、无汗等症。本法亦为治疗的结束手法,又称总收法。

3. 肺俞

【定位】第三棘突下,旁开 1.5 寸。

【操作】用两拇指或食、中二指指端揉,称揉肺俞;用两拇指分别自肩胛骨内缘从上向下推动,称推肺俞或分推肩胛骨。

【频率】揉 50～100 次,推 100～300 次。

【主治】咳嗽、胸痛、胸闷等症。

【临床应用】揉肺俞、分推肺俞能调肺气、补虚损、止咳嗽,多用于治疗呼吸系统疾病。若久治不愈,加推补脾经以培土生金,则效果更好。

4. 脾俞

【定位】第十一胸椎棘突下,旁开 1.5 寸。

【操作】用食、中二指指端揉,称揉脾俞。

【频率】50～100 次。

【主治】呕吐、腹泻、疳积、食欲不振、水肿、四肢乏力等症。

【临床应用】揉脾俞能健脾胃、助运化、祛水湿,多用于治疗脾胃虚弱、乳食内伤、消化不良等症,常与推脾经、按揉足三里等合用。

5．肾俞

【定位】第二腰椎棘突下,旁开 1.5 寸。

【操作】用食、中二指指端揉,称揉肾俞。

【频率】50～100 次。

【主治】腹泻、遗尿、下肢痿软乏力等症。

【临床应用】揉肾俞能滋阴壮阳、补肾益元,常用于肾虚腹泻或下肢瘫痪等症,多与揉二马、补脾经、推三关等合用;下肢瘫痪,多配合患侧的推、㨰、揉法,以通经活血,帮助患肢恢复功能。

6．脊柱

【定位】大椎至长强成一直线。

【操作】用食、中二指指面自上而下作直推,称推脊;用捏法自下而上称捏脊,每捏三下将背脊提一下,称为捏三提一法。

【频率】推 100～300 次,捏 3～5 次。

【主治】发热、惊风、疳积、腹泻等症。

【临床应用】捏脊能调阴阳、理气血、和脏腑、通经络、培元气,具有强健身体的功能,是小儿保健常用手法之一。临床上多与补脾经、补肾经、推三关、摩腹、按揉足三里等配合应用,治疗先天和后天不足的一些慢性病症均有一定的效果。推脊柱能清热,多与清天河水、退六腑、推涌泉等合用,并能治疗腰背强痛、角弓反张、下焦阳气虚弱等症。

7．七节骨

【定位】第四腰椎至尾椎骨端(长强穴)成一直线。

【操作】用拇指桡侧面或食、中二指面自下而上或自上而下作直推,分别称推上七节骨和推下七节骨。

【频率】100～300 次。

【主治】泄泻、便秘、脱肛。

【临床应用】推上七节骨能温阳止泻,多用于虚寒腹泻、久痢等症,临床上常与按揉百会、揉丹田等合用,治疗气虚下陷引起的遗尿、脱肛等症;推下七节骨能泻热通便,多用于肠热便秘或痢疾等症。

8．龟尾

【定位】在尾椎骨端。

【操作】用拇指指端或中指指端揉,称揉龟尾。

【频率】100～300 次。

【主治】泄泻、便秘、脱肛、遗尿。

【临床应用】揉龟尾能通调督脉之经气、调理大肠,本穴性平和,能止泻,也能通便,多与揉脐、推七节骨等合用,治疗泄泻、便秘等症。

（四）上肢手肘部穴位(图 4-63)

1．脾经

【定位】拇指末节螺纹面。

【操作】旋推或将患儿拇指屈曲,循拇指桡侧边缘向掌根方向直推为补,称补脾经;由指端向指根方向直推为清,称清脾经。补脾经、清脾经统称推脾经。

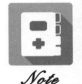

163

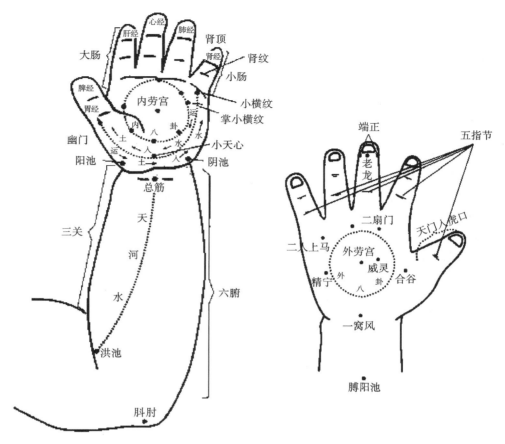

图 4-63 小儿推拿常用穴位:手肘部

【频率】100～500 次。

【主治】腹泻、便秘、痢疾、食欲不振、黄疸等。

【临床应用】

(1) 补脾经能健脾和胃补气。用于脾胃虚弱,气血不足而引起的食欲不振、肌肉消瘦、消化不良等症。

(2) 清脾经能清热利湿、化痰止呕。用于湿热熏蒸、皮肤发黄、恶心呕吐、腹泻、痢疾等症。

(3) 小儿体虚、正气不足,患斑疹热病时,推补本穴,可使瘾疹透出,但手法宜快,用力宜重。

2. 心经

【定位】中指末节螺纹面。

【操作】旋推为补,称补心经;向指根方向直推为清,称清心经。补心经和清心经统称推心经。

【频率】100～500 次。

【主治】高热昏迷、五心烦热、口舌生疮、小便赤涩、心血不足、惊烦不安等。

【临床应用】

(1) 清心经能清热退心火。常用于心火旺盛而引起的高热神昏、面赤口疮、小便短赤等,多与清天河水、清小肠经等合用。

(2) 本穴宜用清法,不宜用补法,恐动心火之故。若血气不足而见心烦不安、睡卧露睛等症,需要补法时,可补后加清,或以补脾经代替。

3. 肝经

【定位】食指末节螺纹面。

【操作】旋推为补,称补肝经;向指根方向直推为清,称清肝经。补肝经和清肝经统称推肝经。

【频率】100～500 次。

【主治】烦躁不安、惊风、目赤、五心烦热、口苦咽干等。

【临床应用】一是清肝经能平肝泻火，息风镇惊，解湿除烦，常用于治疗惊风、抽搐、烦躁不安、五心烦热等症。二是肝经宜清不宜补，若肝经虚应补时则需补后加清，或以补肾代之，称为滋肾养肝法。

4. 肺经

【定位】无名指末节螺纹面。

【操作】旋推为补，称补肺经；向指根方向直推为清，称清肺经。补肺经和清肺经统称推肺经。

【频率】100～500 次。

【主治】感冒、发热、咳嗽、胸闷、气喘、虚汗、脱肛等。

【临床应用】

（1）补肺经能补益肺气。用于肺气虚损、咳喘气喘、虚汗怕冷等肺经虚寒症。

（2）清肺经能宣肺清热、疏风解表、化痰止咳。用于感冒发热及咳嗽、气喘、痰鸣等肺经实热症。

5. 肾经

【定位】小指末节螺纹面。

【操作】由指根向指尖方向直推为补，称补肾经；向指根方向直推为清肾经。补肾经和清肾经统称推肾经。

【频率】100～500 次。

【主治】先天不足、久病体虚、肾虚腹泻、遗尿、虚喘、膀胱蕴热、小便淋漓刺痛等。

【临床应用】一是补肾经能补肾益脑，温养下元。用于先天不足、久病体虚、肾虚久泻、多尿、遗尿、虚汗喘息等症。二是清肾经能清利下焦湿热。用于膀胱蕴热，小便赤涩等症。临床上肾经穴一般多用补法，需用清法时，也多以清小肠代替。

6. 大肠

【定位】食指桡侧缘，自食指尖至虎口成一直线。

【操作】从食指尖直推向虎口为补，称补大肠；反之为清大肠。补大肠和清大肠统称推大肠。

【频率】100～300 次。

【主治】腹泻、痢疾、便秘、脱肛等。

【临床应用】一是补大肠能涩肠固脱、温中止泻。用于虚寒腹泻、脱肛等病症。二是清大肠能清利肠腑、除湿热、导积滞，多用于湿热、积食滞留肠道，身热腹痛，痢下赤白，大便秘结等。本穴又称推三关，尚可用于诊断，详见诊断章节。

7. 小肠

【定位】小指尺侧边缘，自指尖到指根成一直线。

【操作】从指尖推向指根为补，称补小肠；反之为清，称清小肠。补小肠和清小肠统称推小肠。

【主治】小便赤涩、遗尿、尿闭、水泻等。

【频率】100～300 次。

【临床应用】清小肠能清利下焦湿热，泌清别浊，多用于小便短赤不利、尿闭、水泻等症。若心经有热，移热于小肠，以本法配合清天河水，能加强清热利尿作用。若数下焦虚寒、多尿、遗尿则宜用补小肠。

8. 肾顶

【定位】小指顶端。

【操作】以中指或拇指指端按揉，称揉肾顶。

【频率】100～300 次。

【主治】自汗、盗汗、解颅等。

【临床应用】揉肾顶能收敛元气、固表止汗，对自汗、盗汗或大汗淋漓不止等症均有一定的疗效。

9. 肾纹

【定位】手掌面，小指第二指间关节横纹处。

【操作】中指和拇指指端按揉，称揉肾纹。

【频率】100～500次。

【主治】目赤、鹅口疮、热毒内陷等。

【临床应用】揉肾纹能祛风明目、散瘀结。主要用于目赤肿痛或热毒内陷痰结不散所致高热、呼吸气凉、手足逆冷等症。

10. 四横纹

【定位】掌面食、中、无名、小指第一指间关节横纹处。

【操作】拇指甲掐揉，称掐四横纹；四指并拢从食指横纹处推向小指横纹处，称推四横纹。掐椎各5次。

【频率】100～300次。

【主治】疳积、腹胀、气血不和、消化不良等。

【临床应用】掐之能退热除烦，散瘀结；推之能调中行气，和气血，消胀满。临床上常与补脾经、揉中脘等合用。也可用毫针或三棱针点刺本穴出血以治疗疳积，效果也好。

11. 小横纹

【定位】掌面食、中、无名、小指掌指关节横纹处。

【操作】以拇指甲掐，称掐小横纹；拇指侧推，称推小横纹。掐椎各5次。

【频率】100～300次。

【主治】脾胃热结、口唇破烂及腹胀等。

【临床应用】推掐本穴能退热、消胀、散结。临床上用推小横纹治疗肺部干啰音，有一定疗效。

12. 掌小横纹

【定位】掌面小指根下，尺侧掌纹头。

【操作】中指或拇指指端按揉，称揉掌小横纹。

【频率】100～500次。

【主治】喘咳、口舌生疮等。

【临床应用】揉掌小横纹能清热散结、宽胸宣肺、化痰止咳，为治疗百日咳、肺炎的要穴。临床上用揉掌小横纹治疗肺部湿啰音，有一定的疗效。

13. 胃经

【定位】拇指掌面近掌端第一节（或鱼际桡侧赤白肉际处）。

【操作】自拇指根向掌根方向直推为补，称补胃经；反之为清，称清胃经。补胃经和清胃经统称推胃经。

【频率】100～500次。

【主治】消化不良、上逆呕恶、脘腹胀满、发热烦渴、便秘纳呆等。

【临床应用】清胃经多与清脾经、推天柱骨、横纹推向板门等合用，治疗脾胃湿热，或胃气不和所引起的上逆呕恶等症；若胃肠实热、脘腹胀满、发热烦渴、便秘纳呆，多与清大肠、退六腑、揉天枢、推下七节骨等合用。补胃经多与补脾经、揉中脘、摩腹、按揉足三里等合用，治疗脾胃虚弱、消化不良、纳呆腹胀等症。

14. 板门

【定位】手掌鱼际平面。

【操作】指端揉,称揉板门或运板门;用推法自指根推向腕横纹,称板门推向横纹,反之称横纹推向板门。

【频率】100～300 次。

【主治】乳食停积、食欲不振或嗳气、腹胀、腹泻、呕吐等。

【临床应用】揉板门能健脾和胃、消食化滞、止泄、止呕。临床多用于乳食停积,食欲不振或嗳气、腹胀、腹泻、呕吐等症。板门推向横纹能止泻,横纹推向板门能止呕吐。

15．内劳宫

【定位】掌心中,屈指时中指、无名指之间中点。

【操作】中指指端揉,称揉内劳宫;自小指根掐运起,经掌小横纹、小天心至内劳宫,称运内劳宫(水底捞明月)。

【频率】揉 100～300 次,运 10～30 次。

【主治】口舌生疮、发热、烦渴等。

【临床应用】揉内劳能清热除烦、清虚热。临床上常用于心经有热诸症。运内劳为运掌小横纹、揉小天心、运内劳宫的复合手法,对心、肾两经虚热最为适宜。

16．内八卦

【定位】手掌面,以掌心为圆心,从圆心至中指根横纹约 2/3 处为半径所作圆周。

【操作】用运法,顺时针方向运(即从乾卦 1 运至兑卦 8),称顺运内八卦或运八卦;反之(从兑卦 8 运至乾卦 1)称逆运内八卦。

【频率】100～300 次。

【主治】咳嗽、痰喘、胸闷、纳呆、腹胀呕吐、乳食内伤等。

【临床应用】顺运内八卦能宽胸利膈,理气化痰,行滞消食。逆运则降气平喘。多与推脾经、推肺经、揉板门、揉中脘等合用。

17．小天心

【定位】大小鱼际交接处凹陷中。

【操作】中指指端揉,称揉小天心;拇指甲掐,称掐小天心;以中指尖或屈曲的指间关节捣,称捣小天心。

【频率】揉 100～300 次,掐、捣 5～20 次。

【主治】目赤肿痛、口舌生疮、惊惕不安、惊风、夜啼等。

【临床应用】揉小天心能清热、镇惊、利尿、明目。主要用于心经有热或移热于小肠而见小便短赤等症。掐、捣小天心主要用于惊风抽搐、夜啼、惊惕不安等症。

18．总筋

【定位】掌后腕横纹中点。

【操作】按揉本穴称揉总筋,用拇指甲掐称掐总筋。

【频率】揉 100～300 次,掐 3～5 次。

【主治】口舌生疮、潮热、夜啼等。

【临床应用】揉总筋能清心经热、散结止痉,通调周身气机。临床上多与清天河水、清心经配合治疗实热证。治疗惊风抽掣多用掐法。

19．大横纹

【定位】仰掌,掌后横纹。近拇指指端称阳池,近小指指端称阴池。

【操作】两拇指自掌后横纹中(总筋)向两旁分推,称分推大横纹,又称分阴阳;自两旁(阴池、阳池)向总筋合推,称合阴阳。

【频率】30～50 次。

【主治】寒热往来、烦躁不安及乳食停滞、腹胀、腹泻、呕吐等。

【临床应用】分推大横纹能平衡阴阳、调和气血、行滞消食、行痰散结。临床多用于阴阳不调、气血不和等症。

20．十宣

【定位】十指尖指甲内赤白肉际处。

【操作】用掐法掐之,称掐十宣。

【频率】各掐 5 次。

【主治】惊风、高热、昏厥等。

【临床应用】掐十宣能醒神开窍,临床主要用于急救。多与掐老龙、掐人中、掐小天心等合用。

21．老龙

【定位】中指甲后一分许。

【操作】用掐法,称掐老龙。

【频率】掐 5 次,或醒后即止。

【主治】急惊风。

【临床应用】掐老龙主要用于急救,有醒神开窍的作用。若小儿急惊暴死,或高热抽搐,掐之知痛有声音,较易治,不知痛而无声音,一般难治。

22．端正

【定位】中指甲根两侧赤白肉处,桡侧称右端正,尺侧称左端正。

【操作】用拇指甲掐或拇指螺纹面揉称掐、揉端正。

【频率】掐 5 次,揉 50 次。

【主治】鼻衄、惊风、呕吐、泄泻、痢疾等。

【临床应用】一是揉右端正能降逆止呕,主要用于胃气上逆而引起的恶心呕吐等症;揉左端正能升提,主要用于水泻、痢疾等症。二是掐端正多用于治疗小儿惊风,常与掐老龙、清肝经配合。同时本穴对鼻衄有效,方法用细绳由中指第三节横纹起扎至指端,扎好后,患儿静卧即可。

23．五指节

【定位】掌背五指第一指间关节。

【操作】拇指甲掐,称掐五指节;用拇、食指揉搓,称揉五指节。

【频率】各掐 3~5 次;揉搓 30~50 次。

【主治】惊风、吐涎、惊躁不安、咳嗽风痰等。

【临床应用】掐揉五指节安神镇惊、祛风痰,通关窍掐五指节主要用于惊躁不安、惊风等症,多与掐老龙、清肝经合用;揉五指节主要用于胸闷、痰喘、咳嗽等症,多与运八卦、推揉膻中合用。

24．二扇门

【定位】掌背中指根本节两侧凹陷处。

【操作】拇指甲掐,称掐二扇门;拇指偏峰按揉,称揉二扇门。

【频率】掐 5 次,揉 100~500 次。

【主治】惊风抽搐、身热无汗。

【临床应用】掐揉二扇门能发汗解表、退热平喘,是发汗的有效方法。揉时要稍用力,速度宜快,多用于风寒外感。本法与揉肾顶、补脾经、补肾经配合应用,适宜于平素体虚外感者。

25．上马

【定位】手背无名及小指掌指关节后陷中。

【操作】拇指指端揉,称揉上马;拇指甲掐,称掐上马。

【频率】掐 3~5 次,揉 100~500 次。

【主治】虚热喘咳、小便赤涩淋漓、腹痛、牙痛、睡时磨牙等。

【临床应用】揉上马能滋阴补肾,顺气散结,利水通淋,为补肾滋阴的要法。主要用于阴虚阳亢,潮热烦躁,牙痛、小便赤涩淋漓等症。本法对于体质虚弱、肺部感热有干啰音久不消失者,配揉小横纹;湿啰音配揉掌小横纹,多揉有一定疗效。

26. 外劳宫

【定位】掌背中,与内劳宫相对处。

【操作】用揉法,称揉外劳宫;用掐法,称掐外劳宫。

【频率】掐 5 次,揉 100～300 次。

【主治】风寒感冒、腹痛、腹胀、肠鸣、腹泻、痢疾、脱肛、遗尿、疝气。

【临床应用】本穴性温,为温阳散寒、升阳举陷之佳穴,兼能发汗解表。揉外劳宫主要用于一切寒证,不论外感风寒、鼻塞流涕以及脏腑积寒,完谷不化,肠鸣腹泻,寒痢腹痛,疝气等症,且能升阳举陷,故临床上多配合补脾经、补肾经、推三关、揉丹天田等治疗脱肛、遗尿等症。

27. 威灵

【定位】手背二、三掌骨歧缝间。

【操作】用掐法,称掐威灵。

【频率】掐 5 次,或醒后即止。

【主治】惊风。

【临床应用】掐威灵有开窍醒神的作用。主要用于急惊暴死、昏迷不醒时的急救。

28. 精宁

【定位】手背第四、五掌骨歧缝间。

【操作】用掐法,称掐精宁。

【频率】5～10 次。

【主治】痰喘气吼、干呕、疳积、眼内胬肉等。

【临床应用】掐精宁能利气、破结、化痰。多用于痰食积聚、气吼痰喘、干呕、疳积等症。本法体虚者应慎用,多与补脾经、推三关、捏脊等合用,以免克削太甚,元气受损。用于急惊昏厥时,本法多与掐威灵配合,具有开窍醒神的作用。

（五）下肢部穴位（图 4-64）

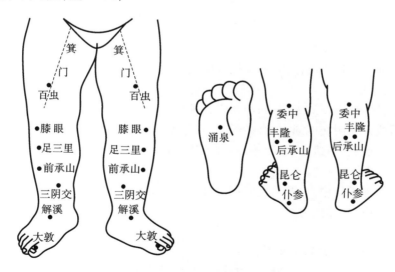

图 4-64　小儿推拿常用穴位:下肢部

1. 箕门

【定位】大腿内侧、膝盖上缘至腹股沟成一直线。

【操作】用食、中二指自膝盖内侧上缘推至腹股沟,称推箕门。

【频率】100～300次。

【主治】小便短赤、尿闭、水泻等症。

【临床应用】推箕门性平和,有较好的利尿作用。用于尿闭,多与揉丹田、揉三阴交合用;用于小便赤涩不利,多与清小肠合用;用于水泻无尿,有利小便、实大便的作用。

2. 血海

【定位】膝上内侧肌肉丰厚处。

【操作】用拇指和食、中二指对称提拿,称拿百虫;用拇指指端按揉,称按揉百虫。

【频率】拿3～5次,按揉10～20次。

【主治】四肢抽搐、下肢痿辟不用等。

【临床应用】拿、按揉百虫能通经络、止抽搐,多用于下肢瘫痪及痹痛等症,常与拿委中、按揉足三里等合用。

3. 膝眼

【定位】膝盖两旁凹陷中。

【操作】用拇、食二指分别在两侧膝眼上按揉,称按揉膝眼法。

【频率】50～100次。

【主治】下肢痿软无力、惊风抽搐等。

【临床应用】按膝眼能熄风止痉,揉膝眼配合拿委中治疗小儿麻痹症而致的下肢痿软无力、膝痛及膝关节扭伤等。

4. 足三里

【定位】外侧膝眼下3寸,股骨外侧约一横指处。

【操作】用拇指按揉,称按揉足三里。

【频率】20～50次。

【主治】腹胀、腹痛、呕吐、泻泄等症。

【临床应用】按揉足三里能健脾和胃、调中理气、多用于消化道疾病。治疗呕吐,多与推大柱骨、分腹阴阳合用;治疗腹虚腹泻,多与补大肠、推上七节骨合用;另外,还与摩腹、捏脊等配合应用于小儿保健。

5. 三阴交

【定位】内踝尖直上3寸处。

【操作】用拇指或中指指端按揉,称按揉三阴交。

【频率】20～30次。

【主治】遗尿、尿闭、小便短赤涩痛、消化不良等症。

【临床应用】按揉三阴交能通血脉、活经络、疏下焦、利湿热、通调水道,亦能健脾胃、助运化,主要用于泌尿系统疾病,如遗尿、癃闭等症,常与揉丹田、推箕门合用。

6. 解溪

【定位】踝关节前横纹中点,两筋之间凹陷处。

【操作】用拇指甲掐,称掐解溪。

【频率】3～5次。

【主治】惊风、吐泻、踝关节屈伸不利等。

【临床应用】掐解溪能解痉、止吐泻,对惊风、吐泻及踝关节功能障碍有效。

7. 大敦

【定位】足大趾外侧爪甲根与趾关节之间。

【操作】用拇指甲掐,称掐大敦。

【频率】5～10次。

【主治】惊风、四肢抽搐等。

【临床应用】掐大敦能解痉熄风、对惊风、四肢抽搐有效,临床常与掐老龙、掐十宣合用。

8. 丰隆

【定位】外踝尖上 8 寸,股骨前缘外侧 1.5 寸。

【操作】用拇指或中指指端按揉,称揉丰隆。

【频率】20～30 次。

【主治】痰鸣气喘。

【临床应用】揉丰隆能和胃气、化痰湿,主要用于痰涎壅盛、咳嗽气喘等症,多与揉膻中、运内八卦合用。

9. 委中

【定位】腘窝中央,两大筋间。

【操作】用拇、食指拿腘窝中筋腱,称拿委中。

【频率】3～5 次。

【主治】惊风抽搐、下肢痿软无力等。

【临床应用】拿委中能止抽搐、通经络、常与揉膝眼配合,治疗四肢抽搐、下肢痿软无力。

10. 涌泉

【定位】足掌心前 1/3 凹陷处。

【操作】用拇指指端按揉,称揉涌泉;用两拇指面轮流自足根推向足尖,称推涌泉。

【频率】揉 30～50 次,推 100～300 次。

【主治】发热、呕吐、腹泻、五心烦热。

【临床应用】推涌泉能引火归元、退虚热,常与揉二马、运内劳宫等配伍,治疗烦躁不安、夜啼等症;若与退六腑、清天河水配合,亦可用于实热证。揉涌泉能治吐泻,左揉止吐,右揉止泻。

(辛增辉)

思 考 题

1. 简述推拿技术的基本要求。
2. 简述推拿技术的适应证与禁忌证。
3. 简述㨰法的操作要领。
4. 简述肩部和腰部摇法的操作方法。
5. 简述扳法的注意事项。
6. 能够促进脾胃运化的小儿推拿手法有哪些?
7. 治疗小儿感冒有哪些推拿手法?

第五章 拔 罐 技 术

Note

学习目标

1. 知识目标：熟练掌握拔罐技术的操作方法及行罐方法；熟悉拔罐技术的概念和注意事项；熟悉拔罐技术的临床应用。
2. 能力目标：具有根据临床不同病证灵活运用拔罐技术的能力。
3. 素质目标：具有实事求是、科学严谨的工作作风和良好的职业道德。

第一节 概 述

一、概念

拔罐技术是以罐为工具，利用燃火、抽气等方法排出罐内空气，造成负压，使之吸附于腧穴或应拔部位的体表，达到防治疾病目的的方法。

拔罐，又称吸筒疗法，古称角法，在马王堆汉墓出土的帛书《五十二病方》中有记载，历代中医文献中亦多论述。起初主要为外科治疗疮疡时用来吸血排脓，随着医疗实践的不断深化，不仅火罐的质料和拔罐的方法不断改进和发展，而且治疗的范围也逐渐扩大，内、外、妇、儿科都有其适应证。临床上也常与针刺配合使用。

二、适应证与禁忌证

（一）适应证

拔罐具有通经活络、行气活血、消肿止痛、祛风散寒等作用，适用于内、外、妇、儿、五官、骨伤等各科疾病。

1. **内科疾病** 感冒、咳嗽、哮喘、中暑、呕吐、泄泻、胃痛、痢疾、便秘、失眠等。
2. **外科疾病** 风疹、痔疮、疔疮、湿疹等。
3. **妇科疾病** 月经不调、痛经、闭经、崩漏、不孕、阴挺、乳痈等。
4. **儿科疾病** 小儿惊风、顿咳、小儿泄泻、疳积、遗尿、痄腮、小儿痿证等。
5. **五官科疾病** 目赤肿痛、咽喉肿痛、耳鸣耳聋、鼻渊、鼻衄、牙痛等。
6. **骨伤科疾病** 颈椎病、落枕、腰肌劳损、腰椎间盘突出症等。

（二）禁忌证

有出血倾向的患者，禁用拔罐。

三、罐的种类

罐的种类很多,目前常用的罐有以下四种。

(一)竹罐

用直径3～5 cm坚固无损的竹子,制成6～8 cm或8～10 cm长的竹管,一端留节作为底,另一端作为罐口,用刀刮去青皮及内膜,制成形如腰鼓的圆筒。用砂纸磨光,使罐口光滑平正。竹罐的优点是取材较容易,经济易制,轻巧价廉,不易摔碎,适于煎煮。缺点是容易燥裂、漏气,吸附力不大。

(二)陶罐

用陶土烧制而成,有大有小,罐口光整,肚大而圆,口、底较小,其状如腰鼓。优点是吸附力大,缺点是质地较重,易于摔碎、损坏并且不透明。

(三)玻璃罐

玻璃罐是在陶罐的基础上,改用玻璃加工而成,其形如球状,罐口平滑,分大、中、小三种型号,也可用广口罐头瓶代替。优点是质地透明,使用时可以观察所拔部位皮肤充血、瘀血程度,便于随时掌握情况。缺点是容易摔碎、损坏。

(四)抽气罐

有用特制的橡胶皮囊做成的抽气罐,其规格、大小不同。新型的抽气罐具有使用方便,吸着力强,且较安全,又不易破碎等优点。

拔罐——
玻璃罐视频

拔罐——
抽气罐视频

第二节　常用拔罐技术

一、操作方法

(一)吸附方法

罐的吸附方法是指排出罐内的空气,使之产生负压而吸附在拔罐部位的方法,常用的有以下几种方法。

1. 火吸法　火吸法是利用火在罐内燃烧时产生的热力排出罐内空气,形成负压,使罐吸附在皮肤上的方法,常用的有以下几种。

(1)闪火法　用长纸条或用止血钳夹酒精棉球一个,用火将纸条或酒精棉球点燃后,使火在罐内绕1～2圈后,将火退出,迅速将罐扣在应拔的部位,即可吸附在皮肤上。此法在罐内无火,比较安全,是最常用的吸拔方法。但需注意切勿将罐口烧热,以免烫伤皮肤。

(2)投火法　用易燃纸或棉花,点燃后投入罐内,迅速将罐扣在应拔部位,即可吸附在皮肤上,此法由于罐内有燃烧物,容易落下而烫伤皮肤,故适宜于侧面横拔。

(3)滴酒法　用95％酒精滴入罐内1～3滴(切勿滴过多,以免拔罐时流出,烧伤皮肤),沿罐内壁摇匀,用火点燃后,迅速将罐扣在应拔的部位。

(4)贴棉法　用大小适宜的酒精棉花一块,贴在罐内壁的下1/3处,用火将酒精棉花点燃后,迅速将罐扣在应拔的部位。此法需注意棉花浸酒精不宜过多,否则燃烧的酒精滴下时,容易烫伤皮肤。

以上拔罐法,除闪火法外,罐内均有火,故均应注意勿灼伤皮肤。

Note

2. 水吸法 水吸法是利用沸水排出罐内空气,形成负压,使罐吸附在皮肤上的方法。此法一般选用竹罐。即选用 5～10 枚完好无损竹罐,放在锅内,加水煮沸,然后用镊子将罐口朝下夹出,迅速用干毛巾紧扣罐口,立即将罐扣在应拔部位,即能吸附在皮肤上。可根据病情需要在锅中放入适量的祛风活血药物,如羌活、独活、当归、红花、麻黄、艾叶、川椒、木瓜、川乌、草乌等,即称药罐法。

3. 抽气吸法 此法先将抽气罐的瓶底紧扣在穴位上,用抽气筒通过橡胶塞抽出罐内空气,使其产生负压,即能将罐吸拔在治疗部位。

（二）行罐方法

临床拔罐时,可根据不同的病情,选用不同的行罐方法。

1. 留罐法 留罐法又称坐罐法,即将罐吸附在体表后,使罐子吸拔留置于施术部位 10～15 min,然后将罐起下。此法是临床上常用的一种方法,一般疾病均可使用。单罐、多罐皆可使用。

2. 走罐法 走罐法亦称推罐法,即拔罐时先在所拔部位的皮肤或罐口上,涂凡士林等润滑剂,再将罐吸附在应拔部位。然后治疗师用右手握住罐子,向上、下、左、右需要拔罐的部位,往返推动,至所拔部位的皮肤红润、充血,甚至瘀血时,将罐起下。此法适宜于面积较大、肌肉丰厚部位,如脊背、腰臀、大腿等部位。

3. 闪罐法 闪罐法即将罐吸拔在治疗部位后,立即起下,如此反复多次拔住起下,起下拔住,直至皮肤潮红、充血,甚至瘀血。多用于局部皮肤麻木、疼痛或功能减退等疾病。尤其适用于不宜留罐的患者,如小儿、年轻女性的面部等。

4. 刺血拔罐法 刺血拔罐法又称刺络拔罐法,即在应拔部位的皮肤消毒后,用三棱针点刺或用皮肤针叩刺后,再将火罐吸拔于点刺的部位,使之出血,以加强刺血治疗的作用。一般刺血后拔罐留置 10 min 左右,多用于治疗丹毒、扭伤、乳痈等。

5. 留针拔罐法 留针拔罐法简称针罐,即在针刺留针时,将罐拔在以针为中心的部位上,5～10 min,待皮肤红润、充血或瘀血时,将罐起下,然后将针起出。此法能起到针罐配合的作用。

二、注意事项

（1）起罐时,一般先用一手握住火罐,另一手拇指或食指从罐口旁边按压皮肤,使气体进入罐内,即可将罐取下。若罐吸附过强时,切不可用力猛拔,以免损伤皮肤。

（2）拔罐时要选择适当体位和肌肉丰满的部位。若体位不当、移动,骨骼凸凹不平、毛发较多的部位,火罐容易脱落,均不适用。

（3）拔罐时要根据所拔部位的面积而选择大小适宜的罐。若应拔的部位有皱纹,或火罐稍大,不易吸拔时,可做一薄面饼,置于所拔部位,以增加局部面积,即可拔住。操作时必须动作迅速,才能使罐拔紧、吸附有力。

（4）拔火罐时应注意勿灼伤或烫伤皮肤。当烫伤或留罐时间太长致皮肤起水疱时,小的无须处理,仅敷以消毒纱布,防止擦破即可;水疱较大时,用消毒针将水放出,用消毒纱布包敷即可。

（5）皮肤有过敏、溃疡、水肿及大血管分布部位,不宜拔罐。人体的眼、耳及心脏搏动处等不宜拔罐。高热抽搐者,以及孕妇的腹部、腰骶部位,亦不宜拔罐。

（陈春华）

思　考　题

1. 何谓拔罐？
2. 常用的罐种类有哪些？
3. 常用拔罐吸附方法有哪些？都怎么操作？
4. 拔罐的适应证和注意事项有哪些？

第六章 刮痧技术

学习目标

1. 知识目标：熟练掌握刮痧技术的操作方法；熟悉刮痧技术的概念、特点及临床应用；了解刮痧技术的注意事项。
2. 能力目标：具有根据临床不同疾病灵活运用刮痧技术的能力。
3. 素质目标：具有实事求是、科学严谨的工作作风和良好的职业道德。

第一节 概 述

一、概念

刮痧技术是以中医脏腑经络学说为理论指导，众采针灸、推拿、点穴、拔罐等中医非药物疗法之所长，借助刮痧工具，对体表皮肤的特定部位进行刮摩，以防病治病的方法。

刮痧疗法起源于远古时期，已有几千年的历史。针刺的最原始工具是砭石，古人用石片在身体上进行刮摩治疗疾病，是刮痧疗法的雏形。两千多年前的《黄帝内经》有痧病的记载；唐朝时期人们就已经运用苎麻来刮治痧病；元、明时期的中医书籍里有更多的刮痧记载，如元代医家危亦林撰写的《世医得效方》卷二就有"沙证"（"沙"通"痧"）；清代，对刮痧的描述更为详细。由于本疗法操作简便、见效快，民间应用广泛。

刮痧是一种传统的绿色疗法，能改善人体血液循环，促进新陈代谢，增强人体免疫功能，且方便易行，副作用小，对某些疾病疗效非常明显，尤其在不能及时服药或不能进行其他方法治疗时，更能发挥它的治疗作用。

二、适应证与禁忌证

（一）适应证

刮痧具有祛除邪气、疏通经络、调和气血、调整脏腑功能等作用。适用于内、外、妇、儿、五官、骨伤等各科疾病。

1. 内科疾病 感冒、咳嗽、哮喘、中暑、呕吐、泄泻、胃痛、腹痛、痢疾、便秘等。
2. 外科疾病 风疹、肠痈、痔疮、疔疮、湿疹、牛皮癣、肘劳、扭伤等。
3. 妇科疾病 月经不调、痛经、闭经、崩漏、不孕、阴挺、乳痈、产后腹痛、绝经前后诸症等。
4. 儿科疾病 小儿惊风、顿咳、小儿泄泻、疳积、遗尿、痄腮、小儿痿证等。
5. 五官科疾病 目赤肿痛、针眼、眼睑下垂、近视、咽喉肿痛、耳鸣耳聋、鼻渊、鼻衄、牙痛等。

6. 骨伤科疾病　颈椎病、落枕、腰肌劳损、腰椎间盘突出症等。

刮痧疗法临床应用举例见表 6-1。

表 6-1　刮痧疗法临床应用举例

常见病症	刮痧部位
感冒	头颈部重点刮拭太阳、风池、风府穴；背部重点刮拭大椎、风门、肺俞穴；胸部重点刮拭中府穴、前胸部；上肢部重点刮拭曲池、尺泽、合谷等穴
发热	项背部重点刮拭风池、大椎、两肩上、脊柱两旁；胸部重点刮拭膻中穴及其周围；上肢部重点刮拭肘窝、曲池、合谷；下肢部重点刮拭腘窝部
高血压	头颈部重点刮拭太阳、印堂、百会、风池、风府、角孙穴；背部重点刮拭心俞、肝俞、肾俞穴；上肢部重点刮拭曲池穴；下肢部重点刮拭足三里、三阴交穴
慢性胃炎	背部重点刮拭膈俞、肝俞、胆俞、脾俞、胃俞、三焦俞、肾俞、大肠俞穴；腹部重点刮拭下脘、中脘、上脘、天枢穴；下肢部重点刮拭足三里等穴
胃下垂	头部重点刮拭百会穴；背部重点刮拭膈俞、脾俞、胃俞穴；下肢部重点刮拭足三里等穴
痛经	背部重点刮拭肝俞、胆俞、脾俞、胃俞、肾俞、八髎穴；腹部重点刮拭气海、关元、中极穴；下肢部重点刮拭足三里、血海、三阴交等穴
遗精	腰骶部重点刮拭命门、肾俞、八髎穴；腹部重点刮拭关元、中极穴；上肢部重点刮拭内关、神门穴；下肢部重点刮拭足三里、三阴交、太溪等穴
更年期综合征	头颈部重点刮拭百会、风池穴；背部重点刮拭心俞、肝俞、肾俞穴；胸腹部重点刮拭膻中、中脘、气海、关元穴；上肢部重点刮拭曲池、内关穴；下肢部重点刮拭足三里、三阴交、丰隆、太冲等穴
疳积	背部重点刮拭脾俞、胃俞穴、督脉；胸腹部重点刮拭上脘、中脘、下脘、神阙穴；上肢部重点刮拭四缝穴；下肢部重点刮拭足三里、丰隆、三阴交、百虫窝等穴
遗尿	头颈部重点刮拭百会穴；背部重点刮拭督脉、肾俞、志室穴；腹部重点刮拭气海、关元、中极穴；下肢部重点刮拭足三里至丰隆穴、阴陵泉至三阴交穴
近视	头面部重点刮拭百会、上星、印堂、太阳、瞳子髎、四白穴；背部重点刮拭肝俞、胆俞、脾俞、胃俞、肾俞穴；下肢部重点刮拭足三里、光明等穴

（二）禁忌证

刮痧技术的禁忌证有以下几种。

（1）凡危重疾病，如急性传染病、重症心脏病、急性骨髓炎、结核性关节炎以及急性高热等疾病，禁忌用本疗法。

（2）有出血倾向的疾病，如血小板减少性疾病、白血病等禁忌用本疗法。

（3）传染性皮肤病（如疖肿、痈疮、溃烂等）、皮肤高度过敏、新鲜或未愈合的伤口、骨折处，禁忌用本疗法。

（4）孕妇的腹部、腰骶部以及三阴交、合谷、昆仑等具有活血化瘀作用的腧穴或部位，禁忌用本疗法。

（5）小儿囟门未完全闭合时，头顶部禁忌用本疗法。

（6）醉酒、过饥、过饱、过度疲劳以及对本法恐惧者，禁忌用本疗法。

（7）年老体弱、女性的面部，禁忌进行大面积强力刮拭。

三、刮痧板种类

按照材质分类,常用的有以下四种。

(1)牛角刮痧板　传统最好的刮痧工具,可用水牛角、黄牛角、牦牛角等制成,其中水牛角板是现代临床上最常用的刮痧工具。水牛角本身是一种中药材,有清热解毒、凉血止血的作用。因此,操作时用天然的水牛角制成的刮痧板为最好,不仅对人的身体皮肤没有毒性刺激,而且对热性疾病有辅助治疗作用。

(2)玉石刮痧板　容易摔碎、损坏。

(3)砭石刮痧板　造价较高。

(4)塑料刮痧板　选材容易,价格便宜,临床普遍使用。

在形状上,常用的刮痧板有长方形、半圆形、鱼形、梳形、椭圆形等。

第二节　常用刮痧技术

一、操作方法

(一)握持方法

刮痧板的握持方法一般是拇指与其余四指分别置于刮痧板的两侧,刮痧板的中后部分置于手掌,根据刮痧部位和治疗需要变换力度大小。

(二)施术方法

刮痧的操作手法有平刮、竖刮、斜刮、角刮等,这是运用刮痧板的平、弯、角而采取的不同操作手法。

(1)平刮　用刮痧板的平边着力于施术部位皮肤上,按一定的方向进行较大面积的平行刮拭。

(2)竖刮　用刮痧板的平边着力于施术部位皮肤上,方向为竖直上下进行较大面积刮拭。

(3)斜刮　用刮痧板的平边着力于施术部位皮肤上,进行斜向刮拭。用于某些不能进行平刮、竖刮的部位。

(4)角刮　用刮痧板的棱角、边角着力于施术部位皮肤上,进行较小面积的刮摩或窝、沟、凹陷等处的刮拭。如迎香、耳门、听宫、听会、神阙、肘窝、腘窝及其他关节处等。

(三)操作步骤

(1)根据病情选择适当的体位,暴露患者的刮治部位。

(2)常规消毒后,在刮摩部位上涂抹润滑剂等,使皮肤表面光滑滋润,将刮痧板的平面朝下或朝外,以 45°角沿一定的方向刮摩,用力要均匀、适中,以能耐受为度。

(3)刮拭顺序,一般是先刮头颈部、背部,再刮胸腹部,最后刮四肢和关节。刮摩时多自上而下、由内及外地依次顺刮。在刮摩过程中,由点到线到面,或是由面到线到点,刮摩面尽量拉长拉大,直至皮肤出现紫红色瘀点、瘀斑。应在刮完一处之后,再刮另一处。特殊部位可采取其他刮法,如在骨骼、关节处,可用角刮法。刮痧时间一般为 20 min,或以病人能耐受为度。

(4)刮完后,擦净水渍、油渍。让患者饮一杯温开水(最好为姜汁糖水或淡糖盐水),休息15～20 min,即可离开诊室。

二、刮痧种类

临床上，刮痧技术可分为两种，直接刮痧法和间接刮痧法。

（1）直接刮痧法　即治疗师用刮痧器具，直接刮摩患者身体某个部位的皮肤，使皮肤发红、充血，而呈现出紫红色或暗黑色的斑点。由于此法直接作用于人体皮肤，刺激性较大，故临床上多用于体质比较强壮、实证的患者。

（2）间接刮痧法　即治疗师在施术时，先在患者要刮摩的部位上衬放一层薄布，然后用刮痧工具在布上进行刮摩，使皮肤发红、充血，呈现出斑点来。此法有物所隔，间接作用于人体，刺激相对较弱，故临床上多用于婴幼儿、年老体弱及恐惧刮痧疗法的患者。另外，本法也适用于患有某些皮肤病者。

三、刮痧补泻方法

刮痧疗法分为补法、泻法与平补平泻法。其补泻作用，取决于操作力量的轻重、速度的急缓、时间的长短等诸多因素。

（1）补法　能鼓舞人体的正气，使低下的机能恢复旺盛的方法。刮拭时以轻柔、和缓的力量，进行较长时间的刮摩，即为补法。适用于年老、体弱、久病及体形瘦弱的虚证患者。

（2）泻法　能疏泄病邪、使亢进的机能恢复正常的方法。刮拭时以强烈、有力的手法进行较短时间的刮摩，作用力较深，使邪气得以祛除的手法，即为泻法。适用于年轻、体壮、新病及形体壮实的实证患者。

（3）平补平泻法　有三种方法：一是压力大，速度慢；二是压力小，速度快；三是压力中等，速度适中。具体应用时可根据患者病情和身体情况而灵活选用。其中压力中等、速度适中的手法容易被患者接受。平补平泻法常用于正常人的保健治疗。

四、时间与疗程

刮痧时间与疗程，应根据不同疾病的性质及病人体质状况等因素灵活掌握。一般每个部位刮 20 次左右，以病人能耐受或出痧、刮痧部位皮肤发热为度。再次刮痧的时间需间隔 3～5 天，以皮肤上痧退（即痧斑完全消失）为准，一般以 3～5 次为一个疗程。

五、注意事项

（1）保持合适的室温。室内温度不要太低，特别是冬天应避开有风的地方，夏天避免风扇和空调直接吹着刮拭的部位。

（2）选取刮治工具一定要边缘光滑，没有破损。刮拭时要边刮边蘸润滑油，不能干刮。凡肌肉丰满处，宜用刮痧板的横面刮拭；而对一些关节处、手指和足趾部、头面部等，因其肌肉较少、凹凸较多，宜用刮痧板棱角刮拭。

（3）刮痧用具一定要注意清洁消毒，防止交叉感染。施术者的双手也要保持干净。

（4）刮拭时，要时常询问病人有无疼痛，根据病人反应来调节手法的轻重，不要刮伤皮肤。

（5）病人在饥饿、劳累、口渴时，不宜刮痧，应让病人进食、休息、喝水后再行刮拭。身体虚弱、老年人、小孩以及特别紧张怕痛的病人刮拭力量要轻。

（6）术者在刮摩过程中要精神集中，随时注意观察患者的表情变化和全身的情况，应做到及时发现、及时处理不正常的情况。如果在刮痧过程中，患者出现头晕、眼花、心慌、出冷汗、面色苍白、恶心欲呕、四肢发冷或头晕摔倒等现象，应立即停止刮摩，让患者平卧，取头低脚高的体位。给患者喝温开水或糖水，并注意保温。一般会很快好转；若不奏效，迅速用刮痧板刮摩患者的合谷穴（应重刮）、人中穴（用棱角轻刮）、内关穴（应重刮）、足三里穴（应重刮）、涌泉穴（应重刮），然后让患者静卧一会儿就可恢复正常。

（7）前一次刮痧部位的痧斑未退之前，最好不要在原来的部位进行第二次刮摩出痧。

（8）刮完后应擦干皮肤上的油或水渍，并在青紫处抹少量驱风油，让患者休息片刻后方可离开。

（9）刮痧后患者应保持情绪平静，不宜发怒、烦躁或忧思焦虑。并忌食生冷瓜果和油腻之品。

（10）刮痧出痧后 12 h 内忌洗凉水澡。

（杨雨果）

思 考 题

1. 简述刮痧的适应证和禁忌证。
2. 简述刮痧的操作方法。
3. 简述刮痧的注意事项。
4. 为一位风寒感冒的青年男子设计一个可行的刮痧治疗方案。

Note

第七章 方药概述

本章PPT

学习目标

1. 知识目标：熟悉中药概念、中药种类、主要性能；熟悉方剂的概念、组成原则、配伍方法；熟悉常用的中成药。

2. 能力目标：能看懂常用中成药的说明书，并能根据中医辨证，合理选择中成药。

3. 素质目标：培养热爱中医药的情感，培养（剂型）创新意识。

中药学是研究中药的采制、性能、功效及应用的一门科学，是中医学防病治病的重要内容。方剂学是研究并阐明治法和方剂的理论及其运用的一门科学，与临床各科有着广泛而密切的联系，是中医学的基础学科之一。

第一节 中药概述

一、概念

中药是指以中医药理论为指导，有着独特的理论体系和应用形式，用于防治疾病的天然药物及其加工代用品，主要包括植物药、动物药和矿物药。

地道药材，是指经过中医临床长期应用优选出来的，具有历史悠久、产地适宜、品种优良、产量较大、疗效突出、带有地域特点的药材。

二、中药炮制与性能

中药炮制是根据中医药理论，依照辨证施治用药的需要和药物自身性质，以及调剂、制剂的不同要求，所采取的制药技术，是中医长期临床用药经验的总结。

（一）中药的炮制与用量

1. 中药炮制目的

（1）消除杂质和非药用部分，使药物纯净，让用量更准确，疗效更可靠。

（2）改变药物性能，增强药物疗效。如：地黄生用性寒而凉血，制熟则微温而补血；何首乌生用导泻，制熟则补肝肾、乌须发；延胡索醋制增强止痛作用；白术土炒补脾和中力强。

（3）降低或消除毒、副作用。如乌头、附子为剧毒之品，经反复浸泡漂煮，有毒成分被水解、溶出，毒性大减；半夏、天南星经生姜、明矾制后可降低毒性；女贞子盐水拌蒸，去其寒性，避免腹泻等。

（4）矫味、矫臭。蜜炙、酒炙、醋炙通常都有矫味、矫臭作用。如五灵脂醋炒去恶味等。

Note

（5）便于制剂、煎服及储存。如贝壳类药材炮制后便于粉碎，使有效成分易于煎出；白芥子、莱菔子炒熟以去其酶，才能保存有效成分不被分解等。

2. 常用的炮制方法

（1）水制法　能使药物达到洁净、柔软、便于加工，并能降低药物毒性、烈性及不良气味，包括洗、漂、泡、水飞等法。

（2）火制法　把药物直接或间接放置火上炮制以达干燥、松脆、焦黄或炭化之目的。

炒：有清炒及辅料炒。清炒是将药物放锅内拌炒，由于使用目的的不同，有炒黄、炒焦、炒炭之分。炒黄、炒焦之药物有焦香味道，以增强健脾开胃之力或改善药物之偏。炒炭的药物可增强收敛止血之功，如荆芥炭。辅料炒是加辅料同炒，如土炒白术、醋炒柴胡等。其目的是增强药性，更好地发挥疗效。

炙：与辅料炒无多大区别，一般多将用蜜炒的叫炙。如炙甘草、炙黄芪。

煅：将药物直接或间接放在火上煅烧，使其松脆易于粉碎。多适用于矿石类或贝壳类药物。

煨：将药物裹上湿纸或面糊，埋于灰内或置于文火上烘烤，以纸或面糊表面焦黑为度，冷却后剥除纸或面糊使用。目的是利用纸或面糊吸收药物中的部分油质，以降低药物的刺激性，并增强药物疗效，如煨木香。

炮：将药物放入砂中加热，炒至焦黄爆裂，便于加工，并增强其温燥之性，同时能使药物毒性降低，如炮附子、炮姜。

（3）水火同制法　包括蒸、煮、焯等。其目的是改变药性、增强疗效。

3. 中药的用量　用量即中草药在临床上应用的分量。包括重量（克）、数量（片、支）、容量（汤匙、毫升）。一般来说中药安全性较高，但个别有毒药物仍需十分注意，不可过量。确定用量的一般原则如下。

（1）根据药物性能确定用量　凡有毒、峻烈的药物，用量宜小，如乌头、雄黄之类；质重的药物用量要大，如代赭石、牡蛎类；质轻的用量宜轻，如蝉蜕；芳香类药物用量宜轻，如丁香、檀香。

（2）根据病情需要确定用量　病情轻或慢性病，用量宜轻；病情深重顽固，用量宜大。还有些药轻用、重用作用不同，如柴胡轻用升阳，重用疏肝。

（3）根据配伍、剂型确定用量　一味单用，用量宜重；复方配伍，用量宜轻。方中主药用量宜重，辅药用量宜轻；汤剂用药宜重，丸散剂用量宜轻。

（4）根据病人性别、年龄、体质确定用量　妇女、老年、体弱、儿童用量宜轻，男子、体壮、年轻用量宜重。各类药物用量大致规律为：花叶、芳香走窜之品 3～9 g；根茎类9～15 g；矿石贝壳类15～30 g；特殊药物例外；细辛一般不超过 3 g，沉香、麝香一般用1～1.5 g。

（二）中药的性能

"性"即药性，"能"即效能，每种中药都有一定的性能。疾病的属性有寒证、热证；病势有向上、向下、入里；病位有脏腑、经络之不同；病有虚证、实证。故中药有性味、归经、升降浮沉、补泻等特性，称为中药的性能。

1. 性味

（1）性　药物的性质即药物的寒、热、温、凉四种不同的属性，前人称为四气。一般把具有温里散寒、助阳益火、活血通络、行气疏肝、芳香开窍等兴奋人体机能活动功能的药物定为温、热性。具有清热泻火、凉血解表、平肝潜阳等降低人体病理性机能亢进的药物定为寒、凉药。此外，还有一种"平性"药，即药性较平和，偏热、偏寒不明显，但也未越出寒、热、温、凉四性范围。

（2）味　药物中有辛、甘、酸、苦、咸五种不同的滋味。实际上除了上述五种外，尚有淡涩二味，习惯上淡附于甘，酸涩功似，并不另立，仍称五味。

辛：有发散、行气血的作用。发散作用的如麻黄、薄荷，行气血作用的如木香、川芎。

甘:有补益、和中缓急的作用。滋补气血的如党参、熟地黄;和中缓急止痛的如饴糖、甘草。

酸(涩):有收敛、固涩(止泻、止血)作用。收敛止汗作用的如龙骨、牡蛎;固涩止泻作用的如赤石脂、禹余粮;固涩止遗的如桑螵蛸、覆盆子;固涩止滑、止带的如芡实、金樱子。

苦:有泻火、燥湿、通泄下降作用。降泄(降气)的如杏仁;泻火泄热的如山栀子;燥湿的如黄连、厚朴。

咸:有软坚散结、泻下、潜降的作用。软坚散结的如海藻、昆布、瓦楞子;泻下的如芒硝;潜降的如羚羊角、石决明。

每种药物都具有气和味,气、味各有其作用。故必须二者综合而观之,同性药物有五味之别,同味的药物亦各有四气之异。

2. 升降浮沉 升、降、浮、沉是指药物作用于人体的几种趋向。升和降、浮与沉,都是相对的。升即升提;降即降逆;浮即上行发散;沉即下行泄利。升、浮药物的特点是向上向外,具有升阳、举陷、发表、散寒、祛风、开窍等药理作用;而沉降药物的特点则是向下向里,具有潜阳、降逆、平喘、收敛、泻下、渗利等作用。

药物的升降浮沉主要取决于药物的气味和质地的轻重。一般来说,味辛甘、气温热的药物,多主升浮;味酸苦咸、气寒凉的药,多主沉降。《本草纲目》云:酸咸无升,辛甘无降,寒无浮,热无沉。大凡质轻的药物,如花叶之类多主升浮,质重的药物,如种子、矿石、贝壳之类多主沉降。但也有例外,如巴豆辛热,不升反沉,故有泻下逐水作用;旋覆花是花,不升浮,反而沉降,主降逆平喘,故有“诸花皆升,覆花独降”之说;牛蒡子是种子类,反主升浮,能疏风诸热。

此外,药物的升降浮沉还可因加工、炮制或配伍而发生改变。酒制则升、盐炒则下行、姜汁炒则能发散、醋炒则能收敛。所以在临床应用时要灵活掌握,才能运用得当,发挥药物的治疗作用。

3. 归经 归经是古人在长期临床实践中认识到某种药物对某些脏腑、经络的疾病具有特殊的治疗效果,总结出来的用药规律。药物归经不同,同属一种性味的药物,其作用亦不相同,或作用部位有别,如黄芩、黄连、黄柏同属苦寒清热药,但黄芩入肺经而长于清肺热;黄连入心、胃经而能泻心火、清胃热;黄柏入肾经而重于泻相火。又如肉桂和干姜同为温里药。但因干姜入肺、脾、胃经,故肺、脾、胃有寒多选用干姜;而肉桂因入肝、肾经,故肝、肾有寒多选用肉桂而不用干姜。

此外,尚有“引经药”的理论,所谓引经药是指具有特别作用的归经药物,它除了对本经病证具有治疗作用外,还能把不归本经的药物引归到本经而发挥其治疗作用,以提高药物疗效。

三、方剂配伍

两种或两种以上的药物配合应用称为中药配伍。中药通过配伍,可以对较复杂的病情予以全面照顾,同时又可利用药物间的协同作用和拮抗作用而获得安全及更好的疗效。

(1)单行 药物组成中,各个药物单独发挥作用,既不相互促进,也不互相抵消。

(2)相须 性能相类似的药物相伍为用,可起协同作用,增强疗效。如石膏、知母合用以增强清热泻火之力。

(3)相使 性能不相同的药物相伍为用,能互相促进,增强疗效。如补气之黄芪与利水之茯苓合用,能增强补气利水之功。

(4)相畏 一种药的毒副作用,能被另一种药物减轻或抑制。如半夏和天南星的毒性能被生姜减轻或消除,所以说半夏和天南星畏生姜。

(5)相杀 一种药物能减轻或消除另一种药物的毒副作用。如防风杀砒霜的毒,绿豆能解巴豆的毒,所以说防风杀砒霜,绿豆杀巴豆。

(6)相恶 两种药物合用,能相互牵制而使作用降低,甚至丧失药效。如生姜恶黄芩,人参恶莱菔子。

(7)相反 两种药物合用后能产生毒性反应或副作用。如乌头反半夏,甘草反芫花。

以上七个方面中,相须、相使属药物的协同作用;相畏、相杀属药物不同程度的拮抗作用;相恶、相反属药物配伍禁忌。

四、中药煎服方法与禁忌

(一) 中药的煎服方法

中药煎服恰当与否,直接影响其疗效,因此必须了解中药的煎服方法。

1. 煎药方法

(1)煎药器具　以砂锅、搪瓷皿为好,忌用铁器,以免发生化学反应。

(2)煎药用水量　根据药物体积而定,一般以水浸过药面为度。

(3)注意事项　煎药之前,将药用冷水浸泡一段时间,使药物充分湿润,以便有效成分易于煎出。一般药物均可同煎。煮沸后即改为文火。再煎 15～20 min。煎药时防止药汁外溢及过快熬干。煎药时不宜频频打开锅盖,以尽量减少易挥发成分的丢失。如为味厚的滋补药品,如熟地黄、何首乌等,煎煮时间宜稍长,使有效成分更多地被煎出;清热、解表、芳香类药物煎时宜稍短。以免有效成分损失或药性改变。

有些药物煎法特殊(处方必须注明),现介绍如下。

先煎:贝壳类、矿石类药物,因质坚而难煎出味,应打碎先煎,煮沸 10～20 min 后,再下其他药,如龟板、鳖甲、代赭石、石决明、生牡蛎、生龙骨、生石膏等;芦根、茅根、夏枯草、竹茹等,宜先煎取汁,用其汁代水煎其他药。

后下:气味芳香的药,借其挥发油取效的,宜在一般药物即将煎好时下,煎四五分钟即可,以防其有效成分走散。如薄荷、砂仁等。

包煎:为防止煎后药混浊或减少对消化道、咽喉的不良刺激,要用薄布将药包好,再放入锅内煎煮,如赤石脂、滑石、旋覆花等。

另炖或另煎;某些贵重药,以保存其有效成分,可另炖或另煎。如人参(隔水炖 3 min);羚羊角、犀角切成薄片另煎 2 h 取汁服,或水磨汁或成细末调服。

溶化(烊化):胶质、黏性大的药物,如阿胶、鹿角胶、蜂蜜、饴糖等,应先单独加温溶化,再加入去渣之药液中微煮或趁热搅拌,使之溶化,以免同煎时粘锅煮焦,影响药效。

冲服:散剂、丹剂、小丸、自然药汁、芳香或贵重药物,以冲服为宜。如牛黄、麝香、沉香末、肉桂末、田三七、紫雪丹、六神丸等。

2. 服药方法

(1)服药次数　汤剂,一般每日一剂,煎两次取汁,分 2～3 次服。病情重或老年人、儿童酌情增减。

(2)服药时间　饭前约 1 h 服为宜;对胃肠有刺激的药物宜饭后服;滋补药宜空腹服;安神药宜睡前服;急病不拘时间服;慢性病应定时服。

(3)服药温度　以温服为宜。但热证者可冷服;寒证者可热服;发汗药宜趁热顿服,服后加盖衣被,以利发汗;服药易吐者,可先服姜汁,再服药。不能口服者,可鼻饲或灌肠。

(二) 中药的用药禁忌

1. 配伍禁忌　两种药物配伍用产生毒副作用或使疗效降低或消除,前人有"十八反"与"十九畏"的记述,"反"即"相反","畏"即"相恶"。

十八反:"本草明言十八反,半蒌贝蔹及攻乌,藻戟遂芫俱战草,诸参辛芍叛藜芦。"即甘草反甘遂、大戟、芫花、海藻;乌头反贝母、瓜蒌、半夏、白蔹、白及;藜芦反人参、沙参、丹参、玄参、苦参、细辛、芍药。

十九畏:"硫黄原是火中精,朴硝一见便相争,水银莫与砒霜见,狼毒最怕密陀僧,巴豆性烈最为上,偏与牵牛不顺情,丁香莫与郁金见,牙硝难合京三棱,川乌草乌不顺犀,人参最怕五灵脂,官桂善能调冷气,若逢石脂便相欺,大凡修合看顺逆,炮服炙煿莫相依。"硫黄畏朴硝;水银畏砒霜;狼毒畏密陀僧;巴豆畏牵牛;丁香畏郁金;牙硝畏三棱;川乌、草乌畏犀角;人参畏五灵脂;官桂畏石脂。

上述配伍禁忌,只供用药时参考,不是绝对的。在古今配方中也有反、畏同用的例子,如甘遂与甘草同用治疗腹水,可以更好地发挥甘遂泻水的药效;党参与五灵脂同用治疗胃脘痛,可以补脾胃止疼痛,而药效无损。

2. 妊娠用药禁忌 妊娠期间服用某些药物,可引起胎动不安,甚至造成流产。根据药物对胎儿影响程度大小,分禁用与慎用两类。

禁用药大多毒性较强或药性猛烈。如剧烈泻下药巴豆、芦荟、番泻叶;逐水药芫花、甘遂、大戟、商陆、牵牛子;催吐药瓜蒂、藜芦;麻醉药闹羊花;破血通经药干漆、三棱、莪术、阿魏、水蛭、虻虫;通窍药麝香、蟾酥、穿山甲;其他剧毒药如水银、砒霜、生附子、轻粉等。

慎用药大多是烈性或有小毒的药物。如:泻下药大黄、芒硝;活血祛瘀药桃仁、红花、乳香、没药、王不留行、益母草、五灵脂等;通淋利水药冬葵子、薏苡仁;重镇降逆药磁石;其他如半夏、天南星、牛黄、贯众等。

凡禁用药都不能使用,慎用药则应根据孕妇病情酌情使用。可用可不用者,都应尽量避免使用,以免发生医疗事故。

(三)服药时的饮食禁忌

饮食禁忌简称食忌,也就是忌口。在古代文献上有常山忌葱;地黄、何首乌忌葱、蒜、萝卜;薄荷忌鳖肉;茯苓忌醋;鳖甲忌苋菜等记载。这说明服用某些药时不可同吃某种食物。此外,服用发汗药应忌生冷;调理脾胃药应忌油腻;消肿、理气药应忌豆类;止咳平喘药应忌鱼腥;止泻药应忌瓜果。

第二节 方 剂 概 述

一、概念

方剂是理、法、方、药的一个组成部分,是在辨证审因基础上选药配伍组成的,所以首先要理解方剂与治法的关系,才能较好地遣方用药。

二、方剂组成原则

方剂的组成不是单纯药物的堆积,而是有一定的原则和规律。古人用"君、臣、佐、使"加以概括,用以说明药物配伍的主从关系。一个疗效确切的方剂,必须是针对性强,组方严谨、方义明确、重点突出、少而精悍。现将"君、臣、佐、使"的含义分述如下。

(1)君药 针对病因或主证起主要治疗作用的药物,一般效力较强,药量较大。

(2)臣药 方中能够协助和加强主药作用的药物。

(3)佐药 方中另一种性质的辅药。一是佐助,协助主药治疗兼证;二是反佐,对主药起抑制作用,减轻或消除主药的副作用。

(4)使药 一是引经药,即能引方中诸药至病所的药物。二是调和药,即具有调和方中诸药作用的药物。

例如一病人恶寒发热、无汗而喘、头痛、脉浮紧。其辨证是风寒表实证。择用麻黄汤治疗,方中麻黄,辛温,发汗解表,以除其病因(风寒)而治主证,为主药;桂枝,辛甘温,温经解表,协助麻黄增强发汗解表之功,为辅药;杏仁,甘苦温,助麻黄宣肺平喘,以治咳喘之兼证,为佐药;甘草,甘温,调和诸药,为使药。

简单的方剂,除了主药外,其他成分不一定都具备。如芍药甘草汤,只有主、辅药;左金丸,只有主药黄连和佐药吴茱萸;独参汤,只有主药人参。复杂的方剂主药可有两味或两味以上,辅、佐、使药也可有两味或多味。

方剂的组成既有严格的原则性,又有极大的灵活性。在实际临床应用中,又可以辨证进行药味加减的变化、药量加减变化和剂型更换的变化。

三、剂型

剂型是根据临床使用中草药治疗各种疾病的需要,将药物制成一定大小或不同类型的制剂,中草药剂型很多,并随着中西医结合的不断发展,中药的剂型日益增多,传统的剂型在质量、工艺上也有很多改革,现将常用剂型介绍如下。

1. 汤剂　把药物配齐后,用水或黄酒,或水酒各半浸泡后,再煎煮一定时间,然后去渣取汁,称为汤剂,一般作内服,如麻黄汤、归脾汤等。汤剂优点是吸收快、疗效快,而且便于加减使用,能较全面地照顾到每一个病人或各种疾病的特殊性,是中医临床最广泛使用的一种剂型。

2. 散剂　将药物研碎,成为均匀混合的干燥粉末,有内服与外用两种。内服散剂末细量少者,可直接冲服,如七厘散;亦有粗末,临用时加水煮沸取汁服的,如香苏散。外用散剂一般作为外敷、掺散疮面或患病部位,如生肌散、金黄散;亦有作点眼、吹喉外用的,如冰硼散。散剂有制作简便、便于携带、吸收较快、节省药材、不易变质等优点。

3. 丸剂　将药物研成细末,以蜜、水或米糊、面糊、酒、醋、药汁等作为赋形剂制成的圆形固体剂型。丸剂吸收缓慢,药力持久,而且体积小,服用、携带、储存都比较方便,也是一种常用的剂型。一般适用于慢性、虚弱性疾病,如归脾丸、人参养荣丸等;亦有用于急症,如安宫牛黄丸、苏合香丸等。临床上常用的丸剂有蜜丸、水丸、糊丸、浓缩丸等数种。

4. 滴丸　药物以适宜基质用滴丸法制成的剂型。滴丸易服用,在体内溶化快,奏效迅速。挥发性或不易成形的药物、速效药物,可制成滴丸。

5. 片剂　将中药加工或提炼后与辅料混合,压制成圆片状剂型。片剂用量准确,体积小。味很苦的,具恶臭的药物经压片后再包糖衣,使之易于吞服;如需在肠道中起作用或遇胃酸易被破坏的药物,则可包肠溶片,使之在肠道中崩解。片剂应用较广,如银翘解毒片、桑菊感冒片等。

6. 颗粒剂　将中药提炼成稠膏,加入部分药粉或糖粉制成的颗粒状制剂。用开水冲服,甚为方便。由于含糖较多,小儿易于接受。

7. 膏剂　将药物煎煮取汁浓缩成半固体的称为膏剂。有内服及外用两种,内服的如雪梨膏等,外用的如风湿膏、狗皮膏药等。

8. 丹剂　一般是指含有汞、硫黄等矿物,经过加热升华提炼而成的一种固体制剂。具有剂量小、作用强、含矿物质等特点。此剂多外用,如红升丹、白降丹等。此外,习惯上把某些较贵重的药品或有特殊功效的药物剂型叫作丹,如至宝丹、紫雪丹等。所以,丹剂并非是一种固定的剂型。

9. 酒剂　俗称药酒,是将药物浸泡入酒中,经过一时间后,去渣取汁供内服或外用。

10. 糖浆剂　含有药物、药材提取物和芳香物质的浓缩蔗糖水溶液,是在传统的汤剂、煎膏剂的基础上,吸取西药糖浆的优点而发展起来的一种剂型。因含有糖,可以掩盖某些药物的不适气味,便于服用,所以适合于小儿及虚弱病人服用,尤其多见于小儿用药,但不宜用于糖尿病病人。

11. 合剂　药材用水或其他溶剂,采用适宜方法提取,经浓缩制成的内服液体制剂。单剂量包装的合剂又称口服液。合剂既能保持汤剂的特点,又能避免汤剂临时煎煮的麻烦,便于携带、储存和服用。口服液的浓度更高,常加入矫味剂,因此用量小,口感好,作用快,质量稳定,携带方便,易保存。

12. 注射剂　提取中药材的有效成分,经精制加工制备而成的可供注入人体内的灭菌溶液或乳状液,或可供临用前配制溶液的灭菌粉末或浓缩液制剂,为中成药现代新剂型,又称针剂。注射剂可用于皮下、肌内、静脉注射或静脉滴注,剂量准确,起效迅速,不受消化液和食物的影响,生物利用度高,便于急救使用。不宜在家庭中使用。

13. 气雾剂、喷雾剂　气雾剂是药物和抛射剂同装封于带有阀门的耐压容器中,使用时借助抛射剂的压力,定量或非定量地将内容物喷出的制剂。不含抛射剂,借助手动泵的压力将内容物以雾状等形式喷出的制剂为喷雾剂,又称气溶胶。气雾剂给药剂量小,起效迅速,稳定性强,副作用小。

14. 栓剂　栓剂是药材提取物或药粉与适宜基质制成的供腔道给药的固体制剂,是中成药的古老剂型,也称坐药或塞药。栓剂比口服给药吸收快,吸收后不经肝脏直接进入大循环,生物利用度高。

第三节　常用中成药

一、解表类中成药

解表类中成药多以解表药为主组成,具有发汗、解肌、宣肺、利咽等作用,是为治疗表证而设。凡风寒或风热初起,现代医学所说的上呼吸道感染、鼻炎、肺炎、扁桃体炎等,见恶寒、发热、身痛、无汗或有汗、苔薄白或薄黄、脉浮等表证者,均可用此类中成药治疗。

但表证病性有寒热之异,患者体质有强弱之别,故使用解表剂时应首先辨清邪为风寒或风热,其次再根据兼证选用合适的药物。

1. 风寒感冒颗粒

【组成】麻黄、桂枝、白芷、防风、紫苏叶、葛根、陈皮、干姜、桔梗、苦杏仁、甘草。

【功用】发汗解表,疏风散寒。

【主治】用于风寒感冒,恶寒发热,鼻流清涕,头痛,咳嗽,舌淡,苔白,脉浮。

【用法用量】开水冲服。一次 1 袋,一日 3 次。

【使用注意】风热感冒及寒郁化热明显者慎用,高血压、心脏病者慎用。

2. 感冒清热颗粒(口服液)

【组成】荆芥、防风、紫苏叶、白芷、柴胡、薄荷、葛根、芦根、苦地丁、桔梗、苦杏仁。

【功用】疏风散寒,解表清热。

【主治】用于风寒感冒,头痛发热,恶寒身痛,流清涕,咳嗽,咽干。

【用法用量】开水冲服。一次 1 袋,一日 2 次。

【使用注意】本药适用于风寒感冒,上呼吸道感染中医辨证属风寒型者。

3. 午时茶颗粒

【组成】广藿香、紫苏叶、苍术、陈皮、厚朴、白芷、川芎、羌活、防风、山楂、麦芽(炒)、神曲(炒)、枳实、柴胡、连翘、桔梗、前胡、红茶、甘草。

【功用】祛风解表,化湿和中。

Note

【主治】用于外感风寒、内伤食积所致的恶寒发热,头痛身楚,胸脘满闷,食欲不振,恶心呕吐,腹痛,腹泻,泻下清稀而臭秽不甚,口淡不渴,舌苔白厚或腻,脉濡滑或濡缓。胃肠型感冒。

【用法用量】开水冲服。一次 1 袋,一日 1～2 次。

【使用注意】本药适用于风寒感冒,风热感冒者慎用。孕妇慎用。

4. 风热感冒颗粒

【组成】桑叶、菊花、连翘、薄荷、荆芥穗、牛蒡子、板蓝根、苦杏仁、桑枝、六神曲、芦根。

【功用】清热解毒,宣肺利咽。

【主治】用于风热感冒,发热恶风,鼻塞,头痛,身痛,咳嗽痰多,舌红苔薄黄,脉浮数。

【用法用量】开水冲服。一次 1 袋,一日 3 次。

【使用注意】本药适用于风热感冒,风寒外感者慎用。

5. 双黄连口服液

【组成】金银花、黄芩、连翘。

【功用】疏风解表,清热解毒。

【主治】用于外感风热,发热,咳嗽,咽痛。

【用法用量】口服,一次 2 支,一日 3 次。

【使用注意】本药适用于风热感冒,上呼吸道感染中医辨证属风热型者。

6. 桑菊饮颗粒

【组成】桑叶、菊花、桔梗、杏仁、连翘、芦根、甘草、薄荷等。

【功用】疏散风热,宣肺止咳。

【主治】用于风热犯肺,症见发热,恶寒头痛,咳嗽,痰黄,口干口渴,咽喉肿痛,苔黄,脉浮数。

【用法用量】开水冲服。一次 1 袋,一日 3 次。

【使用注意】桑菊饮颗粒使用的特点是发热重、恶寒轻、咳嗽。现代医学的流行性感冒,还有肺炎、支气管炎、急性扁桃体炎,如见到上述表现,也可使用。

7. 银翘解毒丸

【组成】金银花、连翘、薄荷、荆芥、淡豆豉、牛蒡子(炒)、桔梗、淡竹叶、甘草。

【功用】疏风解表,清热解毒。

【主治】用于风热感冒所致发热、微恶风寒、鼻塞、流黄浊涕、身热、无汗、头痛、咳嗽、口干、咽喉疼痛、舌苔薄黄、脉浮数。

【用法用量】口服。一次 1 丸,一日 2～3 次,以芦根汤或温开水送服。

【使用注意】风寒感冒者慎用,糖尿病患者及有高血压、心脏病、肝病、肾病等慢性病严重者应在医师指导下服用。

8. 维 C 银翘片

【组成】金银花、连翘、荆芥穗、淡豆豉、牛蒡子、桔梗、甘草、淡竹叶、薄荷脑、对乙酰氨基酚等。

【功用】清热散风,解表退热。

【主治】用于流行性感冒,发冷发热,四肢酸楚,头痛咳嗽,咽喉肿痛。

【用法用量】口服。一次 2 片,一日 3 次。

【使用注意】肝肾功能不全者慎用。

9. 小儿退热口服液

【组成】大青叶、板蓝根、金银花、连翘、栀子、牡丹皮、黄芩、重楼、淡竹叶、地龙、白薇、柴胡等。

【功用】疏风解表,解毒利咽。

【主治】用于小儿外感风热,发热恶风,头痛目赤,咽喉肿痛。

【用法用量】口服。5 岁以下每次 10 mL,5～10 岁每次 20～30 mL,一日 3 次,或遵医嘱。

【使用注意】本品利咽喉的药比较多,能解毒利咽喉,现代医学说的上呼吸道感染、腮腺炎,见到上述的表现也可以用小儿退热口服液。

10．千柏鼻炎片

【组成】千里光、卷柏、羌活、决明子、麻黄、川芎、白芷。

【功用】祛风活血,清热宣肺。

【主治】用于鼻渊,现代医学的鼻窦炎、副鼻窦炎、慢性鼻炎、过敏性鼻炎等。

【用法用量】口服,一次 3～4 片,一日 3 次。

【使用注意】孕妇慎用。

11．通宣理肺丸

【组成】紫苏、前胡、桔梗、杏仁、麻黄、甘草、陈皮、半夏、茯苓、枳壳、黄芩。

【功用】辛温发散,宣肺止咳。

【主治】用于恶寒较甚,头痛鼻塞,咳嗽痰白,无汗而喘,身痛,骨关节痛。

【用法用量】口服。大蜜丸一次 2 丸,一日 2～3 次。

【使用注意】本品主要用于治疗风寒表证偏于咳嗽、有痰者。现代医学的上感、急性支气管炎见到上述症状的亦可使用。

二、清热类中成药

清热类中成药多以清热药为主组成,具有清热、泻火、凉血、解毒等作用,是为治疗里热证而设。清热剂虽系以清热药为主,但由于里热证的病位及性质各有不同,治疗之法有严格的针对性,清热药又各有不同功效,因而使用本类中成药时必须随证而异。一要辨清里热所在的部位,二要辨别热证的真假,三要辨别热证的虚实,四要权衡轻重,量证投药。

1．牛黄解毒丸

【组成】人工牛黄、石膏、黄芩、大黄、雄黄、冰片、桔梗、甘草。

【功用】清热解毒。

【主治】用于火热内盛,咽喉肿痛,牙龈肿痛,口舌生疮,目赤肿痛。

【用法用量】口服。大蜜丸一次 1 丸,一日 2～3 次。

【现代运用】现代医学口腔炎、口腔溃疡、急性牙周炎、牙龈炎、急性咽炎见上述证候者。

【使用注意】本品药性寒凉,易损伤脾胃阳气,故不可长时间过量服用。

2．板蓝根冲剂

【组成】板蓝根。

【功用】清热解毒,凉血利咽。

【主治】肺胃热盛,咽喉肿痛,口咽干燥,腮部肿胀。

【现代运用】现代医学所说的急性扁桃体炎或慢性扁桃体炎、腮腺炎、流感亦可使用。

【用法用量】开水冲服。一次半袋至 1 袋,一日 3～4 次。

【使用注意】本品具有抗流感病毒的作用,可以服用以预防流感。

3．银黄口服液

【组成】金银花、黄芩。

【功用】清热疏风,利咽解毒。

【主治】用于外感风热,肺胃热盛,咽干咽痛,喉核肿大。

【用法用量】开水冲服,一次 10～20 mL,一日 3 次;小儿酌减。

【使用注意】现代医学所说的急慢性扁桃体炎、急慢性咽炎、上呼吸道感染,如见发热、咽干痛、咽肿,亦可使用。

4．黄连上清丸

【组成】黄连、栀子(姜制)、连翘、蔓荆子(炒)、防风、荆芥穗、白芷、黄芩、菊花、薄荷、大黄(酒炒)、黄柏(酒炒)、桔梗、川芎、石膏、旋覆花、甘草。

【功用】清热通便,散风止痛。

【主治】上焦内热,症见头昏脑胀,牙龈肿痛,口舌生疮,咽喉红肿,耳痛耳鸣,暴发火眼,大便干燥,小便黄赤。

【用法用量】口服,一次 3～6 g,一日 2 次。

【使用注意】过敏体质者慎用。孕妇忌服。

5. 清开灵颗粒

【组成】胆酸、珍珠母、脱氧胆酸、栀子、水牛角、板蓝根、黄芩、金银花。

【主治】外感风热时毒、火毒内盛所致高热不退,烦躁不安,咽喉肿痛、舌质红绛、苔黄、脉数;上呼吸道感染,病毒性感冒,急性扁桃体炎,急性咽炎,急性气管炎,高热等症属上述证候者。

【用法用量】口服,一次 3～6 g(一次 1～2 袋),一日 2～3 次,儿童酌减或遵医嘱。

【使用注意】久病体虚患者如出现腹泻时慎用。

6. 西黄丸

【组成】牛黄、乳香、没药。

【功用】清热解毒,消肿散结。

【主治】热毒壅结,痈疽疔毒,瘰疬,流注,癌症。

【用法用量】口服。一次 1 瓶(3 g),一日 2 次。

【现代运用】现代医学颌下淋巴结结核、化脓性疾病、癌症等。

7. 龙胆泻肝丸

【组成】龙胆草、黄芩、栀子、车前子、泽泻、川木通、当归、地黄、柴胡、炙甘草等。

【功用】清肝胆,利湿热。

【主治】肝胆湿热,头晕目赤,耳鸣耳聋,耳肿疼痛,胁痛口苦,尿赤涩痛,湿热带下。

【用法用量】口服。一次 3～6 g,一日 2 次。

【使用注意】高血压、急性黄疸型肝炎、急性胆囊炎、带状疱疹、化脓性中耳炎、急性膀胱炎、尿道炎、急性盆腔炎、阴道炎,如果表现为上述症状可辨证使用。用药时间不能过长。

8. 三黄片

【组成】大黄、黄芩、黄连。

【功用】清热解毒,泻火通便。

【主治】三焦热盛,目赤肿痛,口鼻生疮,咽喉肿痛,牙龈出血,心烦口渴,尿赤便秘。

【用法用量】口服,一次 4 片,一日 2 次,小儿酌减。

【使用注意】高血压、心脏病、肝病、糖尿病、肾病等慢性病严重者应在医师指导下服用。本品不宜长期服用。

9. 六神丸

【组成】麝香、雄黄、牛黄、蟾酥、珍珠等。

【功用】清热解毒,消肿止痛。

【主治】时疫白喉,咽喉肿痛,单双乳蛾,烂喉丹痧。

【用法用量】口服,一日 3 次,温开水吞服;1 岁每次服 1 粒,2 岁每次服 2 粒,3 岁每次服 3～4 粒,4～8 岁每次服 5～6 粒,9～10 岁每次服 8～9 粒,成年每次服 10 粒。另可外敷在皮肤红肿处,取丸十数粒,用冷开水或米醋少许,盛食匙中化散,敷搽四周,每日数次常保潮润,直至肿退为止。如红肿已出脓或已穿烂,切勿再敷。

【使用注意】过敏体质者慎用。本品含有麝香,运动员慎用。

三、去暑类中成药

1. 藿香正气胶囊(水)

【组成】藿香、紫苏叶、白芷、厚朴、大腹皮、生半夏、陈皮、苍术、茯苓、甘草。

【功用】解表化湿,理气和中。

【主治】外感风寒,内伤湿滞,或夏伤暑湿所致的感冒,头痛昏重,胸膈痞闷,脘腹胀痛,呕吐泄泻。胃肠型感冒。

【用法用量】口服,一次 4 粒,一日 2 次。藿香正气水一次半支(5 mL)~1 支(10 mL),一日 2 次,用时摇匀。

【使用注意】本品不宜长期服用。藿香正气水含乙醇(酒精)40%~50%,服药后不得驾驶机、车、船,从事高空作业、机械作业及操作精密仪器。

2. 仁丹

【组成】陈皮、檀香、砂仁、豆蔻(去果皮)、甘草、木香、广藿香叶、儿茶、肉桂、薄荷脑、冰片、朱砂。

【功用】清暑开窍。

【主治】伤暑引起的恶心胸闷,头昏,晕车晕船。

【用法用量】含化或用温开水送服,一次 10~20 粒。

【使用注意】过敏体质者慎用。

3. 十滴水

【组成】樟脑、干姜、大黄、小茴香、肉桂、辣椒、桉油。

【功用】健脾、去暑。

【主治】伤暑引起的头晕、恶心、腹痛、胃肠不适。

【用法用量】口服。一次 2~5 mL,儿童酌减。

【使用注意】对本品及酒精过敏者禁用,过敏体质者慎用。

四、泻下类中成药

1. 番泻叶冲剂

【组成】番泻叶。

【功用】泻热行滞通便。

【主治】实热型便秘,脘腹胀痛,数日未解,排便不畅或干结;习惯性便秘。

【用法用量】开水冲服。肠道手术及各种检查前准备,成人顿服 20 g,连服 2 日;便秘患者一次 10 g,一日 2 次。儿童用量酌减。

【使用注意】手术及各种检查前准备,服药后饮水不得少于 400 mL,并按手术需要常规控制饮食。孕妇及糖尿病患者慎用。

2. 麻仁润肠丸

【组成】火麻仁、大黄、杏仁、白芍、陈皮、木香等。

【功用】润肠通便。

【主治】肠胃积热,胸腹胀满,大便秘结,习惯性便秘。

【用法用量】口服,一次 1~2 丸,一日 2 次。

【使用注意】本品不宜长期服用。过敏体质者慎用。

3. 麻子仁丸

【组成】麻仁、熟大黄、苦杏仁、白芍、枳实、厚朴。

【功用】润肠通便。

【主治】肠燥便秘,习惯性便秘。症见大便干结难解,数日一次;亦用于肛裂及肛门手术后。

【用法用量】温开水送服,每次 9 g,一日 1～2 次。

【使用注意】孕妇慎用。

五、温里类中成药

1. 良附丸

【组成】高良姜、香附。

【功用】温胃理气。

【主治】寒凝气滞,胃脘冷痛,喜温喜按,脘痛吐酸,胸腹胀满;急慢性胃炎、胃及十二指肠溃疡见上述证候者。

【用法用量】口服。一次 3～6 g,一日 2 次。

【使用注意】忌愤怒、忧郁,保持心情舒畅。

2. 附子理中丸

【组成】附子、干姜、党参、白术、甘草。

【功用】温中健脾。

【主治】脾胃虚寒,脘腹冷痛,呕吐泄泻,手足不温;急慢性胃炎、胃及十二指肠溃疡、慢性结肠炎等见上述证候者。

【用法用量】口服。大蜜丸一次 1 丸,一日 2～3 次。

【使用注意】感冒发热病人不宜服用。孕妇慎用。本品不宜长期服用。

六、理气类中成药

理气类中成药多以理气药为主组成,具有行气、疏肝、止痛等作用,使气机通畅而脏腑功能协调,适用于气机失调引起的各种气病。临床若见胸胁胀痛、急躁易怒、痛经,月经不调等肝郁气滞,可加以辨证选用加味逍遥丸、舒肝丸等;若见脘腹胀满、嗳气吞酸、胃脘胀闷不舒等脾胃气滞,可加以辨证选用香砂养胃丸、气滞胃痛颗粒、木香顺气丸等。

理气类中成药多辛温香燥,容易伤津耗气,应适可而止,切勿过量。

1. 加味逍遥丸

【组成】柴胡、薄荷、白芍、当归、白术、茯苓、甘草、生姜、牡丹皮、栀子。

【功用】疏肝清热,健脾养血。

【主治】肝郁血虚,肝脾不和,胸胁胀痛,头晕目眩,倦怠食少,急躁易怒,腹胀痛,痛经,月经不调。神经官能症、更年期综合征、月经失调、轻度或中度乳腺增生出现上述证候者。

【用法用量】口服。一次 6 g,一日 2 次。

【使用注意】服药期间要保持情绪乐观,切忌生气恼怒。

2. 气滞胃痛颗粒

【组成】柴胡、香附、白芍、延胡索。

【功用】疏肝理气,和胃止痛。

【主治】肝郁气滞,胸痞胀满,胃脘疼痛,食少纳呆。急慢性胃炎、胃溃疡等有上述证候的可以使用。

【用法用量】开水冲服,一次 5 g,一日 3 次。

【使用注意】忌愤怒、忧郁,保持心情舒畅。孕妇慎用。

3. 香砂养胃丸

【组成】白术、木香、砂仁、豆蔻、藿香、陈皮、厚朴、香附、枳实、半夏、甘草。

【功用】温中行气和胃。

【主治】胃阳不足,湿阻气滞,胃脘胀闷不舒,胃痛隐隐,呕吐酸水,嘈杂不适,不思饮食,四肢倦怠。现代医学所说急慢性胃炎、胃动力不足、胃及十二指肠溃疡见上述证候者。

【用法用量】温开水送服,一次 9 g,一日 2 次。

【使用注意】胃部灼热,隐隐作痛,口干舌燥者不宜服用本药。

4．舒肝丸

【组成】川楝子、延胡索、白芍、姜黄、木香、沉香、豆蔻、砂仁、厚朴、陈皮、枳壳、茯苓、朱砂。

【功用】舒肝和胃,理气止痛。

【主治】肝郁气滞,胸胁胀满,胃脘疼痛,嘈杂呕吐,嗳气泛酸。

【用法用量】口服。一次 4 g(20 丸),一日 2～3 次。

【使用注意】孕妇慎用。肝肾功能不全者慎用。

5．越鞠丸

【组成】香附、川芎、栀子、苍术、神曲。

【功用】理气解郁,宽中除满。

【主治】六郁证,胸脘痞闷,腹部胀满,饮食停滞,嗳气吞酸。慢性胃炎、胃神经官能症、胃及十二指肠溃疡等见上述证候者。

【用法用量】口服。一次 6～9 g,一日 2 次。

【使用注意】服药期间忌气怒,宜进食易消化之食物。孕妇慎用。

6．木香顺气丸

【组成】木香、香附、厚朴、青皮、枳壳、槟榔、陈皮、砂仁、苍术、甘草等。

【功用】理气止痛,健胃化滞。

【主治】食积气滞,胸膈痞满,脘腹胀满,呕吐恶心,嗳气纳呆等。

【用法用量】温开水送服,一次 6～9 g,一日 2～3 次。

【使用注意】孕妇慎用。口干舌燥,手心、足心有发热感的阴液亏损者慎用。

七、理血类中成药

理血类中成药包括止血类和活血类两种,我们重点介绍的是活血类中成药。理血类中成药多以理血药为主要组成,具有活血祛瘀、行气止痛等作用,适用于血行不畅及各种瘀血内停的病证,如现代医学的冠心病、高血压、缺血性中风等。活血祛瘀药能促进血行,性多破泄,因此用量不宜过大,使用时间不宜过长,中病即止,月经过多者、孕妇当慎用或禁用。

1．复方丹参片

【组成】丹参、三七、冰片。

【功用】活血化瘀,理气止痛。

【主治】气滞血瘀,胸痹,胸闷,心前区刺痛。现代医学所说的冠心病、心绞痛、动脉硬化、高脂血症者见到上述证候者,均可选用。

【用法用量】口服,根据不同规格按说明书服用,或遵医嘱。

【使用注意】肝肾功能异常者、孕妇及过敏体质者慎用。寒凝血瘀胸痹、心痛者不宜使用。

2．血府逐瘀胶囊(口服液)

【组成】桃仁、红花、地黄、川芎、赤芍、当归、牛膝、柴胡、桔梗、枳壳、甘草。

【功用】活血化瘀,行气止痛。

【主治】气滞血瘀胸痹,头痛日久,痛如针刺有定处,内热烦闷,心悸失眠,急躁易怒。

【用法用量】口服。一次 6 粒,一日 2 次,1 个月为 1 个疗程。

【使用注意】孕妇禁用。

3．元胡止痛片

【组成】元胡、白芷。

【功用】理气，活血，止痛。

【主治】气滞血瘀引起的胃痛，胁痛，头痛，痛经，月经不调。现代医学的神经血管性的头痛、外伤头痛、痛经、胃炎、胃溃疡引起的胃痛，属气滞血瘀者。

【用法用量】口服，一次 4～6 片，一日 3 次。

【使用注意】忌愤怒、忧郁，保持心情舒畅。本品对钝痛效果较好，对锐痛效果不太理想。

4．速效救心丸

【组成】川芎、冰片。

【功用】行气活血，祛瘀止痛。

【主治】冠心病，胸闷憋气，心前区疼痛。眩晕、心血管疾病、神经官能症、脑梗死、胃痛、痛经、带状疱疹属气滞血瘀型者。

【用法用量】含服，一次 4～6 粒，一日 3 次；急性发作时，一次 10～15 粒。

【使用注意】本品为急救药，不可长期服用。

5．华佗再造丸

【组成】川芎、冰片、吴茱萸等。

【功用】活血化瘀，化痰通络，行气止痛。

【主治】瘀血或痰湿阻闭经络之中风瘫痪，拘挛麻木，口眼歪斜，言语不清等。

【用法用量】口服。一次 4～8 g，一日 2～3 次；重症一次 8～16 g，或遵医嘱。

【使用注意】孕妇忌服。服药期间如有燥热感，可用白菊花蜜糖水送服，或减半服用，必要时暂停服用 12 天。

八、补益类中成药

补益类中成药以补益药为主组成，具有补益人体气、血、阴、阳等作用，是为治疗虚证而设的。在上述药物中有偏于补气的，如补中益气丸，有偏于补阴的，如六味地黄丸，有偏于补阳的，金匮肾气丸，还有气阴双补的，如生脉注射液。总之，在临床使用中，一定要先辨清虚证的类别及涉及的脏腑，不可乱投用药。

1．香砂六君子丸

【组成】党参、白术、茯苓、甘草、陈皮、半夏、木香、砂仁。

【功用】益气，健脾，和胃。

【主治】脾虚气滞，消化不良，嗳气食少，脘腹胀满，大便溏泻。消化不良、急慢性胃炎、胃和十二指肠溃疡见上述证候者。

【用法用量】口服。每次 6～9 g，一日 2 次。

【使用注意】可加生姜 5 片，水煎，食前服。

2．参苓白术散

【组成】党参、白术、茯苓、甘草、山药、莲子、白扁豆、薏苡仁。

【功用】补脾气，益肺气。

【主治】脾胃虚弱，食少便溏，气短咳嗽，肢体倦怠。

【用法用量】口服。一次 6～9 g，一日 2～3 次。

【使用注意】不宜喝茶和吃萝卜。不宜同时服用藜芦、五灵脂、皂荚或其制剂。

3．补中益气丸

【组成】黄芪、党参、白术、甘草、陈皮、当归、升麻、柴胡。

【功用】补中益气，升阳举陷。

【主治】脾胃虚弱,中气下陷,泄泻,脱肛,阴挺,体倦乏力,食少腹胀,便溏久泻,肛门下坠等。

【用法用量】口服,一次 8~10 丸,一日 3 次。

【使用注意】宜空腹或饭前服为佳。高血压患者慎服。不宜同时服用藜芦或其制剂。

4．六味地黄丸

【组成】地黄、山茱萸、山药、茯苓、牡丹皮、泽泻。

【功用】滋阴补肾。

【主治】肾阴亏虚证,头晕耳鸣,腰膝酸软,骨蒸潮热,盗汗遗精,消渴。

【用法用量】口服。大蜜丸一次 1 丸,一日 2 次。

【使用注意】感冒发热病人不宜服用。忌不易消化食物。

5．知柏地黄丸

【组成】熟地黄、山茱萸、山药、茯苓、牡丹皮、泽泻、黄柏、知母。

【功用】滋阴降火。

【主治】阴虚火旺,潮热盗汗,口干咽痛,耳鸣遗精,小便短赤,腰膝酸软。

【用法用量】口服。一次 8 丸,一日 3 次。

【使用注意】宜空腹或饭前服用,可用开水或淡盐水送服。孕妇慎服。虚寒性病证患者不适用。

6．生脉饮

【组成】人参、麦冬、五味子。

【功用】益气复脉,养阴生津。

【主治】气阴两亏,心悸气短,脉微,自汗等。

【用法用量】口服,一次 1 支(10 mL),一日 3 次。

【使用注意】忌油腻食物。脾胃虚弱,呕吐泄泻、腹胀便溏、咳嗽痰多者慎用。

7．金匮肾气丸

【组成】熟地黄、山茱萸、山药、茯苓、牡丹皮、泽泻、附子、肉桂。

【功用】温补肾阳。

【主治】肾阳不足,腰膝酸冷,肢体浮肿,小便不利或小便反多,消渴。

【用法用量】口服,一次 20 粒(4 g)~25 粒(5 g),一日 2 次。

【使用注意】忌房欲、气恼。忌食生冷物。

九、祛风湿类中成药

1．尪痹颗粒

【组成】生地黄、熟地黄、续断、骨碎补、狗脊、羊骨、附子、淫羊藿、独活、桂枝、防风、威灵仙、红花、皂角刺、伸筋草、知母、白芍。

【功用】补肝肾,强筋骨,祛风湿,通经络。

【主治】风湿性关节炎、类风湿关节炎等,表现为肌肉关节疼痛,局部肿大、僵硬、畸形,屈伸不利,腰膝酸软,畏寒乏力。

【用法用量】开水冲服,一次 6 g,一日 3 次。

【使用注意】孕妇慎用。

2．小活络丸

【组成】川乌、草乌、胆南星、乳香、没药、地龙。

【功用】温经活络,搜风除湿,祛痰逐瘀。

【主治】风寒湿邪、痰瘀阻络所致中风、风寒湿痹。

【用法用量】黄酒或温开水送服。一次 1 丸,一日 2 次。

Note

【使用注意】本品温燥，阴液亏虚者，应慎用。

3. 天麻丸

【组成】天麻、羌活、独活、杜仲、牛膝、炙附子、当归、地黄、玄参。

【功用】养血祛风，活血通络，舒筋止痛。

【主治】肝肾不足、阴血亏损所致风湿痹证。

【用法用量】口服。一次1丸，一日2～3次。

【使用注意】孕妇慎用；服用前应除去蜡皮、塑料球壳；本品可嚼服，也可分份吞服。

十、安神类中成药

1. 安神补脑液

【组成】鹿茸、制首乌、淫羊藿、干姜、甘草、大枣、维生素B_1。

【功用】生精补髓，益气养血，强脑安神。

【主治】肾精不足、气血两亏的头晕、乏力、健忘、失眠的神经衰弱患者。

【用法用量】口服，一次10 mL，一日2次。

【使用注意】服药期间要保持情绪乐观，切忌生气恼怒。

2. 柏子养心丸

【组成】炙黄芪、党参、当归、川芎、柏子仁、酸枣仁、远志、五味子、肉桂、茯苓、半夏曲、朱砂、炙甘草。

【功用】补气，养血，安神。

【主治】心气虚寒，心悸易惊，失眠多梦，健忘的神经衰弱患者。

【用法用量】口服。水蜜丸一次6 g，小蜜丸一次9 g，大蜜丸一次1丸，一日2次。

【使用注意】肝阳上亢者不宜服用。孕妇慎用。

十一、收敛类中成药

1. 缩泉丸

【组成】薏苡仁、乌药、山药。

【功用】温肾缩尿。

【主治】小便频数、遗尿等症；慢性尿路感染、膀胱神经调节失常所致尿频、真性及应力性尿失禁。

【用法用量】口服。一次3～6 g，一日3次。

【使用注意】本品宜饭前服用。

2. 乌梅丸

【组成】乌梅、细辛、蜀椒、黄连、黄柏、干姜、附子、桂枝、人参、当归。

【功用】缓肝调中，清上温下。

【主治】蛔厥，久痢，厥阴头痛，症见腹痛，时发时止，心烦呕吐，手足厥逆。慢性细菌性痢疾、慢性结肠炎见上述证候者。

【用法用量】口服。每次2丸，一日2～3次。

【使用注意】肾脏病患者、孕妇、新生儿禁用。

十二、祛痰止咳平喘类中成药

1. 桂龙咳喘宁胶囊

【组成】桂枝、芍药、杏仁、瓜蒌皮、半夏、龙骨、牡蛎、生姜、大枣、黄连、炙甘草。

【功用】止咳化痰，降气平喘。

Note

【主治】外感风寒,痰湿阻肺的咳嗽,气喘,痰涎壅盛。急慢性支气管炎、支气管哮喘等见上述证候者。

【用法用量】口服,一次 5 粒,一日 3 次。

【使用注意】不宜在服药期间同时服用滋补性中药。

2.川贝枇杷糖浆

【组成】川贝母的流浸膏、枇杷液、桔梗、薄荷脑。

【功用】清热宣肺,化痰止咳。

【主治】风热犯肺、痰热内阻,咳嗽痰黄或咯痰不爽,咽痛;感冒、支气管炎见上述证候者。

【用法用量】口服,一次 10 mL,一日 3 次。

【使用注意】风寒感冒者不适用。

十三、消导类中成药

1.保和丸

【组成】山楂、神曲、莱菔子、麦芽、半夏、陈皮、茯苓、连翘。

【功用】消积和胃。

【主治】食积停滞所致脘腹痞满,腹胀时痛,嗳腐吞酸,恶食呕吐或泄泻,感冒夹积,消化不良,慢性胃炎,食少腹胀,形体消瘦。

【用法用量】口服。每次 1~2 丸,一日 2 次;小儿酌减。

【使用注意】忌生冷油腻、不易消化食物。

2.健胃消食片

【组成】太子参,陈皮,山药,炒麦芽,山楂。

【功用】健胃消食。

【主治】脾胃虚弱所致的食积,症见不思饮食,嗳腐酸臭,脘腹胀满;消化不良;小儿厌食症。

【用法用量】口服,可以咀嚼。规格一:一次 3 片,一日 3 次。规格二:成人一次 4~6 片,儿童 2~4 岁一次 2 片,5~8 岁一次 3 片,9~14 岁一次 4 片;一日 3 次。小儿酌减。

【使用注意】饮食宜清淡。

十四、妇科类中成药

1.艾附暖宫丸

【组成】艾叶、香附、当归、地黄、白芍、川芎、黄芩、吴茱萸、肉桂、续断。

【功用】理气养血,暖宫调经。

【主治】血虚气滞、下焦虚寒,月经不调,痛经,月经错后、量少有血块,小腹胀痛喜热,腰膝酸痛;功能性月经不调见上述证候者。

【用法用量】口服。一次 6 克,一日 2~3 次。

【使用注意】孕妇禁用。男子见下焦虚寒者,亦可使用。

2.益母草膏

【组成】益母草。

【功用】活血调经。

【主治】血瘀的月经失调,产后恶露不净,月经量少,淋漓不净,产后出血时间过长,功能性月经不调、产后子宫复旧不全等见上述证候者。

【用法用量】口服,一次 10 克,一日 1~2 次。

【使用注意】孕妇禁用。

3. 乌鸡白凤丸

【组成】乌鸡、人参、黄芪、山药、熟地黄、当归、白芍、川芎、丹参、鹿角胶、鳖甲、天冬、香附、桑螵蛸、牡蛎。

【功用】补气养血，调经止带。

【主治】气血两虚，身体瘦弱，腰膝酸软，月经不调，崩漏带下；功能性月经不调、功能性子宫出血等见上述证候者。

【用法用量】口服。一次1丸，一日2次。

【使用注意】感冒发热病人不宜服用。青春期少女及更年期妇女应在医师指导下服用。

十五、外用类中成药

1. 正红花油

【组成】人造桂油、白樟油、桂叶油、松节油、桂醛、水杨酸甲酯、血竭、液体石蜡。

【功用】救急止痛，消炎止血。

【主治】心腹诸痛、风湿骨痛、跌打损伤扭伤、刀伤、烫伤、火伤、蚊叮虫咬等；对晕车晕船、头晕引起的不适有一定疗效。

【用法用量】外用，用纱布药棉浸油敷患处。

【使用注意】忌内服。对皮肤敏感者，慎用。

2. 云南白药

【组成】略。

【功用】止血，活血化瘀。

【主治】跌打损伤，瘀血肿痛，吐血、咳血、便血、痔血、崩漏下血，支气管及肺结核咳血，溃疡病出血，疮疡肿毒及软组织挫伤，闭合性骨折，以及皮肤感染性疾病。

【用法用量】每次0.25～0.5g，一日4次（2～5岁按成人量1/4服用，5～12岁按成人量1/2服用）。

【使用注意】凡遇较重的跌打损伤可先服红色保险子，轻伤及其他疾病不必服。孕妇忌用。偶有过敏反应。

3. 伤湿止痛膏

【组成】生草乌、生川乌、乳香、没药、生马钱子、丁香、肉桂、荆芥、防风、老鹳草、香加皮、积雪草、骨碎补、白芷、山柰、干姜、水杨酸甲酯、薄荷脑、冰片、樟脑、芸香浸膏、颠茄流浸膏。

【功用】祛风湿，活血止痛。

【主治】风湿关节炎，肌肉疼痛；扭伤、跌打伤痛。

【用法用量】外用，贴于患处。

【使用注意】皮肤破溃或感染处禁用。孕妇慎用。

4. 马应龙痔疮膏

【组成】麝香、人工牛黄、珍珠、炉甘石、硼砂、冰片。

【功用】清热燥湿，活血消肿，去腐生肌。

【主治】湿热瘀阻所致的各类痔疮、肛裂，症见大便出血，或疼痛、有下坠感；也用于肛周湿疹。

【用法用量】外用，涂擦患处。

【使用注意】孕妇慎用。

思 考 题

1. 什么叫中药？其组成有哪些？

2．中药用药有哪些禁忌？

3．中药的煎药方法有哪些？

4．如何理解方剂的组成原则？

5．治疗感冒的常用中成药有哪些？不同类别感冒药的本质区别是什么？

（辛增辉）

第八章　常见病传统康复治疗

 学习目标

1. 知识目标：了解常见疾病的概念，熟悉常见病临床表现。
2. 能力目标：能对常见疾病开展传统康复治疗，掌握常见病的养护方法。
3. 素质目标：学会有效医患沟通，关心体贴患者，树立整体观念和辨证论治思想。

第一节　颈　椎　病

一、概述

颈椎病是由于颈椎间盘的退变、颈椎骨质增生或颈椎周围软组织的劳损、变性导致内外力学平衡失调及无菌性炎症，从而引起颈神经根、脊髓、椎动脉、交感神经等受压迫或刺激而引起的综合证候群，又称为颈椎综合征。

本病是中老年人的常见病、多发病，由于不良生活方式和行为习惯等原因，近年来此病患者有愈来愈年轻化的趋势。

（一）病因病机

1. 外因　主要有外伤、慢性劳损、感受外邪、运动不恰当等四个方面。

（1）急性外伤　青少年时期因倒立、翻滚或跌伤等导致颈椎外伤是中年以后发生颈椎病的原发基础，特别是外伤性颈椎间盘病变，可致颈段中枢神经和脊神经的损伤。

（2）慢性劳损　临床上最常见的致病因素，特别是学生族、上班族，由于长期伏案学习、工作，或姿势不正，均可引起颈部韧带、肌肉的慢性损伤，从而导致关节囊松弛，椎体失稳，进而发生颈椎骨质增生等退变。这也是近年来颈椎病患者年轻化的主要原因之一。

（3）感受外邪　主要是感受风、寒、湿邪，外邪痹阻经络，影响气血运行而发病。

（4）不适当的锻炼　随着物质生活水平的提高，人们也越来越注重自身保健和锻炼。但部分人因为缺乏科学指导，颈部活动不当亦可发生颈椎病。

2. 内因　包括颈椎椎间盘退变和颈椎的先天畸形两个方面。

（1）颈椎椎间盘蜕变是本病的主要内因　据研究发现，人体在 30 岁前后椎间盘开始退变，其退变最开始从软骨板开始，因其骨化，通透性降低，造成髓核逐渐脱水、纤维化，使椎间盘厚度变小，脊柱失稳，为维持椎体的稳定性，可代偿性地引起骨质增生，压迫神经、血管而产生刺激性症状。

（2）颈椎的先天性畸形　在对正常人颈椎进行健康检查或做对比研究性摄片时，常发现颈椎段可有各种异常所见,其中骨骼明显畸形约占5%。

　　总之,颈椎及周围软组织的急慢性损伤,颈椎间盘的退变,导致关节囊、韧带松弛,项韧带肥厚、钙化,小关节增生,使颈椎内外力学平衡失调。而颈椎增生、软组织痉挛、劳损、炎症乃至变性、粘连等,刺激或压迫椎动脉、神经根、脊髓等,从而产生一系列症状群。

　　（二）常用检查方法

　　1. 颈椎病的试验检查　主要有压顶试验、叩顶试验、臂丛神经牵拉试验。具体方法见第四章"推拿技术",此处只介绍临床意义。

　　（1）压顶试验　挤压时如患者出现颈部或上肢部的疼痛,则说明压顶试验阳性,多见于颈椎病患者,其机理是外力挤压使病变椎间孔变窄,加重了对颈神经根的刺激,因此会出现疼痛。如无疼痛则说明压顶试验阴性,一般无临床意义。

　　（2）叩顶试验　若叩顶时患者出现颈部疼痛或上肢部疼痛、麻木说明叩顶试验阳性,多见于颈椎病患者,其机理是通过改变椎间孔对颈神经根的刺激而出现疼痛、麻木等症状。如无疼痛、麻木则说明叩顶试验阴性,一般无临床意义。

　　（3）臂丛神经牵拉试验　若患者出现放射痛、麻木则提示臂丛神经受刺激,常见于颈椎病患者,如无以上症状则说明阴性,一般无临床意义。

　　2. 影像学检查

　　（1）X线片或DR片　目前对颈椎病常规须做颈椎五位片,一般提示颈椎生理弧度变直、反弓状,椎间隙变窄、椎间孔变小,骨质增生等退变征象。同时可以排除颈椎骨折、脱位、寰枢椎半脱位、Ⅱ度以上椎体滑脱、严重骨质疏松等不适宜推拿治疗的病人。

　　（2）CT或MRI（核磁共振）　根据病人的情况选择检查,在需要进一步明确诊断时,排除颈部肿瘤、脊髓病变,颅脑疾病是必不可少的。

二、典型临床表现

　　由于病变部位不同,颈椎病的临床表现比较复杂,根据刺激或压迫的部位不同而产生相应的表现,临床上常把颈椎病分为七种类型。

　　（一）颈椎病的临床表现

　　1. 颈型颈椎病　颈椎病的早期表现,主要为颈、肩背酸胀、疼痛,颈项部疲劳感,反复"落枕"等。

　　2. 神经根型颈椎病　颈椎病中最常见的类型,约占60%,以颈僵不适,活动受限,颈枕部或颈、肩臂疼痛、酸胀,阵发性加重为主要症状,患侧上肢可出现明显的根型症状,如手指麻木、疼痛、无力感,持物易坠,咳嗽或颈部体位变动可诱发使症状加重。

　　3. 椎动脉型颈椎病　占10%～15%,颈枕或颈肩痛、颈部活动不利、阵发性眩晕、恶心、呕吐、耳鸣等,严重者可出现失眠、共济失调、猝倒等症状,上述症状可因颈部转动或侧屈至某一角度而诱发加重。

　　4. 交感神经型颈椎病　占10%,表现为颈枕痛或偏头痛,心慌胸闷,肢体发凉,头昏目眩,视物昏花,一般无上肢放射痛或麻木感,个别患者可出现听觉、视觉异常。

　　5. 脊髓型颈椎病　颈椎病中最严重的类型,占10%～12%,根据脊髓受压的部位和程度不同而症状不同,早期常表现为下肢发紧、无力,抬腿困难,渐而出现跛行,上下肢麻木,束胸感、束腰感,大小便不畅,后期可出现瘫痪、大小便失禁等症状。

　　6. 食管压迫型颈椎病　又称吞咽困难型颈椎病,颈椎椎体前缘鸟嘴样增生压迫食管引起吞咽困难、咽喉不适等症状。由于临床少见,易被误诊或漏诊。

　　7. 混合型颈椎病　临床上常见上述两种或两种以上类型同时存在的颈椎病,多见于神经根型和交感型或椎动脉型同时存在的颈椎病。

（二）颈椎病的诊断

1. 颈型颈椎病

（1）颈型颈椎病的临床表现。

（2）颈肩部可有压痛点，颈部活动受限。

（3）神经系统检查没有明确体征。

（4）X线片可见生理弧度改变或轻度骨质增生。

2. 神经根型颈椎病

（1）神经根型颈椎病的临床表现。

（2）受压神经根支配区的皮肤痛觉减退或过敏，患肢肌肉萎缩，肌力减弱。

（3）颈椎旋转和侧屈活动受限，特别是患侧，并可导致放射性疼痛加重。

（4）叩顶试验、臂丛神经牵拉试验和椎间孔挤压试验呈阳性反应。

（5）X线片可见椎间隙变窄，椎间孔狭小，颈椎弧度反弓状，椎体侧后方、后关节前缘或钩椎关节后方增生等退行性变征象。

3. 椎动脉型颈椎病

（1）椎动脉型颈椎病的临床表现。

（2）体位改变可加重症状。

（3）椎动脉造影对诊断有重要意义。

（4）经颅彩色多普勒（TCD）提示椎基动脉血管狭窄或供血不足。

（5）X线片提示钩椎关节侧方增生或其他退变征象。

4. 交感神经型颈椎病

（1）交感神经型颈椎病的临床表现。

（2）神经系统检查没有明确体征。

（3）如患者出现心慌、心悸等症状时心电图可有异常。

（4）X片可见椎体骨质增生或骨赘形成等颈椎退变征象。

5. 脊髓型颈椎病

（1）脊髓型颈椎病的临床表现。

（2）感觉障碍，痛、温觉障碍较重而触觉较轻，同时还表现为下肢重而上肢轻的不平衡现象。

（3）体检可见四肢肌力减退，肌张力增高，腱反射亢进，浅反射减弱或消失，病理征阳性。

（4）X线片可见椎间隙狭窄，椎管狭窄，CT或MRI提示椎体后缘严重增生，椎间盘严重突出，硬膜囊或脊髓受压变形。

6. 食管压迫型颈椎病

（1）有吞咽困难、咽喉不适的临床表现。

（2）颈椎椎体前鸟嘴样增生。

（3）排除咽喉部其他病变。

7. 混合型颈椎病　有上述两种及两种以上颈椎病相应的临床表现、体征和影像学表现。

（三）颈椎病的鉴别诊断

临床上有很多与颈椎病类似症状的疾病，同时需排除结核、肿瘤以及骨折、脱位等。

1. 落枕　又称"失枕"，临床上以急性颈部肌肉痉挛、强直、酸胀、疼痛以及颈部转动不利为主要症状，轻者3～5天可自愈，重者常可迁延数日至数周，受寒、受凉、姿势不当是主要原因。颈型颈椎病须与此鉴别。

2. 寰枢关节半脱位　包括外伤致寰枢关节半脱位和自发性半脱位。本病可见后枕部及项部疼痛,颈部屈伸、侧屈明显受限,X线张口位片可见寰枢关节解剖位置发生改变。

3. 前斜角肌综合征　临床上常见单侧上肢麻木、放射痛或寒凉感,体检可见前、中斜角肌局部紧张或痉挛,神经根型颈椎病需与此鉴别。

4. 梅尼埃氏病(美尼尔氏综合征)　又称膜迷路积水,是由于内耳膜迷路水肿而致发作性眩晕、波动性耳聋和耳鸣为主要表现的内耳疾病。一般为单耳发病,青壮年女性多见。病因不明,可能与先天性内耳异常、自主神经功能紊乱、病毒感染、变应性、内分泌紊乱、盐和水代谢失调等有关。目前普遍认为内淋巴回流受阻或吸收障碍是主要的致病原因,主要临床表现为发作性眩晕、波动性耳聋、耳鸣。可进行前庭功能检查、听力检查、甘油试验、耳蜗电图检查。椎动脉型颈椎病需与此鉴别。

5. 颈椎间盘突出症　颈椎间盘纤维环部分或完全断裂,髓核及纤维环膨出或脱出,压迫颈脊神经根或脊髓,出现相应支配区症状和体征的病症,青中年多见,压迫神经根者须与神经根型颈椎病相鉴别,压迫脊髓者须与脊髓型颈椎病相鉴别,CT或MRI检查可明确诊断。

6. 骨折和脱位　患者一般有明确外伤史,X线检查可明确诊断,必要时也可做CT检查。

7. 骨结核　骨结核大多有结核病史,有低热、咳嗽、盗汗、贫血等症状,需注意的是少数患者无明显结核症状,X线检查一般可明确诊断。

8. 肿瘤　包括颈髓肿瘤和头颅肿瘤,一般起病缓慢,有低热、身体消瘦、贫血等症状,椎动脉型颈椎病和脊髓型颈椎病须与此鉴别。CT或MRI检查可明确诊断。

三、常用传统康复技术

本病以疏经通络,行气活血,散寒除湿,除痹止痛为治疗原则。

(一)针灸治疗

主穴　风池、大椎、肩外俞、颈部夹脊穴、大杼、后溪。

配穴　神经根型加用肩髃、臂臑、曲池、外关、合谷、阿是穴;椎动脉型加用百会、神庭、率谷、头维、血海;交感神经型加用内关、听宫、脾俞、足三里、三阴交;食管压迫型加用天鼎、扶突、廉泉、人迎;脊髓型根据受压部位加用躯干、四肢的相应穴位。

操作　毫针刺入,留针20～30 min。每天1次,10次为1个疗程。可加用灸法、电针、拔罐等方法。

注意事项:严格掌握适应证、禁忌证,注意观察患者反应,随时做好应急处理准备。

(二)推拿治疗

部位及取穴　颈项部、头面部、肩背部、四肢部;风池、肩井、颈夹脊、天宗、阿是穴、外关。

常用手法　㨰法、按法、点法、推法、拿法、按揉法、拨法、摇法、扳法、拔伸法、拍法、击法。

基本操作　从后枕部至大椎由上至下拿揉颈项部2～3 min;点按颈椎棘突两侧由上至下5～8遍;用拇指拨揉颈椎棘突两侧膀胱经由上至下2～3 min;㨰颈肩部5～8遍(先患侧后健侧);拿揉颈肩部由内到外3～5 min;点揉风池、风府、肩井、天宗、阿是穴,每穴约1 min。

分型治疗　①颈型颈椎病:有颈椎错缝者,可施颈椎旋转定位扳法整复。②神经根型颈椎病:基础操作后,摇颈项部3～5遍(先患侧后健侧);颈部斜扳法扳颈项部(先患侧后健侧);拔伸颈项部1 min;空掌拍打或小鱼际击打颈肩部1 min结束施术。拿揉患侧上肢由上至下5～8遍;㨰患侧上肢由下至上2～3 min;拨揉上肢放射痛路线3～5遍;点按或点揉肩髃、曲池、外关、列缺等穴位,每穴30 s;搓捻拔伸患侧手指1 min;搓患侧上肢2～3遍;抖患侧上肢30 s。③椎动脉型颈椎病:基本操作后,用拇指按揉法或一指禅推法在两颞部及前额部操作约2 min,用力要轻柔;用扫散法操作1～2 min;点揉印堂、头维、百会、攒竹、睛明、太阳等穴位,每穴1 min;用五指拿法拿头部五经3～5 min;指尖击法由前至后击打头部3～5遍。④交感神经型颈椎病:用轻巧的一指禅推法或拇指拨法在颈前气管两侧循序施治 3～5 min,以刺激其深部的椎前肌群,并配合轻巧的颈部后伸运动,使痉挛的椎前肌群放松;若患者以慢性头痛为主要症状,则配合按压百会、太阳、率谷等穴各 1 min,并以一指禅偏峰推法或点按法刺激两眼眶内缘 1 min;若患者以视力降低为主要表现,则需在拔伸颈椎时适当加大颈部前屈的角度,并以一指禅偏峰推法或点按法刺激两眼眶内缘及双侧风池 1 min;若患者以胸闷、心悸为主要临床特点,则以轻柔的一指禅推法或拇指拨法沿前斜角肌、胸小肌推移到胸大肌及诸肋间隙 1 min;以掌擦法擦热两侧胸壁,配合点按内关、膻中等穴各 1 min。

注意事项:脊髓型颈椎病及食管压迫型颈椎病一般不做推拿治疗,同时要严格掌握适应证、禁忌证,注意观察患者反应,随时做好应急处理准备。

（三）常用中成药

颈复康颗粒,活血止痛胶囊,风湿痛药酒,伸筋胶囊,麝香止痛膏,狗皮膏(孕妇忌贴腰部和腹部)。

（四）其他疗法

1. 皮肤针 叩刺大椎、大杼、肩中俞、肩外俞,使皮肤发红并有少量出血,加拔罐。

2. 耳针 取颈椎、肩、颈、神门、交感、肾上腺、皮质下、肝、肾。每次选 3～4 穴,毫针强刺激,留针 20～30 min;亦可用王不留行贴压。

3. 穴位注射 取大杼、肩中俞、肩外俞、天宗。用 1% 普鲁卡因 2 mL 或维生素 B_1、维生素 B_{12} 各 2 mL,每穴注射 0.5 mL。

4. 手术治疗 有神经根或脊髓压迫严重者,必要时可手术治疗。

5. 养护方法 注意局部保暖,防止受风着凉。避免颈部不正常体位,防止颈部肌肉的持续静力性收缩。睡眠时应避免高枕,一般枕头高度不超过 10 cm。对颈椎病带来的焦虑抑郁情绪及时进行心理疏导,鼓励患者保持积极乐观的态度面对疾病。加强预防,合理运动。适合预防颈椎病的运动有游泳、打羽毛球、颈肩保健操等。

（蒋宗伦）

第二节 落 枕

一、概述

落枕是以颈项突然发生疼痛、活动受限为主要症状的疾病,又称"失枕"、"失颈"。其发生常与睡眠姿势不正、枕头高低不适、颈部负重过度、寒邪侵袭等因素有关。本病好发于冬春两季。本病病位在颈项部经筋,与督脉、手足太阳经密切相关。病机是经筋受损,筋络拘急,气血阻滞不通,不通则痛。

二、典型临床表现

患者多在睡眠后出现颈项部疼痛,以晨起、活动者痛甚,可牵扯到肩部;颈项僵滞,颈部活动受限,头向患侧倾斜,患侧颈部肌肉痉挛呈条索状,压痛广泛,一般拒按;局部肌肉呈条索状痉挛。

三、常用传统康复技术

本病以舒筋活血,温经通络,理筋整复为治疗原则。

（一）针灸治疗

以局部阿是穴为主,配合远端取穴。

主穴　天柱、阿是穴、外劳宫

配穴　风寒袭络者配风池、合谷;太阳经证配后溪、昆仑;少阳经证配肩井、外关;肩痛配肩髃;背痛配天宗。

操作　毫针泻法。先刺远端的外劳宫,持续捻转行针,同时嘱患者慢慢活动颈项,一般疼痛可立即缓解,再针刺局部穴位,可加艾灸或点刺放血。

（二）推拿治疗

取穴　风池、风府、肩井、阿是穴、天宗、缺盆、手三里等。

主要手法　一指禅推法,以及按、揉、弹拨、拿、旋转等。

操作方法　在整个肩颈部进行 3～5 min 的掌揉,同时寻找疼痛点;在疼痛处,用一指禅推法操作 3～5 min;在整个肩颈部进行 3～5 min 的三指拿法;在整个肩颈部按 3～5 min,疼痛部位力度适当减小;在整个肩颈部进行摩擦,时间为 3～5 min;对疼痛部位进行 3～5 min 的擦法,是肌肉放松。注:根据患者病情来选择手法持续时间。

（三）常用的中成药

颈复康颗粒;活血止痛胶囊等。

（四）其他疗法

1. 物理疗法　用红外线等局部照射,时间 30 min 左右。

2. 提肩转颈法　治疗师用十指拿住患者的双肩井穴,得气后令患者转动自己的颈部(以能忍耐为度);左右各 10 次;然后令其颈部前屈和后伸,上下各 10 次;再令患者摇动颈部,以慢摇为甚。然后用揉法从上到下放松患者的颈部即可。

（沈桂林）

第三节　肩　周　炎

一、概述

肩周炎是肩关节周围炎的简称,是肩关节周围肌肉、肌腱、滑膜及关节囊等病变引起肩关节疼痛和活动受限的疾病。本病又称为漏肩风、肩凝症、冻结肩、五十肩等,发病年龄多在 50 岁以上,好发于女性。本病部位在肩部肌肉,与手三阳经、手太阴经关系密切。基本病机是肩部经络阻滞不通或肌肉失于濡养。

二、典型临床表现

肩周炎以肩部持续疼痛及活动受限为主要症状。初为轻度肩痛,逐渐加重。多为慢性发作,以后疼痛逐渐加剧或顿痛,或刀割样痛,且呈持续性,按压时反而减轻。严重者稍一触碰,即疼痛难忍。气候变化或劳累后疼痛加重,肩痛昼轻夜重为本病特点,多数患者常诉说后半夜痛醒,不能继续入睡,尤其不能向患侧侧卧,疼痛可牵扯到颈部、肩胛部、三角肌、上臂或前臂背侧。平时病人多呈自卫姿态,将患肢紧靠于体侧,并用健肢托扶以保护患肢。肩关节向各方向活动均可受限、外展、上举、外旋和内旋受限明显。当肩关节外展时出现典型的"扛肩"现象,特别是梳头、穿衣、洗脸、叉腰等动作均难以完成,严重时肘关节功能也可受影响,屈肘时手不能摸到同侧肩部,尤其是在手臂后伸时不能完成屈肘动作。

三、常用传统康复技术

本病以通经活络、舒筋止痛为主要原则。

(一)针灸治疗

以局部穴位为主,配合循经远端取穴。

主穴　肩前、肩髃、肩髎、肩贞、阿是穴、曲池、阳陵泉。

配穴　手阳明经配合谷;手少阳经证配外关;手太阳经证配后溪;手太阴经证配列缺。

操作　先刺远端穴,行针后鼓励患者运动肩关节;肩部穴位要求有强烈的针感,可加灸法、电针治疗。

(二)推拿治疗

以㨰法、拿法、弹拨法、扳法为主。年老、病程长、肩部骨质疏松患者以理筋通络为主。

(1)松解放松　患者取坐位,治疗师站在患侧,一手托住患者上臂使其微外展,另一手用㨰法、拿法及掌根按揉肩前、肩峰及肩后;重点在肩前部、三角肌及肩后部,以缓解肌肉粘连,时间约5 mim。

(2)点穴弹拨　点压、弹拨手法依次点压肩井、天宗、秉风、肩前、肩贞、肩髃各穴,以酸胀为度,对有粘连或痛点施弹拨手法,以解痉止痛、剥离粘连;拇指螺纹面针对粘连的部位弹拨分筋以松解粘连,拿、搓三角肌、肱二头肌肌腹;每穴位约1 min。

(3)运动关节法　治疗师一手扶住患肩,另一手握住腕部或托住肘部,以肩关节为轴心做环转摇动,幅度由小到大,然后再做肩关节的内收、外展、后伸及内旋的扳动,可配合肩关节的拔伸法以松解粘连,滑利关节。

(4)用活血通络药物为介质擦、推肩周以发热,然后从肩部到前臂反复上下搓动3~5遍,以放松肩臂,达到舒筋活血的作用。

(三)常用的中成药

大活络丹、舒筋活络片等。

(四)其他疗法

(1)刺络拔罐法　在阿是穴上用皮肤针叩刺使少量出血,加拔罐。

(2)穴位注射法　在阿是穴上用利多卡因注射液或维生素 B_{12} 注射液,或当归注射液进行注射,每穴注射1~2 mL,隔日1次。

(3)针刀疗法　在常规消毒后,在痛点处进针并松解,以解除局部软组织粘连和肌肉挛缩。

(沈桂林)

第四节　腰椎间盘突出症

一、概述

腰椎间盘突出症,是指腰椎间盘发生退行性改变后,由于受到了外力作用,造成纤维环破裂和髓核突出，压迫和刺激神经根、马尾神经、脊髓或血管所引起的腰痛、下肢放射性疼痛及感觉障碍等症状的一种疾病。本病的发生常与职业工种、外伤、气滞血瘀、风寒痹阻、肝肾亏虚、先天发育异常、遗传因素及其他诱发因素有关。

二、典型的临床表现

临床表现有外伤或受凉史，腰痛及下肢放射性疼痛。腰部活动受限，转侧翻身不利，咳嗽、打喷嚏或用力大便时疼痛加剧，久病或严重的椎间盘突出症患者可出现神经根压迫症状，卧床休息时减轻。下肢刺痛、麻木、肌力减退甚至肌肉萎缩，有的患者还可以出现肢体发凉、怕冷等自觉症状。少数腰椎间盘突（脱）出症患者可有马尾神经受压症状，如会阴部刺痛、麻木、二便障碍或失禁、性功能障碍、双下肢不完全性瘫痪等。直腿抬高试验及加强试验阳性，X线、CT、MRI等影像学检查显示"腰椎生理曲度改变"：大多数患者均显示椎间隙变窄或左右不对称，腰椎生理曲线消失或前凸减小，甚至出现后凸及侧凸畸形，典型的腰突症表现为前窄后宽，椎体边缘可见骨刺。CT、MRI可检查出硬脊膜囊及神经根受压的情况。

腰椎间盘突出症属于祖国医学的"腰痛"和"腰腿痛"范畴。结合"腰痛"多与外伤"血瘀"、内有"肾虚"或感受风寒湿邪等因素有关，故腰椎间盘突出症的临床证候分为风寒痹阻、气滞血瘀、湿热痹阻、肝肾亏虚等类型。

三、常用传统康复技术

绝大多数腰椎间盘突出症患者都可以通过非手术治疗来缓解或治愈。急性期需要卧硬板床休息，待症状缓解以后，再用牵引、针灸、拔罐、中药熏蒸等方法，同时再辅以物理和运动疗法，通过改变椎间盘组织与受压神经根的相对位置或使部分退变突出的椎间盘组织回纳，减轻其对神经根的压迫，松解神经根的粘连，消除神经根的炎症，从而缓解症状。作为一种常规治疗手段，中国传统康复技术对腰椎间盘突出症有较好的疗效，具体方法如下。

（一）针灸治疗

以督脉、足太阳膀胱经和夹脊穴为主。

主要取腰部夹脊穴、环跳穴、承扶穴、委中穴、承山穴、命门穴和阿是穴等，并随证配穴。同时，用温针疗法可以起到温通经络、宣通气血的作用，增加局部血液循环，配合灸法的直接热疗作用，可增强治疗效果。

（二）推拿治疗

1. 腰部摇法　患者取端坐位，双下肢并拢，助手帮忙固定住患者大腿。如果患者椎间盘向左突出，治疗师须站立于患者的左侧，用右手大拇指固定于向左偏歪或侧凸的棘突旁，向右侧方向用力顶住，左手从患者腋前向后上伸过，手掌固定在患者右侧颈部，使患者上体前屈约45°，并使上体向前向左旋转，治疗师双手同时发力，在此过程中可以听到腰椎旋转的"咯嗒"声。

2. 拔伸牵引　患者取俯卧位，将下肢后伸抬高30°，进行左右位牵引。若腰骶角偏大，则采取仰卧位平牵。根据患者的性别、年龄、体质等因素，牵引的重量为患者自身体重加减10%，牵引时间为半小时。待腰椎牵引结束以后，再对患者进行松脊治疗。大多采用推揉手法，在腰骶椎两旁推拿，手法宜偏重，时间为15 min左右。

3. 腰部扳法　嘱患者采取侧卧位，健侧向上，下腿伸直，上腿屈膝屈髋，上体稍微向后仰，进行侧身扳腰。治疗师立于病人的前面，用一肘部或手掌按于患者肩前，另一肘部或手掌按于患者髂后臀部，两手交叉同时用力进行侧扳，在此过程中可以听到"咯嗒"的声音。嘱患者取反向侧卧位，患侧向上，按上述方法再次进行侧扳。待侧扳结束以后，让患者俯卧，再进行后伸扳腰操作。治疗师站于患者健侧，一手拇指按于病椎棘突的患侧，一手托住患侧下肢膝上，两手同时用力，使患侧下肢后伸并进行扳腰。

患者采取俯卧位,治疗师双手重叠,从下胸椎段依次向下按压到骶椎段,如此重复操作 5～8 遍。振法和压脊法在治疗过程中可交替进行。

上述推拿手法操作完成以后,将患者平移至病床上,采取仰卧位,腰部垫以软枕固定 12 h,需要绝对卧床休息 7 天,每天行腰部推拿 1 次。7 天以后起床须戴腰围活动,每天推拿一次,手法宜灵巧、轻柔,以促进腰部血液循环,纠正腰椎外平衡的失稳状态。

(三) 刮痧疗法

1. 急性期　由于患部周围的组织正处于炎性水肿期,腰部刮拭手法宜轻不宜重,以免加重水肿。刮拭主要取腰骶部的命门、肾俞、大肠俞以及患肢的环跳、殷门、承扶、风市、阳陵泉、委中、承山、悬钟以及昆仑等穴。若患者饮食欠佳,大便干燥,可配以点揉曲池、足三里、大肠俞、脾俞、胃俞等穴,以润肠通便,还能有效减轻因腹内压增大而造成的神经根刺激症状。

2. 缓解期　神经根压迫及刺激症状尚未完全解除,病人会出现患肢的麻木、感觉功能减退等症状,应采取中等刺激量的刮拭手法。取穴应侧重于下肢的麻木及感觉障碍部位,如绝骨、足三里、阳陵泉、昆仑、解溪、太冲、太溪等穴位。腰部取肾俞、命门、关元俞、大肠俞、八髎以及下肢的秩边、委中、环跳、殷门、承扶、承山等穴。

3. 恢复期　主要以患肢感觉功能减退、肌肉萎缩等症状为主。治疗应以下肢取穴为主。可采用重刺激手法,以改善下肢的血液循环,促进下肢感觉功能的恢复和改善肌肉萎缩。

(四) 拔罐疗法

寒湿症状比较明显的患者,可采用先针后罐法。即针刺得气后留针约 10 min,将针取出后拔罐,留罐 5～15 min,起罐后再对腰部及下肢疼痛处温和灸 20 min,以皮肤潮红、人体感觉无烧灼疼痛为度,每天 1 次,6 次为 1 个疗程。瘀血症状比较明显的患者,可以采用刺络拔罐法,用三棱针点刺委中穴放血,出血量以 3～5 mL 为宜,然后用梅花针对腰部及下肢疼痛部位轻轻叩刺,以皮肤潮红为度,再行拔罐,留罐 5～15 mL,每日 1 次,6 次为 1 个疗程。若患者肾虚明显,则可采用灸罐法,先用艾条温和灸患部 10 min,再行拔罐,留罐 5～15 min,每日 1 次,6 次为 1 个疗程。

(五) 中药治疗

根据中医辨证结果对证治疗,可选用独活寄生丸、六味地黄丸、桂附地黄丸等中成药。

(六) 养护方法

预防腰椎间盘突出症的重点在于防止或减少积累损伤。平常注意坐姿要端正,尤其是长期伏案工作者需要注意调整桌、椅的高度,定期改变姿势。睡床不宜太硬或太软,使腰肌得到充分休息。用腰时间过长时应改变腰的姿势,多做腰部活动如伸腰与挺胸等活动,防止发生慢性腰肌劳损,必要时可配合使用宽腰带围腰。加强腰背肌训练,增加脊柱的内在稳定性,长期使用腰围者,尤其需要注意加强腰背肌锻炼,以防止失用性肌肉萎缩带来不良后果。如需弯腰取物,最好采用屈髋、屈膝下蹲方式,以减少对腰椎间盘后方的压力。

腰椎间盘突出症的发病与个人爱好、生活习惯等密切相关,发病期间应积极治疗,关键是平时的预防和保健。如睡硬板床,不长时间的弯腰劳作,不久坐,可选择倒走、俯卧飞鸟、五点支撑等锻炼方式。

(廉春雨)

第五节　急性腰扭伤

一、概述

急性腰扭伤即急性腰背部扭伤,是指腰部肌肉、韧带、筋膜等软组织因遭受外力作用而受到过度牵拉所引起的急性撕裂伤。本病俗称"闪腰"、"岔气",多发于青壮年男性,长期弯腰工作以及平时缺乏锻炼、肌肉松弛者。本病多系突然遭受外力所致,常发生于搬抬重物、腰部肌肉强力收缩时。

急性腰扭伤患者几乎均有腰部外伤史,腰背部及腰臀部肌肉紧张或痉挛,常可触及条索状硬结,脊柱的生理曲度发生改变。急性腰扭伤属于中医"腰痛"、"伤筋"的范畴,多是由于督脉和足太阳膀胱经受损,气滞血瘀,不通则痛。

二、典型的临床表现

急性腰扭伤是中医临床急证,是指腰骶、骶髂及腰背两侧的肌肉、筋膜、韧带及滑膜等软组织的急性损伤,从而引起腰部疼痛及活动功能障碍的一种疾病。临床主要表现为外伤后剧烈腰痛,不能伸腰,活动受限明显,转侧翻身仰卧均困难,患者常两手撑腰以减轻疼痛。严重时不能坐立,有的可伴发下肢放射痛,咳嗽、打喷嚏、大便用力甚至深呼吸时可使疼痛加重。患者脊柱大多呈强直位。损伤较轻者,X线平片检查多无明显异常。必要时可拍腰椎屈位片及斜位片,以观察其病理改变。也可用 MRI 检查了解软组织受损的范围及程度。CT 检查仅用于伴有骨关节损伤的急性腰扭伤患者。

三、常用传统康复技术

(一) 针灸治疗

临床上,针灸疗法对急性腰扭伤极其常用,疗效确切。治疗急性腰扭伤取穴以督脉、足太阳膀胱经和华佗夹脊穴为主,常用的穴位有肾俞、秩边、委中、委阳、大肠俞、承扶、腰阳关、环跳、承山、次髎、志室、腰眼、阿是穴等。有研究发现,假如急性腰扭伤损伤在足太阳膀胱经的以后溪穴疗效最好;伤在督脉的以水沟穴效果明显;伤在足太阳膀胱经和足少阳胆经的以腰痛穴最有效。

耳穴主要针刺腰骶椎和胸椎等区域,针刺的同时配合灸法,用温针疗法可以起到温通经络、宣通气血的作用,疗效更佳。

(二) 推拿治疗

推拿是治疗急性腰扭伤的有效方法之一,可以直接放松肌肉而缓解肌肉紧张,解除肌肉痉挛,改善局部血液循环,以达到活血舒筋,通络化瘀,分解粘连,滑利关节、解痉止痛、理筋整复、使紊乱的小关节复位的作用。

1. 点按法　术者以拇指螺纹面按压腰部痛点,由轻渐重,按压时要进行间歇性放松,使局部恢复血液循环。

2. 揉法　由轻渐重,使力量直达患部约 5 min。

3. 拿法　提拿方向应与腰部诸肌肌腹垂直,先轻后重、由上而下、先健侧后患侧地进行。重点是在压痛最明显处反复提拿约 3 min。

4. 推揉法　在患者腰部病变处揉按。从上向下,先健侧后患侧,边揉边移动约 2 min。然后术者站在患者右侧,用右手掌根和小鱼际做鱼摆尾式推揉,先下后上,先健侧后患侧,重点放在患侧。反复推揉 8～12 次。

5．腰部斜扳法 参照第四章"推拿技术"施术。

6．震颤法 治疗师站立于患者足后,双手握住患者双踝,用力牵拉使之震颤。

（三）刮痧治疗

取穴 肾俞、志室、阿是穴、华佗夹脊穴、承扶、腰眼、委中。

操作 嘱患者取俯卧位,治疗师在找准穴位后,对其进行常规消毒,然后在患部皮肤上均匀地涂抹按摩膏或刮痧油。操作时,治疗师一手拿着刮痧板,一手扶持患者。先刮拭扭伤局部的阿是穴(压痛点)和华佗夹脊穴,再刮拭志室、肾俞和腰眼,最后刮拭委中。

（四）拔罐治疗

以阿是穴为主穴,委中、养老为配穴。在阿是穴及其附近,以闪火法吸拔 3～4 个,留罐 10～30 min,直到患处局部出现红紫瘀斑。起罐以后,要在施术部位上用手掌面按摩数几钟。每日或隔日 1 次,不计疗程。

（五）常用中成药

红花油、活血止痛胶囊、元胡止痛片。

（六）现代康复治疗

康复期功能锻炼 急性腰扭伤患者大约 1 个月时受损处即可逐渐愈合,此时患者可开始进行腰背肌功能锻炼,以便尽早恢复肌力。但是,早期锻炼不宜过多过猛,应先从静止状态下自主收缩肌肉开始,待无明显疼痛后再逐渐增加活动量。

（七）养护方法

（1）劳动开始前适当活动腰背部,以减少意外的发生。

（2）劳动时要姿势正确,注意力要集中,特别是扛、抬重物时要尽量挺直胸、腰部,髋、膝关节屈曲,起身时以下肢用力为主,站稳以后再迈步,搬、提重物时,应取半蹲位姿势,使物体尽量贴近身体。

（3）活动时应根据个人的体能而量力而行,以防止因发生意外而得不偿失。

（4）对腰背部肌力较弱或强度较大的活动,应该加强劳动保护,应提前用宽腰带保护腰背部软组织,以增强腰背部肌力,提高耐受力,防止腰部损伤。

（廉春雨）

第六节　慢性腰肌劳损

一、概述

慢性腰肌劳损是指腰部肌肉、筋膜与韧带等软组织,由于急性扭伤失治、误治或慢性积累性损伤而引起的以腰背部疼痛为主症的一种病变。它是腰部肌肉、筋膜与韧带等软组织的慢性损伤,又称功能性腰痛、慢性下腰损伤、腰臀肌筋膜炎等。常起病隐匿,进展缓慢,它是一种慢性迁延性疾病,严重影响患者的日常工作和生活。

二、典型的临床表现

慢性腰肌劳损主要以腰部疼痛为特征,是慢性腰腿痛中常见的疾病之一,常与职业和工作环境有一定关系。临床主要表现为腰痛反复发作,腰骶部一侧或双侧酸痛,时轻时重,经久不愈。腰部酸痛可随天气变化及劳累程度而变化。天气温暖时疼痛减轻,气温降低时疼痛加剧。劳累时疼痛加重,休息时疼痛减轻。主要体征为腰部广泛性压痛,一般情况下,压痛不明显。急性发作时可出现腰肌痉挛,腰椎侧弯,下肢牵掣疼痛等。

三、常用传统康复技术

慢性腰肌劳损,治疗的关键在于通经活络,重新恢复腰部肌肉、筋膜和周围韧带对腰椎的保护作用。治疗腰肌劳损临床上以非手术疗法为主,中国传统康复的治疗手段较多,疗效较好。若非手术疗法无效者,可考虑施行手术治疗。

(一)针灸治疗

常用穴位有阿是穴、志室、命门、肾俞、关元俞、气海俞、腰阳关、次髎、委中、委阳等,可加灸法。隔日 1 次,10 次为 1 个疗程。有出血倾向者、女性经期、孕期及局部有疮疡、结核及肿瘤者禁用针灸。

耳针可刺腰背区、肾区、腰骶区、神门区等,可稍作捻转,双耳同刺,留针 5～10 min,隔日 1 次,可连续治疗 2～4 次。

(二)推拿治疗

取穴 志室、命门、肾俞、腰阳关、大肠俞、八髎、秩边、委中、承山及腰臀部。

操作 主要推拿手法有点压、按揉、弹拨、擦、拍击和扳法等。嘱患者采取俯卧位,治疗师先用掌根按揉法沿两侧足太阳膀胱经从上向下施术 5～6 遍,找出压痛点或痛性硬结。接着用掌根在痛点周围按揉 1～2 min;再用双手拇指由上而下依次点揉两侧命门、三焦俞、肾俞、气海俞、大肠俞、关元俞、志室、委中、秩边等穴位约 4 min,以酸胀为度;并用双手拇指弹拨两侧痉挛的骶棘肌 10 次。随后,患者侧卧位,施腰椎斜扳法,左右各 1 次;令患者侧卧,患侧在上,治疗师立于患者背后,一手按其腰部痛处,一手握持患侧踝部并向后牵拉,使髋关节过伸,继而屈髋屈膝,使大腿触及腹部,然后将下肢牵拉伸直,反复 3 次。最后,用虚掌拍击腰骶部约 2 min,并用掌擦法直擦腰背两侧膀胱经,横擦腰骶部,以透热为度。

(三)刮痧治疗

取穴 重点经脉及穴位是足太阳膀胱经、肾经、胃经、胆经、督脉和志室、肾俞、命门、次髎、腰阳关、委中、风府、膈俞、人中和关元等。

操作 可用刮痧联合针刺,先刮拭腰部的志室、命门、肾俞到次髎、秩边,再刮双下肢后侧的足太阳膀胱经:从承扶、殷门、委中至承山,刮拭标准以皮肤出现潮红、充血、出痧为度。刮痧完毕后,用毫针直刺委中、肾俞,得气后留针 15～20 min。

(四)拔罐治疗

常用的穴位有膈俞、脾俞、秩边、肾俞与阿是穴。留罐 5～10 min 起罐,常规消毒。隔日一次,6 次为 1 个疗程。

(五)常用中成药

壮腰健肾丸、金匮肾气丸、伤湿止痛膏、腰痛宁胶囊。

(六)养护方法

积极治疗急性腰扭伤,静心休养,防止其转变成慢性劳损。保持良好的姿势,矫正不良的姿

慢性腰肌
劳损视频

Note

势、体位及各种畸形,避免腰肌过劳成慢性劳损。剧烈运动或体育活动时,要先做好热身运动和准备活动,防止腰部受伤。防止过劳(包括房劳),注意劳逸结合。控制体重,减轻腰部负担。不要长时间久坐。防止潮湿、寒凉。根据气候变化而增添衣物,防寒保暖。睡硬板床以保持脊柱的正常生理曲度。要合理锻炼身体,增强腰背肌锻炼。

(廉春雨)

第七节　中风后遗症

一、概述

中风后遗症是指中风后遗留的以半身不遂、麻木不仁、口舌歪斜、言语不利为主要表现的疾病。从历代中医文献资料记载可知,中国传统康复技术治疗中风后遗症有很好的疗效,世代传承。通过采取一系列有效的综合治疗措施,减轻患者功能障碍,使之回归家庭、重返社会。

二、典型临床表现

主要是感觉、运动、言语交流、认知功能、精神心理、膀胱与直肠功能、自主神经功能以及性功能和个人活动能力、社会参与能力等方面的障碍。

三、常用传统康复技术

中国传统康复的目标是使患者在身体、心理、职业等方面实现全面康复,具有"整体康复"、"辨证康复"和"综合康复"的思想。

(一) 针灸治疗

中风后遗症期,患者体内正气大损,外部经络失用,导致症状固定,恢复缓慢,甚至停滞不前,以调补气血、通络化瘀为主,根据患者病变部位多经取穴。

1. 体针治疗　常用百会、风池、曲池、合谷、足三里、太冲等穴;中风病脱证可针刺水沟、关元、足三里或加艾灸神阙、气海、关元,以回阳救逆;中风病闭证可刺水沟、合谷、太冲、十二井穴,以醒神开窍。恢复后期采用疏通经络的方法,以手足阳明经穴与手足厥阴、少阴经穴并重,交替取穴为主,取肩髃、曲池、臂臑、外关、合谷、环跳、阳陵泉、丰隆、太冲等穴,以阴中求阳,阳中求阴,促进肢体功能恢复。

2. 头针治疗　肢体瘫痪,取标准化方案的顶中线、顶颞前斜线。肢体麻木和感觉障碍,取标准化方案的顶颞后斜线为主,配顶中线、顶旁1线、顶旁2线等。自发性疼痛,取标准化方案的穴位,头面部,取顶颞前斜线和顶颞后斜线的下1/3;上肢,取顶旁2线及顶颞前斜线、顶颞后斜线的中1/3;下肢,取顶中线、顶旁1线及顶颞前斜线、顶颞后斜线的上1/3。具体可参照第三章第六节"头针"的相关内容。

3. 电针治疗　具有止痛、镇静、促进气血循环、调整肌张力等作用,可以提高治疗效果。选取两个穴位以上,一般以取用同侧肢体1~3对穴位为宜。疏密波能促进代谢、血液循环,改善组织营养,消除炎症水肿等,可用于中风偏瘫的康复;断续波刺激作用较强,能提高肌肉组织的兴奋性,对横纹肌有良好的刺激收缩作用,常用于中风病迟缓期瘫痪的康复。

4. 灸法治疗　灸法应用于中风病康复时可单用,亦可与针刺或其他疗法相兼使用,如温针灸、隔姜灸、隔盐灸。对惧针和痛觉敏感者,艾条温和灸尤其受到患者欢迎。需要指出的是,对经气不足、针刺较难得气者,先用艾条温和灸(或回旋灸),再行针刺,较易得气。如中风病急性期脱证灸法可取关元、气海;中风偏瘫恢复期灸法可取百会、神庭、承灵。

（二）推拿治疗

推拿施术应遵循辨证康复的原则,采取相应的手法扶正祛邪、调整阴阳,使气血归于平衡,达到康复疾病的目的。

（1）面部　注意动作应轻柔。可采取拿法、分推法、揉法、擦法等手法。

（2）腰背部　患者俯卧,康复师在腰背部沿膀胱经持续擦、揉,再拨膀胱经2～3遍,继则沿脊柱两侧膀胱经向下直推,然后按揉天宗、肝俞、胆俞、腰俞、肾俞,最后擦腰背与督脉以透热为度。

（3）四肢　先以擦、揉、拿、拨、推、摇、搓等手法对患肢施术,然后以指按法按揉肩井、尺泽、曲池、手三里、合谷、环跳、风市、委中、髀关、足三里、解溪等穴。

（三）其他疗法

（1）药物疗法　包括中药汤剂或中成药制剂内服、中药注射剂、药浴、贴敷、脐疗等。

（2）拔罐疗法　可采取留罐、闪罐、走罐、刺血拔罐、针罐、药罐等,其中闪罐法有利于改善中风后局部麻木,走罐法对中风后偏瘫有较好的治疗作用。

（3）饮食疗法　中风病患者饮食宜清淡,饥饱适宜,不吃刺激性食物,戒烟酒,多吃蔬菜之类富含维生素、纤维素的食物,阳虚阴盛者采用温经散寒法,选食当归、羊肉、核桃等;肝阳上亢征象者,菊花、芹菜等可起到平肝潜阳的作用。

（许明高）

第八节　面　　瘫

一、概述

面瘫即面部肌肉运动功能障碍,是以口眼歪向面部一侧为主症的疾病。根据病变部位的不同分为中枢性面瘫和周围性面瘫,二者在病因、症状、治疗及临床预后上有明显差异。

中枢性面瘫为面神经核上组织病变,多由脑血管疾病引起,常合并语言不利、偏瘫等,属传统医学"中风"范畴。周围性面瘫是指特发性面神经麻痹,又称Bell麻痹或面神经炎,多由各种原因引起的面神经核或面神经缺血、缺氧、水肿、受压而致髓鞘脱失,轴突变性所致,可发生于任何年龄,无明显季节性,发病急,以一侧面部发病多见,属传统医学"口僻",俗称"口眼歪斜"。

传统医学认为本病是正气不足,脉络空虚,卫外不固,邪气乘虚入面部经络,致气血痹阻不通,经筋失于濡养,面部足太阳和足阳明经筋不能约束致眼睑不能闭合,手太阳和手、足阳明经筋功能失调致口颊部肌肉纵缓不收所致。

二、典型临床表现

（1）中枢性面瘫　病灶对侧下面部肌肉瘫痪,表现为鼻唇沟变浅,口角下垂,流涎,不能吹口哨和鼓腮。常伴有意识障碍、舌强语謇、半身不遂等症。

（2）周围性面瘫　常在睡醒时发现一侧面部肌肉瘫痪,表现为抬头纹消失,不能皱眉;眼裂变大,眼睛不能完全闭合;鼻唇沟变浅,口角下垂,流涎,不能吹口哨和鼓腮。部分伴有耳后疼痛,听觉过敏,患侧舌前 2/3 味觉减退或消失。症状表现在病灶同侧。

三、常用传统康复技术

(一)针灸治疗

(1)中枢性面瘫　参照"中风"章节。

(2)周围性面瘫　治以祛风通络,疏调经筋。以手足阳明、太阳经穴为主。

取穴　局部取穴为主。额眼取攒竹、阳白、太阳;鼻颊取迎香、四白、颧髎、下关、牵正;唇颊取夹承浆、口禾髎、地仓、颊车;远端取合谷、太冲。

配穴　耳后疼痛或听觉过敏加翳风、完骨;舌麻或味觉障碍加廉泉;风寒证加风池;风热证加大椎、曲池;气血虚弱及恢复期加足三里、气海。

操作　攒竹、阳白穴均向鱼腰部透刺,夹承浆、口禾髎均向患侧斜刺;地仓、颊车相互透刺。急性期手法宜轻,浅刺,恢复期可加灸法。

方义　面部腧穴可疏通局部经络,调和气血,濡养经筋。合谷穴为手阳明经原穴,古有"面口合谷收"之说,且合谷配太冲为开四关,能调气血通经络。

(二)推拿治疗

以疏通经络、行气活血为原则,以手足阳明、太阳经腧穴为主。

(1)部位及基本手法　面部和颈项部,以一指禅推法、按法、揉法、擦法、拿法为主。

(2)具体操作　①面部操作:患者取仰卧位,治疗师坐于一侧或头顶侧。先用揉法从下往上放松面部肌肉,缓解面部痉挛;再用一指禅推法自印堂、阳白推至太阳,自睛明、四白推至太阳,自迎香、颧髎推至下关,自地仓、颊车推至牵正穴,往返操作以改善面部血液循环,促进面部肌肉收缩;然后按揉面部穴位并配合面部擦法,温经通络。②颈项部操作:患者取坐位,治疗师立于患者身后进行手法治疗,拿揉风池、翳风、肩井及颈项部,疏风活血解痉。

(三)拔罐治疗

恢复期可用刺络拔罐,用三棱针点刺阳白、颧髎、地仓、颊车,拔罐,每周两次。如面部麻木,可以用闪罐法,闪至面部皮肤潮红为度。

(四)其他疗法

1. 穴位注射　营养神经药如甲钴胺、维生素 B_{12} 穴位注射,每穴 0.5 mL,每次用3～4 穴,每日或隔日 1 次。穴位可选用地仓、颊车、下关、颧髎、阳白、翳风、风池等。

2. 穴位贴敷　选太阳、阳白、颧髎、地仓、颊车,用马钱子挫成粉末 0.3～0.6 g,撒于胶布上然后贴于穴位,5～7 天换药 1 次。亦可用蓖麻子加少许麝香,或用白附子加少许冰片为药粉。

3. 皮肤针法　用梅花针叩刺阳白、颧髎、地仓、颊车,以局部潮红为度,每日或隔日一次,常用于恢复期。

（何华香）

第九节　截　　瘫

一、概述

截瘫是指胸段及以下脊髓损伤后,受伤平面以下躯干和下肢感觉、运动功能、反射障碍,膀胱、肛门括约肌功能失常甚至丧失的一种疾病（颈脊髓损伤造成的四肢瘫，不在本章讨论范围以内）。功能完全丧失者，称完全性截瘫，还有部分功能存在的，称不完全性截瘫。早期为弛缓性瘫痪，3～4周后，胸段截瘫逐渐转为痉挛性瘫痪，腰段以下截瘫一般只出现下肢弛缓性瘫痪。截瘫后期还会出现各种并发症，如关节挛缩、骨质疏松、深静脉血栓、直立性低血压、疼痛等。

截瘫病因与脊髓外伤或本身病变有关，常见的有交通事故、高处坠落、重物砸伤等导致的脊髓损伤，及结核、肿瘤等引起的脊髓受压或破坏。截瘫属于祖国医学"痿证"的范畴，即肢体软弱无力，筋脉弛缓，不能随意运动，日久致肌肉萎缩。病位在督脉，累及肾。督脉行于人体后部脊柱的内部，总督一身之阳气，为"阳脉之海"。督脉贯脊属肾，而肾主骨生髓。督脉损害则经络瘀阻，阳气不能运行，影响手足阳经气血运行，以致感觉、运动功能障碍。督脉受损还会引起肾阳不足，以致筋肉失于气血津液濡养而萎弱不用，迁延日久，阳损及阴可致阴阳两虚。

二、典型临床表现

根据脊髓损伤或受压部位的不同，出现相应水平面以下的肌肉松弛、萎弱不用、麻木不仁甚至感觉缺失或自觉肢体疼痛，大便秘结或失禁，尿潴留或尿失禁，患肢皮肤干燥、脱屑、无汗，后期可出现关节挛缩、下肢痉挛。

三、常用传统康复技术

脊髓损伤的急性期以手术治疗为主，目的是使脊柱和脊髓的结构和功能得到恢复和保持。在稳定期主要是康复治疗，现代康复训练、物理治疗和康复工程的干预，促进受损脊髓轴突再生和恢复运动功能可行性，改善患者的生活质量。传统康复技术可使脊髓自身、外周神经和效应器的可塑性改变，从而重建脊髓神经作用，使截瘫患者的患肢肌力提高，改善大小便功能，减轻患肢疼痛，对泌尿系统感染、继发性合并症等有较好的防治作用。早期治疗宜活血化瘀、舒经通脉，中后期注重补养气血、温经通络。

（一）针灸治疗

治法以疏通经络，活血化瘀，濡养筋脉。以督脉、夹脊穴和手足阳经经穴为主。

1. 取穴　脊髓损伤平面上两节段和下两节段的督脉穴（如没有，可取督脉的阿是穴），足太阳膀胱经的背俞穴（如没有，可取膀胱经的阿是穴）。华佗夹脊穴，一般选取从受损脊柱两侧上2个椎体至第5骶椎夹脊穴为主。足阳明胃经取髀关、伏兔、梁丘、足三里、丰隆；足少阳胆经取环跳、风市、阳陵泉、悬钟、丘墟；足太阳膀胱经取承扶、殷门、委中、承山；足太阴脾经取血海、阴陵泉、三阴交。

2. 配穴　大便秘结选天枢、大肠俞、上巨虚、支沟；尿潴留选中极、膀胱俞、次髎、气海、关元、委阳；足下垂选解溪、商丘、太冲；足外翻选照海；足内翻选申脉；脾胃虚弱加脾俞、胃俞、中脘、关元；肝肾亏虚加太溪、太冲、肾俞、肝俞；气血虚弱加气海、血海、脾俞、足三里；湿热浸淫加中极、阴陵泉；骨质疏松加肾俞、志室、委中、太溪等。

3. 具体操作　各经腧穴，交替使用。常规方法针刺，软瘫宜用补法，痉挛瘫宜用泻法。软瘫可加电刺激，用疏波或断续波，以患肢出现规律性收缩为度。留针30 min，每日或隔日1次，30次1个疗程，1个疗程结束后休息1周后再进行下1个疗程。痉挛瘫一般不用电针，不留针，手法操作后即出针，每日1次，10次1个疗程。

4. 方义　督脉为阳脉之海，针刺督脉穴位可以激发手足三阳经经气，达到通调督脉、温补阳气的作用。夹脊穴位于督脉之旁，又与足太阳膀胱经经气相通，针刺夹脊穴能起到调节两经的作用。夹脊穴的分布与神经节段关系密切，针刺夹脊穴可影响神经功能，并调节脏腑气血。膀胱经背俞穴为脏腑之气输注和汇聚的部位，可调理脏腑阴阳，通行气血。阳明经多气多血，针刺阳明经穴位可以激发气血、补益气血,气血充足,筋脉得养,痿证则缓,取"治痿独取阳明"之意。少阳经少血多气,太阳经多血少气,皆辅佐阳明经通行气血。针刺足三阳经穴位,能疏调局部经络气血,活血通络,濡养筋脉。有研究表明,电针可改善患病部位的微循环和组织的新陈代谢,减轻受损组织的水肿和脊神经的压迫;且在电场的作用下受损的脊髓神经纤维有一定的再生能力,进而可促进脊髓神经功能的恢复。

（二）推拿治疗

以疏通经络、益督生髓、补气养血为原则。

1. 部位 以督脉、华佗夹脊穴、膀胱经、胃经、胆经穴位及部位为主。

2. 手法 以按法、揉法、擦法、拿法、一指禅推法等为主。推拿力量以患者的体质和瘫痪的性质来决定,早期手法宜轻柔,不可用强刺激手法。软瘫手法宜重但不可使用暴力、蛮力,时间宜短,以推、揉、擦、捏、拿、拍、抖、震颤等兴奋性手法为主,以增强肌力,提高肌张力,促使随意运动恢复。如患者已有一定的自主活动,手法可逐渐加重,用搓、擦、拿等手法并加强对患肢的被动运动。痉挛瘫手法宜轻,时间宜长,以揉、摩、捏、拿、擦、擦为主,放松过高的肌张力。推拿重点应放在拮抗肌上,以恢复拮抗肌的肌力为主以控制痉挛。

3. 具体操作 可分为背腰部、下肢后侧、腹部、下肢前(外)侧几个部位进行。

（1）背腰部 患者取俯卧位,治疗师位于患者一侧。先用揉法、擦法自上而下揉擦损伤部位至第 5 骶椎两侧的夹脊穴及膀胱经路线,反复操作 5 遍,注意避开手术瘢痕;然后用点按法点或用一指禅推按督脉循行路线及两侧相应夹脊穴和膀胱经腧穴,每穴点按揉 1 min;再自下而上进行捏脊,刺激华佗夹脊及督脉;最后拍打脊背部,以皮肤发红为度。

（2）下肢后侧 患者取俯卧位,治疗师位于患者一侧。先用推法、按揉法自臀部向大腿后侧推按揉至小腿后侧 2～3 遍;再用擦法自上而下擦 2～3 遍,点按揉或用一指禅推承扶、殷门、委中、承山,每穴操作 1 min;然后用拿捏法自大腿后侧根部向小腿操作至足踝部 2～3 遍,以腓肠肌为重点。进行下肢拍打后,再用牵抖法结束。

（3）腹部 患者取仰卧位,治疗师位于患者一侧。顺时针掌摩腹部及小腹部 5 min,再用掌心对准肚脐顺时针按揉腹部 5 min,一指禅推中脘、梁门、天枢、大横、气海、关元、中极,每穴操作 1 min。调畅气机,通利大小便。

（4）下肢前(外)侧 患者取仰卧位,治疗师位于患者一侧。先用推法、按揉法自上而下推按揉下肢前面、侧面 2～3 遍,重点拨揉足阳明胃经。再用擦法自上而下擦 2～3 遍,点按揉或用一指禅推髀关、伏兔、梁丘、足三里、丰隆、环跳、风市、阳陵泉、悬钟、丘墟、血海、阴陵泉、三阴交,每穴操作 1 min。然后用拿捏法自大腿根部向小腿操作至足踝部操作 2～3 遍,重点是拿揉阔筋膜张肌和髂胫束。进行下肢拍打后,轻摇髋、膝、踝关节,再用牵抖法结束。

（三）其他疗法

1. 皮肤针法 用梅花针反复叩刺损伤部位至第 5 骶椎两侧夹脊穴、膀胱经背部腧穴及足三阳经线。隔日 1 次,以皮肤潮红为度。

2. 艾灸治疗 肢体凉或痉挛,尿潴留,继发骨质疏松者,可采用灸法或温针灸以温通经脉,通达气血。穴位选择可参照针刺疗法,每日 1 次,每穴约 15 min 或以皮肤潮红为度。

3. 拔罐治疗 可用闪罐、走罐或刺络拔罐,可选取督脉、背部膀胱经、股四头肌,刺激量以皮肤潮红为度,每是或隔日 1 次。

4. 穴位贴敷 尿潴留患者可将食盐炒黄,冷却后填平神阙穴,盐上置 2 根葱白压成的饼,再将艾炷置于葱饼上施灸,灸至局部潮红或患者觉温热入腹有尿意为止。

（何华香）

第十节　脑　瘫

一、概念

小儿脑性瘫痪,简称脑瘫,是自受孕开始至婴儿期非进行性脑损伤和发育缺陷所导致的综合征,主要表现为运动障碍及姿势异常,是小儿时期常见的中枢神经障碍综合征。

本病在祖国医学中属于"五迟""五软""五硬"和"痿证"的范畴。五迟是指立迟、行迟、发迟、齿迟、语迟;五软是指头颈软、口软、手软、脚软、肌肉软;五硬是指头颈硬、口硬、手硬、脚硬、肌肉硬。现代康复临床上按运动功能障碍的特点一般将本病分为痉挛型、不随意运动型、强直型、共济失调型、肌张力低下型和混合型。按瘫痪部位可将本病分为单瘫、双瘫、三肢瘫、偏瘫和四肢瘫。

脑瘫的病因很多,主要原因是患儿脑部缺氧或脑部血液灌注量不足。本病的基本病理变化是大脑皮质神经细胞变性、坏死、纤维化,导致大脑传导功能异常。

二、典型临床表现

(1)肝肾亏损证　筋骨瘦弱,发育迟缓,坐起、站立、行走、生齿等明显迟于正常同年龄小儿,头项萎弱,天柱骨倒,头型方大,目无神采,反应迟钝,囟门宽大,易惊,夜卧不安,舌质淡,舌苔少,脉沉细无力,指纹淡。

(2)心脾两虚证　语言发育迟滞,精神呆滞,智力低下,头发生长迟缓,发稀萎黄,四肢萎弱,肌肉松弛,口角流涎,吮吸、咀嚼无力,或见弄舌,纳食欠佳,大便秘结,舌质胖,苔少,脉细缓,指纹色淡。

(3)痰瘀阻滞证　失聪失语,反应迟钝,意识不清,动作不自主,或有吞咽困难,口流痰涎,喉间痰鸣,或关节强硬,肌肉软弱,或有癫痫发作,舌体胖有瘀斑瘀点,苔腻,脉沉涩或滑,指纹暗滞。

三、常用传统康复技术

应做到早诊断、早治疗,促进患儿正常的运动发育,抑制异常运动模式和姿势,最大限度地恢复功能。目前主要针对患儿的运动障碍采取综合治疗。在整体康复中,中国传统康复技术起着举足轻重的作用。主要在于减轻功能障碍,提高生活质量。针灸可以有效地改善脑血流速度,促进脑组织的血液供应,从而进一步改善中枢神经功能,促进康复。有效的推拿方法对于运动和姿势异常而引发的继发性损害如关节挛缩等有良好的预防和康复治疗作用。

(一)针灸治疗

以疏经通络、行气活血、益智开窍为原则。遵循"治痿独取阳明",阳明经为多气多血之经,常选取手足阳明经脉的腧穴进行针刺,辅以头部腧穴。一般选择毫针刺法、灸法、头皮针法等方法。

1. 毫针刺法

(1)主穴　四神聪、百会、夹脊、三阴交、肾俞。

(2)配穴　肝肾不足加太溪、关元、阴陵泉、太冲;瘀血阻络加风池、风府、血海、膈俞;脾虚气弱加脾俞、气海;上肢瘫痪加肩髃、肩髎、肩贞、曲池、手三里、合谷、外关;下肢瘫痪加伏兔、血海、环跳、承山、委中、足三里、阳陵泉、解溪、悬钟、太冲、足临泣;言语不利加廉泉、哑门、通里;足下垂加昆仑、太溪;颈软加天柱、大椎;腰软加肾俞、腰阳关;斜视加攒竹;流涎加地仓、廉泉、金津、玉液;听力障碍加耳门、听宫、听会、翳风。

(3) 操作　选用 28 号毫针针刺。一般每次选 2～3 个主穴、5～6 个配穴,平补平泻。廉泉向舌根方向刺 0.5～1 寸;哑门向下颌方向刺 0.5～0.8 寸,不可深刺,不可提插。每日或隔日 1 次,留针 15 min,15 次为 1 个疗程,停 1 周后,再继续下一疗程。

2. 灸法治疗

(1) 主穴　四神聪、百会、夹脊、足三里、三阴交、命门、肾俞。

(2) 配穴　上肢运动障碍配曲池、手三里、合谷、后溪,下肢运动障碍配环跳、足三里、阳陵泉、解溪、悬钟。

(3) 操作　雀啄灸,每日 1 次,以皮肤红晕为度;或者艾炷隔姜灸,每次选用 3～5 个穴位,每穴灸 3～10 壮,每日或隔日 1 次,10 天为 1 个疗程。

3. 头皮针治疗　可采用焦氏头针进行康复治疗。一般用 2 寸毫针,头皮常规消毒,沿头皮水平面成 30°角进针,深度达到帽状腱膜之下,再压低针身进针,捻转,平补平泻,3 岁以内患儿不留针,每日 1 次,10 次为 1 个疗程。也可以根据运动、感觉、平衡、言语等相关功能障碍,参照头针章节进行。

(二) 推拿治疗

以疏通经络、强健筋骨、醒神开窍为原则。

1. 手法　一般先用点法、按法、揉法、运法、扫散法等,然后运用拿法、搓揉等,最后被动活动四肢关节。

2. 分部操作　包括上肢功能障碍和下肢功能障碍。

(1) 上肢功能障碍　在患儿上肢内侧及外侧施以推拿,从肩关节至腕关节,反复 3～5 次;按揉合谷、内关、外关、曲池、小海、肩髎、天宗穴 5 min;拿揉上肢、肩背部 3～5 次,拿揉劳宫穴、极泉穴各 3～5 次;摇肩关节、肘关节及腕关节 10 次;被动屈伸肘关节及掌指关节各 10 次;捻手指 5～10 次,搓揉肩部及上肢各 3～5 次。

(2) 下肢功能障碍　在患儿下肢前内侧及外侧施以推法,自上而下操作 3～5 遍;按揉膝眼、足三里、阳陵泉、环跳、委阳、委中、昆仑、太溪、涌泉穴各 10 min;拿揉股内收肌群、股后群肌、跟腱各 5 min;反复被动屈伸髋关节、膝关节、踝关节 3～5 次;擦涌泉穴,以透热为度。

3. 对症操作　包括智力障碍、大小便失禁、关节挛缩。

(1) 智力智障　开天门 50～100 次,推坎宫 50～100 次,揉百会、迎香、颊车、下关、人中穴各 50 次;推摩两侧颞部 30 秒,推大椎穴 50 次;拿风池、拿五经各 5 次;按揉合谷 50 次,拿肩井穴 5 次。

(2) 大小便失禁　在患儿腰背部双侧膀胱经、督脉施以推法,自上而下反复操作 3～5 遍;擦肾俞、命门、八髎穴,以透热为度;按揉中脘、气海、关元、中级、足三里、三阴交穴各 5 min;摩腹 5～10 min,擦涌泉 50 次。

(3) 关节挛缩　脑瘫后关节挛缩与早期未进行关节被动活动、失用性萎缩和肌张力增高等因素相关。可取挛缩关节周围的穴位,点按法操作并结合关节活动。动作由轻及重,切忌粗暴,宜循序渐进。患肢痉挛者,应由轻到重地进行掐按。上肢屈肌肌张力增高、屈曲者,可轻揉上肢前群肌肉,被动活动上肢,外展外旋肩关节,伸展肘、腕关节,伸展手指,改善肩、肘、腕等关节挛缩;下肢内收肌肌张力增高、伸展者,拿揉、搓揉大腿内侧肌群,减轻肌痉挛,被动活动下肢,外旋外展髋关节,屈曲膝关节,改善髋、膝关节挛缩;足尖走路者,被动背伸踝关节,牵拉挛缩肌腱,缓慢用力,避免诱发踝痉挛。

(三) 其他疗法

(1) 中药内服　可参照相关内容。

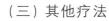

（2）中药熏洗　黄芪、当归、白芍、牛膝、伸筋草、透骨草、鸡血藤、川芎、木瓜等药物熬液熏洗。

（3）穴位敷贴　白术 5 g、厚朴 5 g、丁香 3 g、苍术 5 g、半夏 3 g 打粉调成糊状敷贴肚脐，治疗脑瘫患儿伴有流涎；狗脊、菟丝子、肉桂、制附子、白术、丁香、吴茱萸穴位敷贴，治疗肝肾不足型脑瘫。

（4）穴位注射　常选用益气活血化瘀类中药如丹参、黄芪、生脉注射液，取穴与常规穴相同。每次选 2～4 穴，每穴注入 0.3～2 mL 药液，每日或隔日 1 次。

（5）穴位埋线　主穴取督脉和手足阳经经穴，每 20～30 天 1 次，每次选穴 2～6 个。

（林楚华）

第十一节　小儿肌性斜颈

一、概念

肌性斜颈是一侧胸锁乳突肌纤维挛缩所致的颈部歪斜的疾病。又称先天性斜颈、原发性斜颈，为小儿常见畸形之一。如能够早期发现（出生后 6 个月内），给予适当手法及其他辅助治疗，多能治愈。

二、典型临床表现

患儿在出生后 1～2 周后，颈部一侧可发现呈椭圆形或条索状肿物，大小软硬不一，其方向与胸锁乳突肌一致，上下不能活动，以后患侧的胸锁乳突肌逐渐挛缩紧张，患儿头部向患侧倾斜而颜面部旋向健侧，当将患儿颈向健侧转动时，肿块突出明显，头颈活动旋转受限。

查体时颈部伸直时出现患侧胸锁乳突肌紧张，少数患儿仅见患侧胸锁乳突肌在锁骨的附着点周围有骨疣样改变的硬块物。

三、常用传统康复技术

（一）推拿治疗

治以舒筋活血，软坚消肿。

1. 取穴及部位　风池、桥弓穴，颈肩部。

2. 操作　用推、拿、按、揉、摇、扳等手法。①拿揉桥弓：患儿取仰卧位，治疗师左手扶住小儿头部，使小儿头部偏向健侧，用右手食、中、无名三指螺纹面着力，按揉患侧桥弓穴 3～5 min，拿患侧桥弓穴 10 次。②揉风池：患儿取坐位或仰卧位，治疗师以拇指揉患侧风池穴 50 次。③摇颈项：患儿仰卧，治疗师一手扶住小儿头顶，另一手托小儿下颏，两手反方向用力，使小儿头颈向健侧旋转，如此操作 10～15 次。④扳颈项：患儿取坐位或仰卧位，治疗师一手扶住患侧肩部，另一手扶住患儿头顶，使患儿头部渐渐向健侧肩部倾斜，当向健侧肩部倾斜到最大限度时，做一轻柔的"巧力寸劲"的扳动，以逐渐拉长患侧胸锁乳突肌，反复进行数次。

（二）其他治疗

1. 局部热敷　用小毛巾或手帕蘸开水或熏洗药汤，稍做拧挤折叠后，置于患处，注意勿烫伤皮肤，稍冷后，再换另一块，如此反复多次。

2. 沙枕固定 做两个 7 cm×10 cm 大小的沙枕,在患儿睡觉时,分别置于患儿头颈两侧,固定头颈于矫正位。

(林楚华)

第十二节 痛 经

一、概述

痛经是指妇女在经期或经行前后,出现周期性小腹疼痛,或痛引腰骶,甚则剧痛晕厥者。以青年女性多见,其发生常与受寒、饮冷、情志不调、起居不慎、先天禀赋、久病体虚等因素有关。

二、典型临床表现

本病以伴随月经来潮而周期性小腹疼痛作为辨证要点,根据其疼痛发生的时间、部位、性质、喜按或拒按等不同情况,明辨其寒热虚实,在气在血。实证者,一般痛在经前、经期,疼痛剧烈,痛处拒按;虚证者,一般痛在经后、经期,隐隐作痛、喜揉喜按。寒证得热痛减,热证得热痛甚。血瘀者痛甚于胀,气滞者胀甚于痛。痛在两侧少腹病多在肝,痛连腰际病多在肾。

三、常用传统康复技术

本病的发生与冲任、胞宫的周期性生理变化密切相关。主要病机是冲任瘀阻,气血运行不畅,胞宫经血运行受阻,"不通则痛";或冲任虚损,胞宫、经脉失于濡养,"不荣则痛"。根据"通则不痛"的机理,本病以通调气血为主要治则。

(一) 针灸治疗

1. 实证 治以行气活血,调经止痛。以任脉和足太阴经穴为主。

主穴 中极、三阴交、地机、次髎、十七椎。

配穴 寒凝血瘀加关元、归来;气滞血瘀加太冲、血海。

操作 毫针泻法,寒凝者加灸法。

2. 虚证 治以调补气血,温养冲任。以任脉、足阳明经和足太阴经穴为主。

主穴 关元、足三里、三阴交。

配穴 肾气亏虚加肾俞、太溪;气血不足加脾俞、气海。

操作 毫针补法,加灸法。

(二) 推拿治疗

1. 基本手法

(1)腹部 患者取仰卧位,治疗师位于患者右侧,用摩法以顺时针在患者小腹部治疗,5～8 min;再在关元、气海穴处行一指禅法和揉法,每穴 2 min。

(2)腰部 患者取俯卧位,治疗师站于右侧,用擦法在腰部脊柱两旁及骶部治疗,3～5 min;再用一指禅法或按法在肾俞、八髎穴治疗,以酸胀为度;再在八髎穴处用擦法治疗,以透热为度。

2. 辨证加减

(1)气滞血瘀 拿揉血海、三阴交,以酸胀为度;按揉章门、期门、肝俞、膈俞,每穴约 1 min。

(2)寒湿凝滞 擦背部督脉,腰部肾俞、命门,以透热为度;按揉血海、三阴交,每穴约 1 min。

（3）气血不足　直擦背部督脉，横擦左侧背部，以透热为度；腹部摩法，加揉中脘穴 2 分钟；按揉脾俞、胃俞、足三里，每穴约 1 min。

（三）常用中成药

逍遥丸、温经丸、元胡止痛片。

（四）其他传统康复疗法

1. 中药治疗　根据中医辨证论治进行治疗，可参见相关内容。

2. 耳针　内生殖器、内分泌、神门、交感、皮质下、肾等。每次选用 2～4 穴，可针刺或压丸。

3. 穴位注射　关元、气海、足三里、三阴交、地机等。每次选用 2～3 穴，每穴注射当归注射液 2 mL，隔日一次。

4. 养护方法　避风寒及久居潮湿之地，尤其是经期，忌冰冷，禁食生冷食物。调节情志，保持愉快心情。平时多按揉三阴交、血海、关元、中极等穴位。

（肖文冲）

第九章　中医养生保健

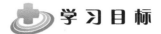
学习目标

1. 知识目标：掌握中医养生保健的基本原则。
2. 能力目标：能运用中医养生保健技术防病治病。
3. 素质目标：培养"以预防为先"健康思想，树立"正气存内，邪不可干"的中医养生理念。

第一节　概　　述

一、概念

中医养生保健是在中医学理论体系的指导下，探索和研究中国传统的颐养身心、增强体质、预防疾病、延年益寿的养生理论和方法，并用来指导人们的保健活动，以达到防病治病、维护和促进健康的目的。

"养生"一词最早见于《庄子》内篇。养，即保养、调养、培养、补养、护养；生，即生命、生存、生长之意。《黄帝内经》对于养生也有丰富而经典的论述。《素问·上古天真论》曰：上古之人，其知道者，法则阴阳，和于术数，饮食有节，起居有常，不妄作劳，故能形与神俱，而尽终其天年，度百岁乃去。这就是中医养生的总纲和基本原则。

中医养生保健以整体观为指导思想，倡导人自身的阴阳平衡，追求人与自然环境、社会环境之间的和谐共处，并结合人的生长变化规律，恰当地提出了养生的理念和方法，在提高身心素质，增强防病抗衰能力，促进机体损伤康复等方面有重要作用，是中医学理论体系的重要组成部分。

二、中医养生的基本原则

中医养生的基本原则是在中医学理论体系的指导下，以"天人合一、阴阳平衡"的整体观为核心，从实践中出发，不断总结，提出其有独具特色的养生原则，综合概括起来主要有如下三个方面。

（一）调养脏腑

五脏六腑是机体的核心，并且有其各自的功能。五脏以化生储藏精气为主；六腑以受盛和传化水谷、排泄糟粕为主。脏腑功能发挥正常，脏与脏之间、腑与腑之间、脏与腑之间彼此相互协调，相互依赖，相互制约，始终保持着一种动态平衡，保证人体的生命活动正常进行。任何一个部分发生了障碍，都会影响整体生命活动而发生疾病。

中医学认为每一个时节变化对于相应的脏腑都有影响，顺应时节来调养对保养和改善脏腑机能则尤为重要。在饮食调养中,强调五谷调和,五味兼顾,营养均衡。《千金要方》载:五味不欲偏多,故酸多则伤脾,苦多则伤肺,辛多则伤肝,咸多则伤心,甘多则伤肾,此五味克五脏五行,自然之理也;凡言伤者,亦不即觉也,谓久则损寿耳。随着社会文明的发展和物质生活的极大丰富,高脂肪、高热量的饮食习惯,对于身体十分不利。在运动养生中,应用太极拳及"嘘、呵、呼、呬、吹、嘻"六字诀呼吸吐纳的养生方式,调整脏腑机能,也值得推广。

(二) 通畅经络

经络是人体气血运行的通道,有联络脏腑、交通阴阳,联络四肢百骸的作用,从而保证生命活动的正常进行。《灵枢·经脉》载:经脉者,所以能决死生、处百病、调虚实,不可不通。经络以通为用,一旦经络阻滞,气血运行必受阻碍,最终导致机体不调。如《素问·调经论》说:五脏之道,皆出于经隧,以行血气,血气不和,百病乃变化而生。因此,一是注重通调十二经脉的循行部位的调节,以令气血通畅;通过对十二经脉的体表循行部位的作用可以有效地调节改善相应脏腑的功能。二是注重任督二脉循行部位的调节,《奇经八脉考》指出:任督二脉,此元气之所由生,真气之所由起。通过对任督二脉的体表循行部位的作用,亦可以帮助改善人体的气机运行。三是通过对足三里、三阴交等特殊穴位的刺激,达到养生保健的效果。

(三) 静心养神

静心安养也是中医学的养生保健原则,《素问·上古天真论》中说:恬淡虚无,真气从之,精神内守,病安从来。即强调了清静养神的养生保健意义。《素问·痹论》认为"静则神藏,躁则消亡",《素问病机气宜保命集》指出:神太用则劳,其藏在心,静以养之。神气的过用、躁动必然耗伤人体精气,身体健康难免受到影响。《千金要方》亦载:故养性之士,唾不至远,行不疾走,耳不极听,目不极视,坐不久处,立不至疲,卧不至懈。先寒而衣,先热而解。不欲极饥而食,食不可过饱。不欲极渴而饮,饮不欲过多。不欲唉生冷,不欲饮酒当风,不欲数数沐浴,不欲广志远愿,不欲规造异巧。冬不欲极温,夏不欲穷凉,不欲露卧星月,不欲眠中用扇,大寒大热、大风大雾皆不得冒之。由此可见,不妄作劳,注重节宣劳逸、节欲保精,保持身心的安闲清静,非常重要。

第二节　常用养生保健方法

中医养生保健方法多种多样,不胜枚举。本书介绍四种常用的养生保健方法:太极拳、八段锦、五禽戏、食养与食疗。

一、24 式太极拳

(一) 动作要领

预备势:身体自然站立,目视前方,双脚并拢,双手自然下垂于大腿外侧;头项正直,似有上顶之势,口闭齿扣,胸腰放松。

第一式　起式(图 9-1)

(1) 左脚开立　左脚向左分开,双脚平行与肩同宽。

(2) 双臂前举　双臂慢慢向前举,自然伸直,两手心向下。

(3) 屈腿按掌　两腿慢慢屈膝半蹲,同时两掌轻轻下按至腹前。

第二式　左右野马分鬃(图 9-2)

1. 左野马分鬃

(1) 抱球收脚　上身稍右转,右臂屈抱于右胸前,左臂屈抱于腹前,成右抱球;左脚内收。

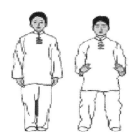
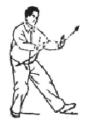
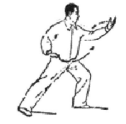

图 9-1　起式　　　　　　　　　　　　　图 9-2　左右野马分鬃

（2）弓步分手　上身左转，左脚向左前方迈出一步，成弓步；同时两掌前后分开，左手心斜向上，右手按至右胯旁，双臂微屈。

2. 右野马分鬃

（1）抱球收脚　重心稍向后移，左脚外撇；上身稍左转，左手翻转在左胸前屈抱，右手翻转前摆，在腹前屈抱，成左抱球；重心移至左腿，右脚收至左脚内侧。

（2）弓步分手　同前弓步分手，但左右相反。

第三式　白鹤亮翅（图 9-3）

（1）跟步抱球　上身稍左转，右脚向前跟步，落于左脚后；同时两手在胸前屈臂抱球。

（2）虚步分手　上身后坐并向右转体，左脚稍向前移，成左虚步；同时右手分至右额前，掌心向内，左手按至左腿旁，上身转正；目平视前方。

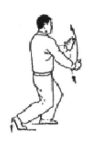
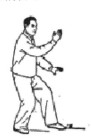
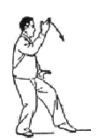

图 9-3　白鹤亮翅

第四式　左右搂膝拗步（图 9-4）

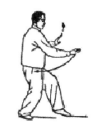
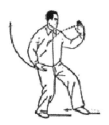
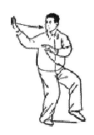
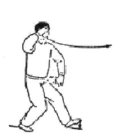

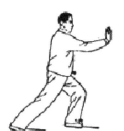
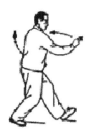
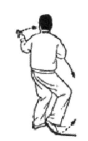
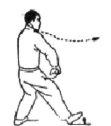

图 9-4　左右搂膝拗步

1．左搂膝拗步

（1）收脚托掌　上身右转,右手至头前下落,经右胯侧向后方上举,与头同高,手心向上,左手上摆,向右划弧落至右肩前;左脚收至右脚内侧成丁步;目视右手。

（2）弓步搂推　上身左转,左脚向左前方迈出一步成左弓步;左手经膝前上方搂过,停于左腿外侧,掌心向下,指尖向前,右手经肩上,向前推出,右臂自然伸直。

2．右搂膝拗步

（1）收脚托掌　重心稍后移,左脚尖翘起外撇,上身左转,右脚收至左脚内侧成丁步;右手经头前划弧摆至左前肩,掌心向下,左手向左上方划弧上举,与头同高,掌心向上;目视左手。

（2）弓步搂推　同前弓步搂推,但左右相反。

3．左搂膝拗步　同上。

第五式　手挥琵琶

1．跟步展臂　右脚向前收拢半步落于左脚后,右臂稍向前伸展。

2．虚步合手　上身稍向左回转,左脚稍前移,脚跟着地,成左虚步;双臂屈肘合抱,右手与左肘相对,掌心向左。

第六式　左右倒卷肱

1．右倒卷肱

（1）退步卷肱　上身稍右转,两手翻转向上,右手随转体向后上方划弧上举至肩上耳侧,左手停于体前;上身稍左转;左脚提起向后退一步,脚前掌轻轻落地;目视左手。

（2）虚步推掌　上身继续左转,重心后移,成右虚步;右手推至体前,左手向后、向下划弧,收至左腰侧,手心向上;目视右手。

2．左倒卷肱

（1）退步卷肱　同前退步卷肱,但左右相反。

（2）虚步推掌　同前虚步推掌,但左右相反。

第七式　左揽雀尾（图9-5）

（1）抱球收脚　上身右转,右手向侧后上方划弧,左手在体前下落,两手呈右抱球状;左脚收成丁步。

（2）弓步棚臂　上身左转,左脚向左前方迈成左弓步;两手前后分开,左臂半屈向体前棚架,右手向下划弧按于左胯旁,五指向前;目视左手。

（3）转体摆臂　上身稍向左转,左手向左前方伸出,同时右臂外旋,向上、向前伸至左臂内侧,掌心向上。

（4）转体后捋　上身右转,身体后坐,两手同时向下经腹前向右后方划弧后捋,右手举于身体侧后方,掌心向外,左臂平屈于胸前,掌心向内;目视右手。

（5）弓步前挤　重心前移成左弓步;右手推送左前臂向体前挤出,双臂撑圆。

（6）后坐引手　上身后坐,左脚尖翘起;左手翻转向下,右手经左腕上方向前伸出,掌心转向下,两手左右分开与肩同宽,双臂屈收后引,收至腹前,手心斜向下。

（7）弓步前按　重心前移成左弓步,两手沿弧线推至体前。

第八式　右揽雀尾（图9-6）

（1）转体分手　重心后移,上身右转,左脚尖内扣;右手划弧右摆,两手平举于身体两侧;头随右手移转。

（2）抱球收脚　左腿屈膝,重心左移,右脚收成丁步;两手呈左抱球状。

（3）弓步棚臂　同前弓步棚臂,但左右相反。

（4）转体摆臂　同前转体摆臂,但左右相反。

（5）转体后捋　同前转体后捋,但左右相反。

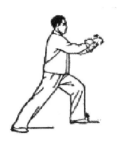
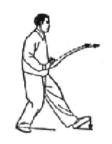
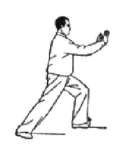

图 9-5　左揽雀尾

（6）弓步前挤　同前弓步前挤，但左右相反。

（7）后坐引手　同前后坐引手，但左右相反。

（8）弓步前按　同前弓步前按，但左右相反。

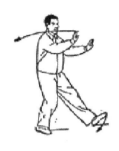
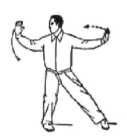
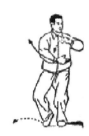
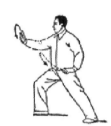

图 9-6　右揽雀尾

第九式　单鞭（图 9-7）

（1）转体运臂　上身左转，左腿屈膝，右脚尖内扣；左手向左划弧，掌心向外，右手向左划弧至左肘前，掌心转向上；视线随左手运转。

（2）勾手收脚　上身右转，右腿屈膝，左脚收成丁步；右手向上向左划弧，至身体右前方变成勾手，腕高与肩平，左手向下、向右划弧至右肩前，掌心转向内；目视勾手。

（3）弓步推掌　上身左转，左脚向左前方迈出成左弓步；左手经面前翻掌向前推出。

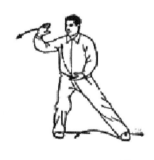
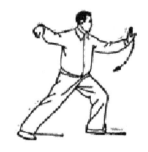

图 9-7　单鞭

第十式　云手（图 9-8）

（1）转体松勾　上身右转，左脚尖内扣；左手向下、向右划弧至右肩前，掌心向内，右勾手松开变掌。

（2）左云收步　上身左转，重心左移，右脚向左脚收拢，两腿屈膝半蹲，双脚平行向前成小开立步；左手经头前向左划弧运转，掌心渐渐向外翻转，右手向下、向左划弧运转，掌心渐渐转向内；视线随左手运转。

（3）右云开步　上身右转，重心右转，左脚向左横开一步，脚尖向前；右手经头前向右划弧运转,掌心逐渐由内转向外,左手向下、向右划弧,停于右肩前,掌心渐渐翻转向内;视线随右手运转。

（4）左云收步　同前左云收步。

（5）右云开步　同前右云开步。

（6）左云收步　同前左云收步。

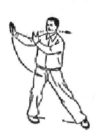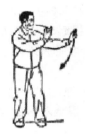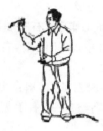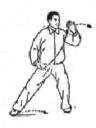

图 9-8　云手

第十一式　单鞭

（1）转体勾手　上身右转,重心右移,左脚跟提起;右手向左划弧,至右前方掌心翻转变勾手;左手向下向右划弧至右肩前,掌心转向内;目视勾手。

（2）弓步推掌　同前弓步推掌。

第十二式　高探马

（1）跟步翻手　后脚向前收拢半步;右手勾手松开,两手翻转向上,肘关节微屈。

（2）虚步推掌　上身稍右转,重心后移,左脚稍向前移成左虚步;上身左转,右手经头侧向前推出;左臂屈收至腹前,掌心向上。

第十三式　右蹬脚

（1）穿手上步　上身稍左转,左脚提收向左前方迈出,脚跟着地;右手稍向后收,左手经右手背上方向前穿出,两手交叉,左掌心斜向上,右掌心斜向下。

（2）分手弓步　重心前移成左弓步;上身稍右转,两手向两侧划弧分开,掌心皆向外;目视右手。

（3）抱手收脚　右脚成丁步;两手向腹前划弧相交合抱,举至胸前,右手在外,两掌心皆转向内。

（4）分手蹬脚　两手手心向外撑开,双臂展于身体两侧,肘关节微屈,腕与肩平;左腿支撑,右腿屈膝上提,脚跟用力慢慢向前上方蹬出,脚尖上勾,膝关节伸直,右腿与右臂上下相对,方向为右前方约 $30°$;目视右手。

第十四式　双峰贯耳

（1）屈膝并手　右小腿屈膝回收,左手向体前划弧,与右手并行落于右膝上方,掌心皆翻转向上。

（2）弓步贯掌　右脚下落向右前方上步成右弓步;两手握拳经两腰侧向上、向前划弧摆至头前,双臂半屈成钳形,两拳相对,同头宽,拳眼斜向下。

第十五式　转身左蹬脚

（1）转体分手　重心后移,左腿屈坐,上身左转,右脚尖内扣;两拳松开,左手向左划弧,两手平举于身体两侧,掌心向外;目视左手。

（2）抱手收脚　重心右移,右腿屈膝后坐,左脚收至右脚内侧成丁步;两手向下划弧交叉合抱,举至胸前,左手在外,两手心皆向内。

（3）分手蹬脚　同右蹬脚,但左右相反。

227

第十六式　左下式金鸡独立

（1）收脚勾手　左腿屈收于右小腿内侧；上身右转，右臂稍内合，右手变勾手，左手划弧摆至右肩前，掌心向右；目视勾手。

（2）仆步穿掌　上身左转，右腿屈膝，左腿向右前方伸出成左仆步；左手经右肋沿左腿内侧向左穿出，掌心向前，指尖向左；目视左手。

（3）弓步起身　重心移向左腿成左弓步；左手前穿并向上挑起，右勾手内旋，置于身后。

（4）独立挑掌　上身左转，重心前移，右腿屈膝提起成左独立步；左手下落按于左胯旁，右勾手下落变掌，向体前挑起，掌心向左，高于眼平，右臂半屈成弧。

第十七式　右下式金鸡独立

（1）落脚勾手　右脚落于左脚右前方，脚前掌着地，上身左转，左脚以脚掌为轴随之扭转；左手变勾手向上提举于身体左侧，高与肩平，右手划弧摆至左肩前，掌心向左；目视勾手。

（2）仆步穿掌　同前仆步穿掌，但左右相反。

（3）弓步起身　同前弓步起身，但左右相反。

（4）独立挑掌　同前独立挑掌，但左右相反。

第十八式　左右穿梭

1. 右穿梭

（1）落脚抱球　左脚向左前方落步，脚尖外撇，上身左转；两手呈左抱球状。

（2）弓步架推　上身右转，右脚向右前方上步成右弓步；右手向前上方划弧，翻转上举，架于右额前上方，左手向后下方划弧，经肋前推至体前，高与鼻平；目视左手。

2. 左穿梭

（1）抱球收脚　重心稍后移，右脚尖外撇，左脚收成丁步；上身右转，两手在右肋前上下相抱。

（2）弓步架推　同前弓步架推，唯左右相反。

第十九式　海底针

（1）跟步提手　右脚向前收拢半步，随之重心后移，右腿屈坐；上身右转，右手下落屈臂提抽至耳侧，掌心向左，指尖向前，左手向右划弧下落至腹前，掌心向下，指尖斜向右。

（2）虚步插掌　上身左转向前俯身，左脚稍前移成左虚步；右手向前下方斜插，左手经膝前划弧搂过，按至左大腿侧；目视右手。

第二十式　闪通臂

（1）提手收脚　上身右转，恢复正直；右手提至胸前，左手屈臂收举，指尖贴近右腕内侧；左脚收至右脚内侧。

（2）弓步推掌　左脚向前上步成左弓步；左手推至体前，右手撑于头侧上方，掌心斜向上，两手分展；目视左手。

第二十一式　转身搬拦捶

（1）转体扣脚　重心后移，右腿屈坐，左脚尖内扣；身体右转，右手摆至体右侧，左手摆至头左侧，掌心均向外；目视右手。

（2）坐腿握拳　重心左移，左腿屈坐，右腿自然伸直；右手握拳向下、向左划弧停于左肋前，拳心向下，左手举于左额前；眼向前平视。

（3）踩脚搬拳　右脚提收至左脚内侧，再向前迈出，脚跟着地，脚尖外撇；右拳经胸前向前搬压，拳心向上，高与胸平，肘部微屈，左手经右前臂外侧下落，按于左胯旁；目视右拳。

（4）转体收拳　上身右转，重心前移，右拳向右划弧至体侧，拳心向下，左臂外旋，向体前划弧，掌心斜向上。

（5）上步拦掌　左脚向前上步，脚跟着地；左掌拦至体前，掌心向右，右拳翻转收至腰间，拳心向上；目视左掌。

（6）弓步打拳　上身左转，重心前移成左弓步；右拳向前打出，肘微屈，拳眼向上，左手微收，掌指附于右前臂内侧，掌心向右。

第二十二式　如封似闭

（1）穿手翻掌　左手翻转向上，从右前臂下向前穿出；同时右拳变掌，也翻转向上，两手交叉举于体前。

（2）后坐收掌　重心后移，双臂屈收后引，两手分开收至胸前，与胸同宽，掌心斜相对；目视前方。

（3）弓步按掌　重心前移成左弓步；两掌经胸前弧线向前推出，高与肩平，宽与肩同。

第二十三式　十字手

（1）转体扣脚　上身右转，重心右移，右腿屈坐，左脚尖内扣；右手向右摆至头前，两手心皆向外；目视右手。

（2）弓腿分手　上身继续右转，右脚尖外撇侧弓，右手继续划弧至身体右侧，双臂侧平举，手心皆向外；目视右手。

（3）交叉搭手　上身左转，重心左移，左腿屈膝侧弓，右脚尖内扣；两手划弧下落，交叉上举成斜十字形，右手在外，手心皆向内。

（4）收脚合抱　上身转正，右脚提起收拢半步，两腿慢慢直立；两手交叉合抱于胸前。

第二十四式　收势

（1）翻掌分手　双臂内旋，两手翻转向下分开，双臂慢慢下落停于身体两侧；目视前方。

（2）并脚还原　左脚轻轻收回，恢复成预备姿势。

（二）作用

太极拳动作轻柔和缓，练习时亦要求全身充分放松，头部、肩部、胸部、腰部、上肢、下肢均要充分放松，从而保持身体的自然舒展、柔和顺畅。同时，太极拳要求立身中正，这样则有助于防治和调理颈椎、腰椎等疾病；太极拳强调以腰为轴，注重腰部的灵活运转，这有利于腰背等疾病的预防与调节；太极拳注重节节贯穿，周身一体，注重虚实转换的锻炼，有助于增强身体的平衡性与灵活性等。

二、八段锦

八段锦为传统医学中重要的养生保健方法之一。八段，是指节数有八节；锦者，誉其似锦之优美而珍贵。在练习过程中应始终保持动作的柔和缓慢，圆活连贯，松紧结合，动静相兼，神形合一。

（一）动作要领

1. 预备式

（1）两足并步而立；双臂自然下垂；身体中正，目视前方。

（2）重心右移，左脚向左开步，脚尖向前，与肩同宽，含胸收腹，腰脊放松，目视前方，呼吸自然匀畅。

（3）双臂内旋，两掌分别向两侧摆起，约与髋同高，掌心向后，目视前方。

（4）双膝微屈，双臂外旋，向前合抱于腹前呈弧形，掌心向内，目视前方。

2. 第一式　双手托天理三焦。

（1）两足平行开立，与肩同宽。双臂外旋微下落，五指分开并在腹前交叉，掌心向上，两腿伸直，两掌上托至胸，翻转掌心极力向上托，使双臂充分伸展，不可紧张，同时缓缓抬头上观，若擎天柱地，此时缓缓吸气。

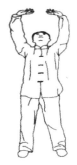

图 9-9　双手托天理三焦

（2）十指慢慢松开，翻转掌心朝下，双臂分别向身体两侧下落，两掌捧于腹前，掌心向上。同时配以缓缓呼气。

本式一上一下为一遍，共做六遍（图 9-9）。

3. 第二式　左右开弓似射雕。

（1）双脚平行开立，身体重心右移，左脚向左开步，略宽于肩，成马步站式。上身正直，双臂向上交叉于胸前，左臂在外，右臂在内，掌心向内。

（2）右手握拳，左手食指与拇指呈八字形撑开。左手缓缓向左侧平推，左臂展直，同时右臂屈肘向右拉回，右拳停于右肋前，状如拉弓，目视左前方。

本式一左一右为一遍，如此左右各做三至八遍（图 9-10）。

4. 第三式　调理脾胃须单举。

（1）双脚平行开立，左掌上托，经面前向上，继而翻掌上撑至头左上方，同时右掌心向下按，指尖朝前。

（2）沉髋松腰，左手俯掌在身前下落至腹前，同时引气血下行，全身放松，恢复自然站立。

本式一左一右为一遍，如此左右各做三至八遍（图 9-11）。

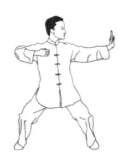

图 9-10　左右开弓似射雕

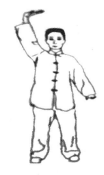

图 9-11　调理脾胃须单举

5. 第四式　五劳七伤往后瞧。

（1）双脚平行开立，与肩同宽。双臂自然伸直，掌心向外。头颈带动脊柱缓缓向左后方转，目视左侧斜后方。

（2）头颈带动脊柱徐徐回转，恢复平视，同时配合呼气，全身放松。

本式一左一右为一遍，如此左右各做三至八遍（图 9-12）。

6. 第五式　摇头摆尾去心火。

（1）双脚平行开立，身体重心左移，右脚向右开步，马步站立，两手上托至头上方，之后双臂向两侧侧下落，置于膝关节上方。

（2）缓缓呼气后，身体右倾，屈身下俯。动作不停，自右下方经体前至左下方，后于左侧慢慢将头抬起，身体恢复马步桩。同时全身放松。

本式一左一右为一遍，如此左右各做三至八遍（图 9-13）。

7. 第六式　两手攀足固肾腰。

（1）双脚平行开立，与肩同宽，双臂向前、向上托举，肘关节伸直，掌心向内。

（2）两掌向下，按于胸前，顺胸胁下向后插至后腰。

（3）上身缓缓前倾，两膝保持挺直，同时两掌沿臀部向下，沿腿外侧至脚跟，沿脚外侧至脚内侧。

（4）上身缓缓展直，回复直立，全身放松。

本式一次俯仰为一遍,共做六遍(图 9-14)。

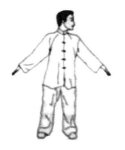

图 9-12 五劳七伤往后瞧

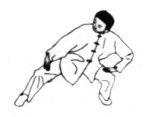

图 9-13 摇头摆尾去心火

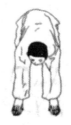

图 9-14 两手攀足固肾腰

8. 第七式 攒拳怒目增气力。

(1)双脚平行开立,身体重心右移,左脚向左开步,成马步桩,两手握固分置腰间,拳眼朝上。

(2)左拳向前方缓缓击出,左拳眼朝上,双眼睁大。

(3)左拳松开,由拳变掌,向左缠绕,变拳心向上后握固。

(4)回收左拳至于腰侧,拳眼朝上。

本式一左一右为一遍,如此左右各做三至八遍(图 9-15)。

9. 第八式 背后七颠百病消。

(1)双脚相并平行站立。

(2)双脚跟提起,头上顶。

(3)脚跟下落,轻震地面。

本式一次起落为一遍,共做七遍(图 9-16)。

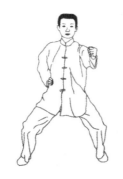

图 9-15 攒拳怒目增气力

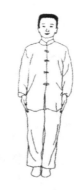

图 9-16 背后七颠百病消

（二）作用

八段锦有舒筋活络、轻身健体的功用,对患者也可有针对性的练习及调治。

第一式动作可以使三焦通畅,防治肩部疾病,预防颈椎病。

第二式动作可以增强下肢力量,增强心肺功能。

第三式动作主要作用于脾胃,促进胃肠蠕动,增强消化功能。

第四式对于心、肝、脾、肺、肾劳逸不当,活动失调而引起的功能失调,喜、怒、思、忧、悲、恐、惊等情绪伤害,精神活动持久地过度紧张等有调理作用,尤其是腰、头颈、眼球等的运动。对防治颈椎病、高血压、眼病和增强眼肌肌力有良好的效果。

第五式动作有解除紧张并使头脑清醒作用,有降伏"心火"的作用。

第六式主要运动腰部,长期坚持锻炼,能强腰、壮肾、醒脑、明目,并使腰腹肌得到锻炼和加强。

第七式主要运动四肢、腰和眼肌,有利于气血运行,并有增强全身筋骨和肌肉的作用。

第八式对各段椎骨的疾病和扁平足有防治作用,同时有利于脊髓部位的血液循环和脊髓神经功能的增强,进而加强全身神经的调节作用。

三、五禽戏

五禽戏为华佗所创,是模仿虎、鹿、熊、猿、鸟五种动物的动作而创造的一套养生方法。《后汉书·华佗传》载:人体欲得劳动,但不当使极尔;动摇则谷气得消,血脉流通,病不得生,譬犹户枢不朽是也;是以古之仙者为导引之事,熊颈鸱顾,引挽腰体,动诸关节,以求难老;吾有一术,名五禽之戏:一曰虎,二曰鹿,三曰熊,四曰沐,五曰鸟,亦以除疾,并利蹄足,以当导引。体中不快,起作一禽之戏,沾濡汗出,因上着粉,身体轻便,腹中欲食。

(一)虎势戏

1. 虎举 两脚开立,与肩同宽。五指张开,坐腕撑掌,手指弯曲,掌心外凸,形似虎爪;随后手臂内旋,握拳上提,至胸前变掌,举至头顶,用力上撑。握拳下落至肩前时,松开变掌,按至腹前下按,掌指充分展开,眼视两掌。如是重复一至三次(图9-17)。

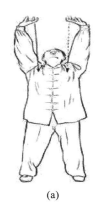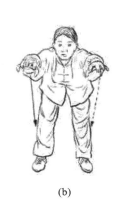

(a)　　　　　　　　　　(b)

图9-17　虎势戏

2. 虎扑 两脚开立,与肩同宽。两手握拳沿两胁上行于肩,至头侧呈弧线向前方扑出,同时手指弯曲,掌心外凸,形似虎爪,同时弯腰引背,前后拉伸;然后曲膝收腰,两手成空拳内收,至腰胁并上行至头面,重心右移屈膝下坐,左脚向左前方扑出,左脚后跟着地两手呈虎爪,然后两手握空拳收回,左脚撤回,回归本位。如是重复一至三次(图9-17)。

(二)熊势戏

1. 熊运 双脚平行,自然站立,与肩同宽,双臂自然下垂,全身放松,呼吸自然。身体前倾,两手握空拳,作熊掌形,大拇指内收,其余四指微屈并拢,置小腹前。然后身体作顺时针摇晃,带动两手顺势在腹部画圆;再做逆时针摇晃,带动两手顺势在腹部画圆。然后双手放松,自然下落垂于体侧,目视前方。右式与左式同。如是重复一至三次(图9-18)。

2. 熊晃 两脚开立,与肩同宽。两手握空拳,作熊掌形,大拇指内收,其余四指微屈并拢。重心右移,身体右倾,轻提左半身,左脚离地,然后收左胯,略曲膝,向左前方踏地轻振。然后重心前移至左脚,左臂顺势前靠,右臂后摆。身体回转,重心后坐至右脚,右臂前摆,左臂后摆。重心前移至左脚,成左弓步,同时身体稍右转,左臂前靠,右臂后摆,之后回归本位。右式与左式同。如是重复一至三次(图9-18)。

(三)鹿势戏

1. 鹿抵 两脚开立,与肩同宽。两手握空心拳,摆至身体右侧与肩齐高,同时重心右移,左脚抬起,往正前方迈步,扣脚尖向内。重心前移,左脚踏实,转腰成弓步,双拳变鹿角形,作鹿角形时,要求五指伸直展开,然后将中指和无名指弯曲扣紧,拇指用力外张,食指和小指伸直。然后两臂随身体转动,左手抵腰,右臂向前方押拉,眼看右脚跟。然后身体转正成虚步,同时两手画弧线,返回体侧,左脚收回,至原地,两手放松回空拳,返回体侧,目视前方。右式与左式同。如是重复一至三次(图 9-19)。

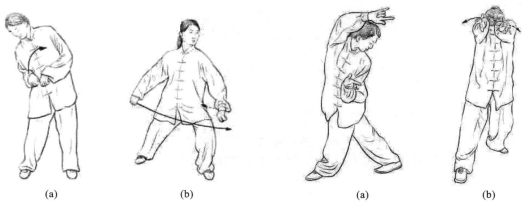

| (a) | (b) | (a) | (b) |

图 9-18　熊势戏　　　　　　　　　　图 9-19　鹿势戏

2. 鹿奔　两脚开立,与肩同宽。两手握空心拳,在腹前两旁,上提至肩高,同时提左脚,然后两拳两臂划圆弧向前伸展,左脚向前迈出一步,重心前移到左脚成左弓步。重心后坐,成左虚步,同时弓背低头,双手作鹿角形时,要求五指伸直展开,然后将中指和无名指弯曲扣紧,拇指用力外张,食指和小指伸直。然后放松收回,直立。右式与左式同。如是重复一至三次(图 9-19)。

（四）猿势戏

1. 猿提　两脚开立,与肩同宽。两手快速在小腹前方划弧,五指并拢,成猿钩状,两钩上提至胸部,全身收紧,身体不动,头向左转,眼向左看,再将头转正,随即全身放松,两手放开自然下落至体侧,目视前方。之后接做右式动作,同左式。右式与左式同。如是重复一至三次(图 9-20)。

2. 猿摘　两脚开立,与肩同宽。左脚向后,左手五指并拢,成猿钩状,收至左胁,右手前摆划弧,重心移到左脚,右脚内收成左丁步,屈膝下坐,然后扭头,右掌划弧至头左侧,目视右前上方。右掌内旋下按于体侧,目视右掌,右脚向右前方迈步,重心前移,左脚脚跟离地,全身站直,两手分别在身体左前侧和右侧展开并五指并拢,成猿钩状,摘果式。重心后移,右脚收至左脚内侧成丁步。左手握固,收至左颊,成托桃状,右手划圆弧收至左肘下,同时重心左移下坐,左脚负重,然后两手下垂于体侧恢复直立。右式与左式同。如是重复一至三次(图 9-20)。

（五）鸟势戏

1. 鸟伸　两脚开立,与肩同宽。屈膝下坐,两掌相叠于腹前,起身前探,提肩缩颈,挺胸塌腰,两掌上提,手高于头。再微蹲,下按掌,眼视双掌。右腿蹬直,左腿向后抬起,抬头伸颈,挺胸塌腰,目视前方。然后两手下垂于体侧恢复直立。右式与左式同。重复一至三次(图 9-21)。

2. 鸟飞　两脚开立,与肩同宽。曲膝下蹲,含胸收腹,两臂下落,托球于腹前,目视前下方。右腿伸直,提左腿,两掌成鸟翅状,摆于体侧,目视前方。再做左丁步,两掌抱于腹前,目视前下方,起身抬左腿,两掌成鸟翅,上举于头顶,目视前方。再成左丁步,合抱还原。右式与左式同。如是重复一至三次(图 9-21)。

经常练习虎式可以强壮筋骨,提升精力,提神醒脑,益肺气;经常练习熊戏可以增进消化,促进睡眠,强健腰膝,消除腰部胀痛感,舒肝气;经常练习鹿戏可以增强体力,舒筋活络,明目聪耳,

Note

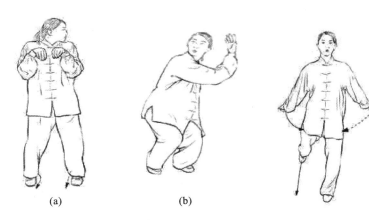

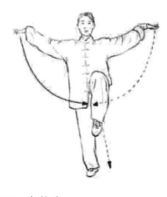

(a)   (b)

图 9-20　猿势戏   图 9-21　鸟势戏

灵活关节,增脾气;经常练习猿戏可以提高人体反应的灵敏度,头脑灵活,还能治疗腰脊疼痛,固肾气;经常练习鸟戏可以增强呼吸功能,增强人体平衡能力,强心气。

（唐鼎丰）

四、食养与食疗

饮食是维持人体生长、发育,完成各种生理功能,保证生命活动必不可少的物质,"民以食为天"是对饮食重要性的高度概括。食养,即饮食养生,是按养生理论科学合理地摄取饮食,以达到维护健康、益寿延年目的的养生方法。食疗,即饮食治疗,是在中医理论的指导下,选用某些饮食,或将食物与药物配制成药膳,用以治疗或辅助治疗疾病,从而帮助患者康复的一种治疗方法。

我国食养与食疗的运用历史悠久,《周礼·天官》有"食医"的记载,其职责是"掌和王之六食、六饮、六膳、百酱、八珍之齐",可见当时已经重视饮食对健康的重要性。《素问·五常政大论》主张:谷肉果菜,食养尽之,无使过之,伤其正也。《素问·脏气法时论》指出:五谷为养、五果为助、五畜为益、五菜为充,气味和而服之,以补精益气。这种饮食平衡理论,为后世食养食疗技术的发展奠定了重要基础。唐代医家孙思邈主张"为医者,当晓病源,知其所犯,以食治之,食疗不愈,然后命药",体现了先食后药原则。《食疗本草》、《食性本草》等专著也记载了一些食物药及药膳方。宋代的《圣济总录》中专设食治一门,介绍多种疾病的食疗方法。元代忽思慧编撰的《饮膳正要》,堪称我国第一部食疗专著。《本草纲目》收载了谷物、蔬菜、水果类药物 300 余种,动物类药物 400 余种,皆可供食疗使用。

随着物质生活水平的不断提高,人们更加希望通过利用食物资源来维护健康、改善体质和防病治病,食养食疗这一独特的养生保健技术就越来越显示出其重要价值。

（一）饮食养生的作用

饮食养生的基本原理是"药食同源",即指导药物和食物运用的理论完全一致,饮食养生与中药防治疾病所遵循的基本原理完全一致。

食物的性味与药物性能一样,也包括性味、归经、升降浮沉、补泻等内容。食物的"性"与药物"四性"一致,按寒、凉、温、热分类。寒、凉性食物多有清热、凉血、解毒、滋阴等作用;温、热性食物有温经、散寒、助阳、活血、通络等作用。食物的"味"与药物"五味"一致,可概括为酸(涩)、苦、甘(淡)、辛、咸,即"五味",酸收、苦降、甘补、辛散、咸软等。食物的这些性能的综合效用,即是饮食的养生作用。

1. 滋养作用　饮食的滋养作用是饮食对人体的最基本作用,是人身赖以生存的根本。营养充足,则精充、气足、神健。

2. 调整作用　饮食调养,可以协调人体机能,调和阴阳气血,使人体达到阴平阳秘的状态;饮食养生的调整作用,还可以对人与自然之间的平衡进行调整。

3. 预防作用　"正气存内,邪不可干"、"邪之所凑,其气必虚"。饮食给人体提供水谷精微,使脏腑功能旺盛,气血充和,人体抗病能力增强,就能够抵御外邪侵袭,达到预防疾病的目的。

4. 延缓衰老作用　善于根据体质进行相应的饮食调养,可以达到延缓衰老、延年益寿的目的。

5. 治疗与辅助治疗作用　由于药食同源,饮食不仅给人体提供水谷精微,还可以调整阴阳、调和气血、调理脏腑、补虚泻实、扶正祛邪,故可以用于治疗及辅助治疗疾病,或病后的康复治疗。

（二）食疗的原则

1. 平衡阴阳　根据机体状态合理选用相应的饮食:平和体质的人群,在食性上可多选用平性食物,在食味上注重五味协调;阴阳不平衡的患者,要根据其阴阳的偏胜偏衰,采取补偏救弊、损其有余补其不足的原则,恢复其机体整体阴阳的动态平衡。

2. 协调脏腑　协调脏腑之间、整体与局部之间的关系,恢复机体脏腑之间的生理平衡。中医学认为,肾为先天之本,脾为后天之本、气血生化之源,故中医养生首先要重视调养脾、肾二脏。

3. 辨证与辨病相结合　在中医学辨证论治思想的指导下,食疗也需要辨证与辨病相结合,提高治疗的针对性、有效性。

4. 三因制宜　因人、因时、因地制宜,也就是在施行食疗时,要根据服务对象的性别、年龄、体质等不同特点及不同地区的地理环境、不同季节的气候差异等,制定科学可行的食疗方案。

（三）常见病的食疗方法

1. 中风病的食疗

（1）对中风病初期体型较胖、阴虚阳亢、肝气旺盛者应选用清补药膳,温补药膳适合于阳虚体质,平补药膳一般人都可食用,如体质较差、阴阳两虚、气血两亏者都比较适用。

（2）急性期过后,患者肢体瘫痪,气血阴阳双亏,或阴虚胃弱,当以清热养阴、健脾和胃为主,宜服稀饭、绿豆粥、山药薏米粥、山药莲子粥、荷叶粥等,面片、面汤、素馅饺子等均可,可酌情添加猪、鸭类的瘦嫩肉和鸡蛋。

（3）神志清而半身不遂、肝阳上亢、内有痰浊瘀血的患者,应避免油腻肥甘厚味、生湿化火之品,宜甘寒流质饮食,如绿豆汤、粳米山楂汤、赤豆山楂汤、莲子汤、小米粥、藕粉、葛粉等,果汁可根据季节选用西瓜汁、甘蔗汁、梨汁等,蔬菜可选用白菜、芹菜、菠菜、冬瓜等甘寒之品为主。

（4）对重症昏迷需要鼻饲者,若有内热,除混合奶外,应每天给予菜汤 200 mL,可用白菜、菠菜、芹菜等,或绿豆汤、鲜果汁等甘寒清热之品。若湿痰严重、舌苔厚腻者,除混合奶之外,每天可用薏苡仁、生山药、赤小豆煮汤,然后鼻饲 200 mL,以健脾化湿。

2. 糖尿病的食疗

饮食治疗是糖尿病最重要和首选的疗法。其原则是主食宜精,品种宜多,副食宜素,肉蛋宜少,蔬菜宜多,口味宜淡,吃饭细嚼慢咽,饭量宜少,喝水宜多。

（1）糖类　主要选择健脾益气、养阴生津、补肾填精作用较强的茯苓、薏苡仁、莲子、山药、百合、荞麦、绿豆、赤小豆、燕麦等,以适当的比例磨成粉加入小麦粉或制作相应的食品食用,长期食用可改善糖尿病乏力、口渴、消化道症状等。

（2）蛋白质　以大豆蛋白为主,配合小麦蛋白和其他植物蛋白为辅。使用大豆以外的他植物蛋白时,需注意强化或弥补限制氨基酸的不足,提高生物利用度。

（3）脂肪　以富含人体必需氨基酸的植物油为主,如芝麻、大豆、花生等油脂。

3. 高脂血症的食疗

高脂血症的食疗主要是逐步减少饱和脂肪酸和胆固醇的摄入,减少过多的总热量和增加需

235

氧的体力活动来减轻体重。可酌情选用以下食疗方案。

（1）山楂益母茶　山楂 30 g，益母草 10 g，茶叶 5 g。沸水泡，每日代茶饮用，有清热化痰、活血降脂作用。

（2）菊花山楂茶　菊花 10 g，山楂 30 g，茶叶 10 g。沸水泡，每日代茶饮用，每日 1 剂。有清热降痰、消食健胃、降脂功效。

（3）荷叶茶　干荷叶 9 g，茶叶 9 g。煎水冲茶。用于高血脂、高血压和肥胖症等。

（4）玉米粉粥　粥玉米粉 60 g，粳米 100 g。将玉米粉加适量冷水调和，粳米煮沸后加入玉米粉，同煮为粥食用。用于脾胃不健、消化不良、高血压、高血脂、冠心病等。

（5）冬瓜香菇菜　冬瓜 250 g，香菇 50 g。将冬瓜去皮洗净，切成小方块，香菇去蒂，切块，锅中加油烧热，倒入冬瓜、香菇及浸泡香菇之水，焖烧数分钟，加食盐、味精各适量，调味至熟即可。用于脾胃虚弱、小便不利、高血脂等。

（6）大蒜粥　紫皮大蒜 30 g，粳米 100 g。将大蒜去皮，放入锅中加水适量，煮沸 1 min，将大蒜捞出备用。粳米淘洗干净，加入煮蒜水中，置武火上烧沸，再用文火熬煮。粥将成时，将大蒜重新放入粥里，煮熟即可。用于高血脂、急性和慢性痢疾、动脉粥样硬化、高血压等。

（7）绿豆粥　绿豆适量，粳米 100 g。先将绿豆洗净，用温水浸泡 2 h，再与粳米同入砂锅内，加水 1500 mL，煮至豆烂、米开、汤稠。可治疗中暑、冠心病、高脂血症，特别适用于高脂血症伴有肥胖或糖尿病的病人食用。

4．原发性高血压

（1）限制饮食中钠的摄入　限钠有助于降压，应限在每日 5 g 以下。

（2）减少酒精摄入，戒烟　每天摄入酒精量应小于 30 g。适量酒精摄入并不引起高血压，发生冠心病的也较少，死亡率较低，但对中重度高血压病人宜戒酒。烟草中烟碱和微量元素镉的含量较高，吸入过多的烟碱和镉可导致高血压，高血压病应戒烟。

（3）食疗药膳方

①炖海参　水发海参 30 g，加水适量，文火炖烂，加入适量冰糖融化，即可食用。用于肝肾阴虚型高血压。

②醋泡花生米　花生米（带红衣）250 g，加醋适量，浸泡 5～7 天，每日食 3 次，每次适量。用于肝肾阴虚型高血压病。

③天麻炖鸡蛋　天麻 9 g，煎 1 h 后去渣，加鸡蛋 2 个炖，内服。用于肝风内动型高血压病。

④芹菜红枣汤　鲜芹菜下部茎段 60 g，大枣 30 g，加水煎汤服。治肝阳上亢型高血压。

⑤山楂菊花茶　山楂 12 g，菊花 9 g，开水沏，代茶饮。用于高血压兼高脂血症。肝火上炎型、阴虚阳亢型高血压也可饮用。

⑥双耳汤　银耳、黑木耳各 10 g，用温水浸泡，洗净后放入碗中，加适量水和冰糖，置锅中蒸 1 h 后取出，吃双耳、喝汤。适用于高血压、动脉硬化兼有眼底出血者，肝肾阴虚型尤为适宜。

5．慢性阻塞性肺病　一般应给予低脂、复合糖类饮食。伴有高碳酸血症者则应给予低糖类饮食、高脂防饮食，以减少二氧化碳产量。控制液体入量，维持电解质平衡。

（1）肺阴虚证　症见干咳少痰、痰中带血、咽干口燥、午后发热、潮热盗汗、舌红苔干、脉细而数等，应常食梨、银杏、百合、鸭肉、燕窝等食物。常用的药膳原料有银耳、麦冬、沙参、冬虫夏草、川贝等。

（2）肺气虚证　症见少气懒言、动则气喘、自汗出、易感冒、舌淡白或淡红、苔白润、脉缓无力等，宜常食鸡肉、鸡蛋、鹌鹑肉、鸽肉、口蘑、菠菜、黄瓜、樱桃等食物。常用药膳原料有党参、白术、山药、大枣、茯苓、莲子、芡实、人参、黄芪等。

（3）气血两虚证　症见精神疲乏、气短懒言、食欲不振、面色萎黄、目眩耳鸣、爪甲枯萎等，宜常食鸡肉、鸭肉、猪肉、牛肉、墨鱼等食物。常用药膳原料有党参、黄芪、当归、熟地黄等。

6. 肿瘤病的食疗 中医食疗注重整体性和辨证施治,通过补充肿瘤消耗的能量,可以改善消瘦、贫血、乏力等恶病质症状,防止肿瘤传变。食疗能充分发挥药物与食物的双重康复作用,具有食疗作用的食物均有自己的偏性,要有针对性地合理选用具有滋补作用的食品。现代应用较多的食疗方如海藻瘦肉汤,有清热化痰、软坚散结功效。沙梨百合汤,有滋阴润肺功效,适用于肺燥咳嗽、口干舌燥等症,尤其适于肺部放疗患者。另外,枣糯山药粥、银耳粥、葵花粥、肉苁蓉粥均有增强免疫力的作用。

（肖文冲）

思 考 题

1. 简述中医养生保健的基本原则。
2. 中医养生保健的常用技术有哪些?
3. 简述 24 式太极拳的动作要领。
4. 饮食养生的作用有哪些?
5. 中医食疗的基本原则有哪些?

第十章　中国传统康复技术实训指导

实训一　十二经循行与分布规律

一、项目名称

十二经循行与分布规律。

二、目的与要求

1. 掌握十二经循行走向与分布规律。
2. 熟悉十二经名称。
3. 了解十二经表里关系及流注次序。

三、仪器设备

经络循行挂图、橡皮经络腧穴人、十二经循行动画教学光盘。

四、实训步骤

1. 教师结合挂图、橡皮经络腧穴人及教学光盘进行讲授。
2. 教师在模特（学生）身上示教（划经），总结十二经循行与分布规律。
3. 学生2人一组，互为模特，操作者在模特身上划出各经在体表的循行。

五、注意事项

足三阴经在足内踝8寸以下的排列顺序为厥阴在前、太阴在中、少阴在后，和足内踝8寸以上不同。

六、体会与思考

1. 简述十二经循行走向规律。
2. 简述十二经在四肢的分布规律。

（张丹丹）

实训二 十四经脉常用腧穴定位

一、实训项目名称

十四经脉常用腧穴定位。

二、目的与要求

1. 掌握十四经脉常用腧穴定位,能在体表准确找到十四经脉常用腧穴。
2. 熟悉十四经脉常用腧穴主治及操作。

三、仪器设备

经络腧穴挂图、经络腧穴语音提示仪、橡皮经络腧穴人、教学光盘。

四、实训步骤

1. 教师先结合挂图、橡皮经络腧穴人、经络腧穴语音提示仪、教学光盘讲授。
2. 教师在模特(学生)身上示教(点穴),每穴的位置均用红笔点划出。
3. 学生两人一组,互为模特,操作者在模特身上定位十四经常用腧穴。

五、注意事项

1. 一些常用腧穴定位要骨度分寸与指寸结合,不可全用指寸定位。
2. 一些常用腧穴简便取穴法可能会有误差,应结合体表标志和骨度分寸取穴。

六、体会与思考

1. 找出尺泽、孔最、合谷、手三里、足三里、梁丘、阴陵泉、三阴交、神门、后溪、肺俞、肾俞、委中、昆仑、太溪、复溜、涌泉、内关、外关、阳陵泉、环跳、太冲等穴位的准确定位。
2. 说出以上穴位的主治病证。
3. 说出睛明、印堂、风池、肺俞、环跳等穴位的针刺操作要求。

(张丹丹)

实训三 成人推拿手法

一、项目名称

常用成人推拿手法。

二、目的与要求

1. 掌握常用成人推拿手法的操作和应用。

2. 熟悉成人推拿手法的适应证、禁忌证和注意事项。

3. 了解成人推拿手法的功效和作用。

三、仪器设备

推拿治疗床、推拿巾、枕头、凳子、滑石粉、教学光盘。

四、实训步骤

1. 教师先结合教学光盘讲授。

2. 教师在模特（学生）身上示教，边讲解操作要点边操作演示。

3. 学生 2～4 人一组，互为模特，操作者在模特身上操作，教师巡视辅导。

五、注意事项

1. 手法操作应持久、有力、均匀、柔和。

2. 摆动类手法注意操作频率。

六、体会与思考

1. 简述㨰法操作要领。

2. 说出推法与擦法、揉法与摩法的区别。

（张丹丹）

实训四　艾灸技术

一、项目名称

艾灸技术。

二、目的与要求

1. 掌握艾炷灸、艾条灸、温针灸、温灸器灸的操作方法。

2. 熟悉灸法的注意事项。

3. 了解艾炷的制作过程。

三、仪器设备

艾条、艾绒、温灸器、姜、蒜、盐、打火机。

四、实训步骤

1. 教师分别操作演示艾炷灸、艾条灸、温针灸、温灸器灸。

2. 学生 2～4 人一组练习，教师巡视辅导。

五、注意事项

1. 施灸以被操作者皮肤能耐受为度，一般到皮肤发红为度，切勿烫伤。

2. 温针灸时艾条要在针柄上插紧,防止掉落,艾条应从底部点燃,针周围可加一薄纸板,防止艾条燃烧的灰烬烫伤污染皮肤。

六、体会与思考

1. 灸法分哪几种?

2. 简述艾炷灸、艾条灸的操作方法。

(张丹丹)

实训五　毫针刺法

一、项目名称

毫针刺法。

二、目的与要求

1. 掌握毫针刺法的进针法、行针基本手法、留针法、出针法以及实训步骤。

2. 熟悉行针辅助手法;针刺的角度、方向和深度;针刺的注意事项;常见针刺异常情况的处理。

3. 了解毫针刺法的治疗范围;毫针的构造、规格、种类;毫针的检查方法;毫针补泻手法的操作技能。

三、仪器设备

各种规格的毫针、消毒干棉球、碘伏棉球、75％乙醇、针盘、镊子、模特(学生),(学生可自备纸垫及棉团)。

四、实训步骤

1. 准备　展示各种毫针,让学生观察、确认毫针的结构、规格、种类。

2. 指力练习

(1) 纸垫练针法　选用 1.0～1.5 寸毫针,同学以左手平执纸垫,右手拇、食指夹持针柄,使针尖垂直地抵在纸垫上,然后拇指与食指、中指前后交替地捻转针柄,并向下施加压力,待毫针穿透纸垫后,另换一处反复练习。

(2) 棉团练针法　学生左手持棉团,右手持针在棉团上按手法要求进行练习。

①捻转练习　将针刺入棉团内一定深度,右手持针使针身在同一平面内来回转动,掌握捻转的角度大小,使来回角度力求一致,频率快慢均匀,并注意锻炼捻转的速度。

②提插练习　将针刺入棉团内一定深度,右手持针使针身沿纵轴做垂直运动,掌握提插的幅度大小,上下层次分明,频率快慢均匀,用力轻重一致。在此基础上,可将提插与捻转动作配合练习。

(3) 自身练针　同学在自己身上找出合谷、足三里等穴位进行试针练习,以亲身体会指力的强弱、针刺的感觉、行针的手法等要求。自身练针时,要求逐渐做到进针时无痛或微痛,针身挺直不弯,刺入顺利,提插捻转,行针自如,指力均匀,手法熟练;同时,仔细体会指力与进针、手法与得气的关系,以及持针手指的感觉和受刺部位的感觉。

(4)相互练习　在自身练习比较成熟的基础上,模拟临床实际,同学们两人配对成组,交叉进行试针练习。要求从实际出发,按照毫针操作规范方法,相互交替对练,练习内容与"自身练针法"相同。学生分组练习时,教师按上述要求巡回辅导。

3. 进针方法练习　具体操作方法见第三章"针灸技术",此处不赘述。

(1)单手进针法　多用于较短的毫针。

(2)双手进针法　包括爪切进针法、夹持进针法、舒张进针法、提捏进针法。

4. 行针法练习

(1)基本行针法　包含提插法、捻转法。

(2)辅助行针法　包含循法、弹法、刮法、摇法、飞法、震颤法。

5. 单式补泻手法练习　主要练习以下方法。

(1)徐疾补泻法。

(2)提插补泻法。

(3)捻转补泻法。

(4)呼吸补泻法。

(5)开阖补泻法。

(6)迎随补泻法。

(7)平补平泻法。

6. 留针法　得气并补泻后,使针留置在穴内,加强针感或延长刺激作用,实训室一般留针10～15 min,或不作留针要求。

7. 出针法　以左手拇、食指夹消毒干棉球按住针孔周围皮肤,右手持针轻微捻转并慢慢提至皮下,然后迅速拔出并用棉球按压针孔防止出血。出针后让受试者休息片刻,再行活动。

五、注意事项

1. 在过于饥饿、疲劳、精神过度紧张时,不宜立即进行针刺。对于身体虚弱、气血亏虚者,针刺时手法不宜过强,并应尽量选用卧位。

2. 月经期,若非为了调经,亦不应针刺。

3. 皮肤有感染、溃疡、痈疽或肿瘤部位,不宜针刺。

4. 要注意排除血友病患者,常有自发性出血或损伤后出血不止者,不宜针刺。

5. 实训室练习一般选择四肢穴位。

6. 注意针刺后出现晕针、针感异常、弯针、断针等异常情况,提前做好异常情况出现后的处理预案。

7. 穿刺前应仔细检查针具,熟悉人体解剖及穴位局部解剖,避开血管、神经针刺。出针后即用消毒干棉球按压针孔。

8. 针刺后一定要检查针数,防止遗漏。

六、体会与思考

1. 常用的进针方法有哪几种?

2. 毫针的行针基本手法包括哪几类?如何操作?

3. 常用的行针辅助手法有哪几种?

(孙伟霞)

实训六　拔罐技术

一、实训项目名称

拔罐技术的训练。

二、实训目的与要求

1. 熟悉各种拔罐用具。
2. 掌握各种拔罐法的操作。
3. 要求学生在自身或相互之间进行拔罐练习,并注意体会拔罐后皮肤颜色的变化及时间控制等。

三、实训仪器设备

玻璃罐、抽气罐、刮痧油、润滑剂、95％的酒精、棉球、止血钳、打火机等。

四、实训步骤

（一）熟悉实训仪器

（二）教师示范操作

具体方法见第五章"拔罐技术",此处不赘述。

1. 拔罐方法　闪火法、投火法、滴酒法、贴棉法、抽气吸法。

2. 行罐方法　留罐法、走罐法、闪罐法、刺血拔罐法、留针拔罐法。

3. 起罐方法　（略）。

（三）学生两人一组练习,教师巡回指导

五、实训体会与思考

1. 临床最常用的拔罐方法是什么？ 为什么常用？
2. 走罐法适合用于身体哪些部位？ 什么疾病适合用闪罐法？
3. 拔完罐后多久可以洗澡？

（孙伟霞　　陈春华）

实训七　刮痧技术

一、实训项目名称

刮痧技术的训练。

二、实训目的与要求

1. 熟悉各种刮痧用具。
2. 掌握各个部位刮痧的操作方法。
3. 要求学生在自身或相互之间进行刮痧练习,并注意体会出痧所用时间及力度等。

三、实训仪器设备

刮痧板、刮痧油、润滑剂、75％的酒精、棉签等。

四、实训步骤

（一）熟悉实训仪器

（二）教师示范操作

1. 头颈部刮拭示范操作（教师从以下部位任选 1～2 个示范）

（1）刮拭头部两侧　从头两侧的太阳穴开始至风池穴,刮拭线经过头维、率谷等穴位。

（2）刮拭前头部　从头顶的百会穴开始至前发际正中。

（3）刮拭后头部　从头顶的百会穴开始到后发际正中。

（4）刮拭全头部　以头顶的百会穴为中心呈放射状向全头部刮拭。

（5）刮拭前额部　先刮拭前发际正中至眉毛之间即印堂穴处,再由前额正中分开,分别由内向外刮拭两侧。刮拭线经过印堂、攒竹、鱼腰、丝竹空等穴位。

（6）刮拭两颧部　从承泣至巨髎,迎香至耳门、听宫等的区域,分别自内向外刮拭,刮拭线经过承泣、四白、颧髎、巨髎、下关、耳门、听宫、听会等穴位。

（7）刮拭下颌部　以唇下正中承浆穴为中心,分别自内向外刮拭。刮拭线经过承浆、地仓、大迎、颊车等穴位。

2. 躯干部刮拭示范操作（教师从以下部位任选 1～2 个做示范）

（1）刮拭背部正中　刮拭督脉。刮拭线从大椎穴至长强穴,从上向下刮拭。

（2）刮拭背部两侧　主要刮拭背腰部足太阳膀胱经的循行路线。刮拭线即后正中线旁开 1.5 寸及 3 寸的位置,从上向下刮拭。

（3）刮拭胸部正中　即任脉经在胸部的循行路线。刮拭线从天突穴经膻中至鸠尾穴,从上向下刮拭。

（4）刮拭胸部两侧　刮拭线从前正中线自内向外刮拭。

（5）刮拭腹部正中　即任脉在腹部的循行路线。刮拭线从鸠尾穴至水分穴,从阴交穴至曲骨穴,从上向下刮拭。

（6）刮拭腹部两侧　主要刮拭腹部足少阴肾经、足阳明胃经、足太阴脾经的循行路线,即前正中线旁开 0.5 寸、2 寸、4 寸的位置。从上向下刮拭。

3. 四肢部刮拭示范操作（教师从以下部位任选 1～2 个做示范）

（1）刮拭上肢内侧部　主要刮拭手太阴肺经、手厥阴心包经、手少阴心经的循行路线,从上向下刮拭。

（2）刮拭上肢外侧部　主要刮拭手阳明大肠经、手少阳三焦经、手太阳小肠经的循行路线,从上向下刮拭。

（3）刮拭下肢内侧部　主要刮拭足太阴脾经、足厥阴肝经、足少阴肾经的循行路线,从上向下刮拭。

（4）刮拭下肢前面部、外侧部、后面部　主要刮拭足阳明胃经、足少阳胆经、足太阳膀胱经的循行路线,从上向下刮拭。

(5) 刮拭膝眼　先用刮板的棱角点按刮拭内外膝眼,自里向外,刮拭方法是最好先点按,然后向外刮出。

(6) 刮拭膝关节前部　刮拭部位主要是足阳明胃经经过膝关节前部的路线,膝关节以上部分从伏兔穴经阴市穴到梁丘穴,膝关节以下部分从犊鼻穴到足三里穴,从上向下刮拭。

(7) 刮拭膝关节内侧部　刮拭部位主要是足三阴经经过膝关节内侧的路线。刮拭路线经过血海、曲泉、阴陵泉、膝关、阴谷等穴位,从上向下刮拭。

(8) 刮拭膝关节外侧部　刮拭部位主要是足少阳胆经经过膝关节外侧的路线。刮拭穴位有膝阳关、阳陵泉等,从上向下刮拭。

(9) 刮拭膝关节后部　刮拭部位主要是足太阳膀胱经经过膝关节后部的循行路线。刮拭穴位有殷门、委阳、委中、合阳等,从上向下刮拭。

(三) 学生练习

学生两人一组练习,教师巡回指导。

五、实训体会与思考

1. 刮痧时在刮摩部位上涂抹的润滑剂有哪些?
2. 刮痧时的方向、力度如何掌握?
3. 刮完痧后多久可以洗澡?

(孙伟霞)

实训八　二十四式太极拳

一、项目名称

二十四式简化太极拳。

二、目的与要求

1. 掌握太极拳姿势要求,熟练二十四式简化太极拳各式动作。
2. 熟悉二十四式简化太极拳基本动作要领。
3. 了解太极拳的应用。

三、仪器设备

教学光盘、模特(学生)。

四、实训步骤

1. 二十四式简化太极拳功法练习的动作要领

心静神宁,注意力集中;以意领气,以气导形;松静自然,呼吸均匀;以腰为轴,带动全身。

2. 二十四式简化太极拳功法的动作要求

动作应顺应太极,流畅自然,圆润和谐,虚实转换;身体平稳,速度均匀,外柔内刚,劲力顺达,眼随手走,呼吸自然。

3．二十四式简化太极拳的动作练习

要环环相扣,式式规范。详见第九章"中医养身保健",此处不赘述。

（1）起势。

（2）野马分鬃。

（3）白鹤亮翅。

（4）搂膝拗步。

（5）手挥琵琶。

（6）倒卷肱。

（7）左揽雀尾。

（8）右揽雀尾。

（9）单鞭。

（10）云手。

（11）单鞭。

（12）高探马。

（13）右蹬脚。

（14）双峰贯耳。

（15）转身左蹬脚。

（16）左下势独立。

（17）右下势独立。

（18）左右穿梭。

（19）海底针。

（20）闪通臂。

（21）转身搬拦捶。

（22）如封似闭。

（23）十字手。

（24）收势。

五、注意事项

1．将意念全部集中到所练的套路上,镇定沉着,专心致志,静心演练。

2．练习时要掌握好分寸,适可而止,不能随心所欲或反序乱序。

3．要动作轻灵,身体不能僵硬。

4．保持自然呼吸,与动作配合,做到深、长、匀、静。

5．演练时一定要以缓慢的速度进行,不急不躁,以慢制快。

6．要适量运动,做到科学合理、安全实效,不要负重锻炼。

六、体会与思考

1．如何理解二十四式简化太极拳功法操作的要领及注意事项?

2．针对心肺慢性疾病病人如何合理掌握二十四式简化太极拳的运动量?

3．如何理解太极? 太极拳术中如何领会太极含义?

（孙伟霞）

参 考 文 献

CANKAOWENXIAN

［1］ 肖文冲.中医诊疗技术［M］.北京:北京大学医学出版社,2017.

［2］ 梁繁荣,王华.针灸学［M］.10 版.北京:中国中医药出版社,2016.

［3］ 邵湘宁.推拿学［M］.北京:人民卫生出版社,2010.

［4］ 范秀英,许智,黄岩松.中医康复技术［M］.武汉:华中科技大学出版社,2014.

［5］ 张卫华,黄毅,张光宇.康复针灸技术［M］.武汉:华中科技大学出版社,2012.

［6］ 陈建尔,甄德江.中国传统康复技术［M］.2 版.北京:人民卫生出版社,2014.

［7］ 陈建尔,甄德江.中国传统康复技术［M］.北京:人民卫生出版社,2010.

［8］ 刘明军,王金贵.小儿推拿学［M］.北京:中国中医药出版社,2016.

［9］ 许兆亮,王明军.中医药学概论［M］.2 版.北京:人民卫生出版社,2013.

［10］ 王旭东,中医养生康复学［M］.北京:中国中医药出版社,2004.